中国百年百名中医临床家丛书

杨 继 荪

潘智敏 编著

中国中医药出版社

·北 京·

图书在版编目（CIP）数据

杨继荪 / 潘智敏编著 . -- 北京：中国中医药出版社，
2002.09（2024.7 重印）

（中国百年百名中医临床家丛书）

ISBN 978 - 7 - 80156 - 366 - 8

Ⅰ.①杨…　Ⅱ.①潘…　Ⅲ.①中医学临床—经验—中
国—现代　Ⅳ.① R249.7

中国版本图书馆 CIP 数据核字（2002）第 069207 号

中国中医药出版社出版

北京经济技术开发区科创十三街 31 号院二区 8 号楼
邮政编码　100176
传真　010-64405721
廊坊市佳艺印务有限公司印刷
各地新华书店经销

开本 850 × 1168　1/32　印张 13.125　字数 295 千字
2002 年 9 月第 1 版　2024 年 7 月第 2 次印刷
书号　ISBN 978 - 7 - 80156 - 366 - 8

定价　49.00 元
网址　www.cptcm.com

服 务 热 线　010-64405510
购 书 热 线　010-89535836
维 权 打 假　010-64405753

微信服务号　**zgzyycbs**
微商城网址　**https://kdt.im/LIdUGr**
官方微博　**http://e.weibo.com/cptcm**
天猫旗舰店网址　**https://zgzyycbs.tmall.com**

如有印装质量问题请与本社出版部联系（010-64405510）
版权专有　侵权必究

出版者的话

祖国医学源远流长。昔岐黄、神农，医之源始；汉仲景、华佗，医之圣也。在祖国医学发展的长河中，临床名家辈出，促进了祖国医学的迅猛发展。中国中医药出版社为贯彻卫生部和国家中医药管理局关于继承发扬祖国医药学，继承不泥古、发扬不离宗的精神，在完成了《明清名医全书大成》出版的基础上，又策划了《中国百年百名中医临床家丛书》，以期反映近现代即 20 世纪，特别是新中国成立 50 年来中医药发展的历程。我们邀请卫生部张文康部长做本套丛书的主编，卫生部副部长兼国家中医药管理局局长佘靖同志、国家中医药管理局副局长李振吉同志任副主编，他们都欣然同意，并亲自组织几百名中医药专家进行整理。经过几年的艰苦努力，终于在 21 世纪初正式问世。

顾名思义，《中国百年百名中医临床家丛书》就是要总结在过去的 100 年历史中，为中医药事业做出过巨大贡献、受到广大群众爱戴的中医临床工作者的丰富经验，把他们的事业发扬光大，让他们优秀的医疗经验代代相传。百年轮回，世纪更替，今天，我们又一次站在世纪之巅，回顾历史，总结经验，为的是更好地发展，更快地创新，使中医药学这座伟大的宝库永远取之不尽、用之不竭，更好地服务于人类，服务于未来。

本套丛书第一批计划出版 140 种左右，所选医家均系在中医临床方面取得卓越成就，在全国享有崇高威望且具有较高学术造诣的中医临床大家，包括内、外、妇、儿、骨伤、针灸等各科的代表人物。

本套丛书以每位医家独立成册，每册按医家小传、专病论治、诊余漫话、年谱四部分进行编写。其中，医家小传简要介绍医家的生平及成才之路；专病论治意在以病统论、以论统案、以案统话，即将与某病相关的精彩医论、医案、医话加以系统整理，便于临床学习与借鉴；诊余漫话则系读书体会、札记，也可以是习医心得，等等；年谱部分则反映了名医一生中的重大事件或转折点。

本套丛书有两个特点是值得一提的：其一是文前部分，我们尽最大可能收集了医家的照片，包括一些珍贵的生活照、诊疗照，以及医家手迹、名家题字等，这些材料具有极高的文献价值，是历史的真实反映；其二，本套丛书始终强调，必须把笔墨的重点放在医家最擅长治疗的病种上面，而且要大篇幅详细介绍，把医家在用药、用方上的特点予以详尽淋漓地展示，务求写出临床真正有效的内容，也就是说，不是医家擅长的病种大可不写，而且要写出"干货"来，不要让人感觉什么都能治，什么都治不好。

有了以上两大特点，我们相信，《中国百年百名中医临床家丛书》会受到广大中医工作者的青睐，更会对中医事业的发展起到巨大的推动作用。同时，通过对百余位中医临床医家经验的总结，也使近百年中医药学的发展历程清晰地展现在人们面前，因此，本套丛书不仅具有较高的临床参考价值和学术价值，同时还具有前所未有的文献价值，这也是我们组织编写这套丛书的初衷所在。

中国中医药出版社

2000 年 10 月 28 日

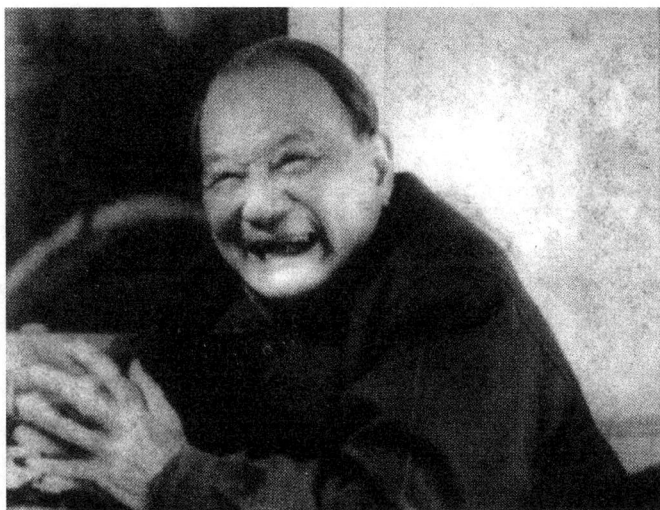

1996 年杨老在接受采访时记者摄

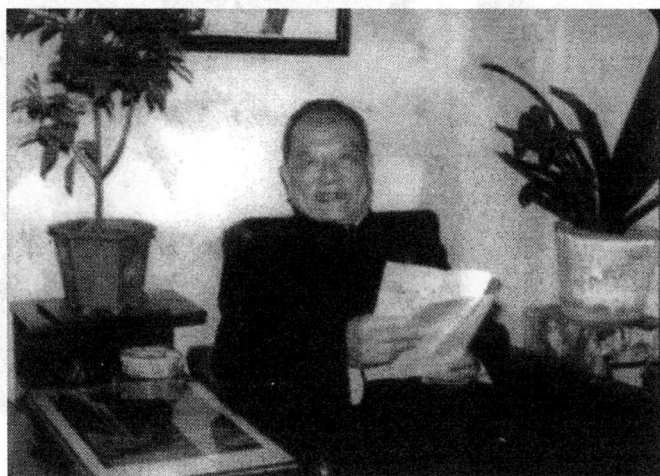

1989 年杨老在家中书房内阅读资料时摄

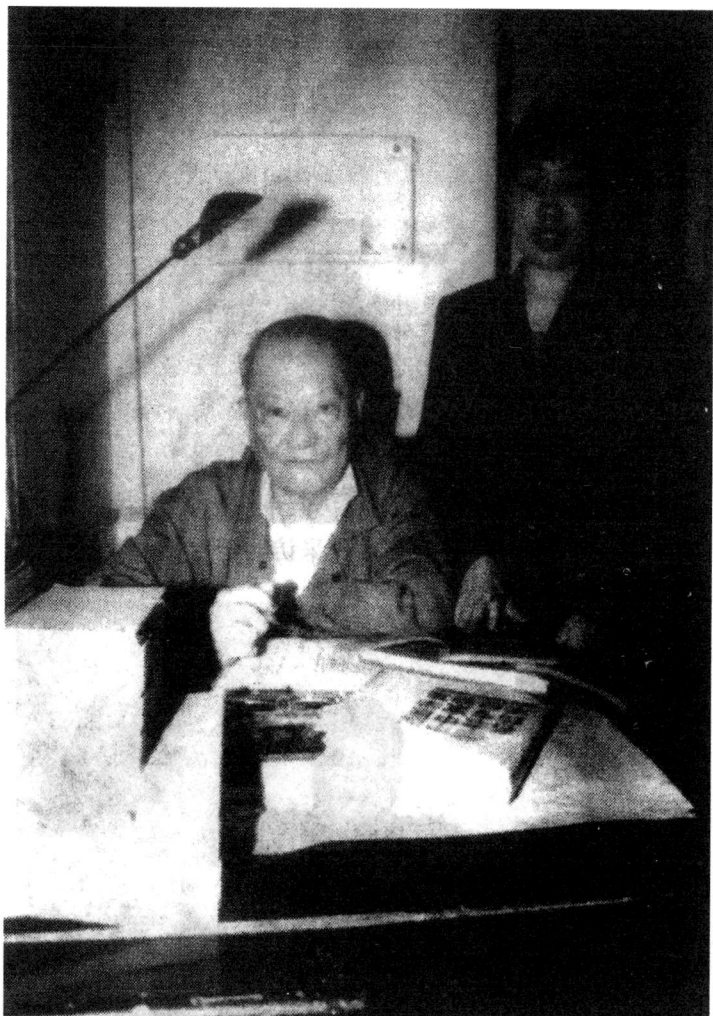

作者与杨老在书房合影（1995 年 10 月）

为继承发展中医事业

努力不懈作出贡献

智教同学勉之

一九九○年六月 杨继荪

前　　言

　　现代著名中医临床学家杨继荪教授系首批全国老中医药专家学术经验继承工作指导老师之一，他从医60余年，医理并茂、学验俱丰。在中医药理论、临床诊疗和科学研究等方面，均作出了卓著的成绩。尤其对各种急性病症、老年病的治疗与调摄，具有独特的见解、独到的诊疗方法和确切的疗效。

　　《中国百年百名临床家丛书》中的《杨继荪》是记载和反映浙江省一代名医杨继荪的行医生涯中部分医理、医论、医案的真实写照。在整理编写过程中作者从不同角度系统地介绍了杨氏的学术成就和临证特色，并通过相应的医案评析、相互印证。前半部分以临证思路、辨治特色为引，阐述其学术精华，着重在求本理瘵方面作了较深入的探讨；后半部分则分门别类、各系分述，以肺、心、肝、脾胃、气血津液等各系病证为经，以急性病证、老年病调摄及疑、难、重、顽病证为综合整理，夹叙医论、医话和经验于其中，且参以诸案，密切联系临床实践，内容较为丰富。阅读本书，除能了解杨氏的学术思想和其注重实践、讲求实施的诊治风格及生平事迹之外，更能学习杨氏在临床诊疗中大量独到的经验体会和在辨证施治、立法选药方面的具体治法，从而对提高中医理论和诊疗水平将会有较大的帮助。

系统总结和整理名老中医的学术经验，是继承与发展中医药学的一项切实的工作，是振兴中医药事业的需要。为促进中医药学事业的发展，杨氏曾在《浙江中医学院学报》创刊 10 周年上题词："坚持学术争鸣，大胆改革创新，理论联系实际，继承发展中医"。此语既道出了杨氏热切期望中医事业蓬勃发展的心声，也给年轻医生指明了学习的方向。本书的编写遵循了杨氏既往对总结文章提出的要求，比较认真客观、实事求是。笔者随师十余年，将积累之案例、耳濡目染的点滴体会和导师授课笔记及平时言传医话、医学论点等总结整理成册。由于在整理期间，同时需从事临床、科研工作，时间不够充裕，且限于收集范围、整理总结水平、不可能达到至臻完善，书中难免有缺点错误，恳请同道们批评指正。

中国中医药出版社将杨氏学术经验编入《中国百年百名临床家丛书》，此举不但实现了杨氏生前期望中医药学术不断发扬光大，代代相传的夙愿，也是为中医药事业发展壮大，促进中医学术广为流传而作的努力和贡献，谨此，冀本书出版之际，表示由衷的谢意！

杨继荪学术继承人　潘智敏

2002 年 2 月 2 日

目　录

医家小传

　　杨继荪，男，原名希阁，祖籍浙江余杭。1916年2月10日出生于杭州一个中医世家。祖父杨耳山，清孝廉公，系名儒兼名医，悬壶沪杭，誉满杏林。他自幼熏陶渐染，矢志习医，继承祖业。在祖父"亦医亦儒"思想的影响下，还喜研文史，爱好诗词，从小诵读四书五经以及《古文观止》《东莱博议》等。至1932年高中毕业后，即随祖父学医。侍诊之余，悉心攻读《内经》《难经》《伤寒论》《金匮要略》等经典著作，并选读金元明清诸家论著。朝夕钻研，孜孜不倦。3年之后，因祖父病故，又从名医徐康寿学习2年。在徐师谆谆教导下，医术逐日见长。学成之后在杭城设诊开业。由于历起沉疴，深得病家信赖，故医名随之鹊起。

　　新中国建立后，在党的教育培养下，1950年参加杭州市中医师学习班，组织了联合诊所——联合中医院。1953年进入国家医疗机构工作。1959年参加中国共产党。先后担任业务和行政领导等职务。虽身兼数职，工作冗繁，但仍立足临床，坚守不渝。除坚持门诊外，还要承担院内外和省内外的会诊、出诊任务。及至退居二线后，仍未脱离临床。同时，坚持定期病区查房，为中青年医师分析病案；作专题讲座，传授他近60年的实践经验；并利用晚上时间处理病人的来信咨询、备课、审阅稿件；为许多中药厂生产新产品提合理化建议；为中青年医师科研投标审题，帮助他们提供理论依据和行之有效的方药。百忙之中，还不忘参加各种对社会有益的义诊活动。

治学方面，他平生谨严有序，推崇求实精神，强调理论联系实际。学习方法上，主张循序渐进、博览深求、持之以恒、学以致用。他常说"书海无边勤为径，知识需要累进，决无捷径可走"，并告忌"浅尝辄止，一曝十寒"，勉励青年医生要通晓文史，学有功底，才能精研医典，发皇古义。提倡要知己知彼，善集众长（包括西医学知识在内），独立思考，不断实践，才能融会新知，发展医理。因而，他既坚持学有渊源，继承前贤，又重视兼收并蓄，开拓创新。

学术上，他认为古代经典医著是中医学的理论根基，金元明清各家学说则是在经典医著上的继承和发展。他们通过反复实践、推敲，逐步充实完善了前人之所未备，从而启迪后学，有的甚至有所突破。随着时代的推移，中医的发展亦将无终止。如辨证论治是中医之精髓，千百年来在临床证治中显示了其无比的优越性。但从发展上看，辨证论治必须在原有的基础上提高一步，既要继承，又要发展。他认为中医治病，贵在辨证，而辨证之关键，在于掌握疾病的性质及临床演变规律，使立方下药有的放矢。他在治病过程中，时常体现出熔伤寒、温病于一炉，集各家之长而活用，师古不泥古，创新不离宗的风格。临证辨治，他十分注重审证求因，治病求本。他说："凡病之起，必有其因。"《内经》中"治病必求于本"之求本，包括探索人体先天之本和后天之本。求其阴阳盛衰之偏颇，也包括追究导致疾病产生的根本原因，求其发病起源之由来。治病求本亦即求因明本，意从根本上治疗疾病。他在审因辨治的方面思路开阔，善于采用寻根探源、证因合参的方法审明标本，尤其对疑难杂病的证治，更显示其独到之处。此外，他认为医学科学技术在不断发展，先进医疗仪器在不断更新，边缘学科间也在不断渗透，因而人们对疾病的认识，必然会提出更高的要求。目前，对疾病的判断，不能仅凭直觉来分析，应把中医辨证与现代科学方法二者有机地联系起来。从宏观和微观的结合上进行辨证，也就能更准确、更深入地认识疾病的性质，尽早采取积极有效的治疗措施。如他对心脑血管病变和呼吸、消化系统及老年病的诊治，重视前人"久病必瘀""久病入络"的论述，结合自己多年来的实践体会，并时常参考现代医学有关"血瘀"和"活血化瘀"方面的科学研究资料。擅长运用祛瘀疗法，以大剂量的活血行瘀药阻截瘀与病之间因病致瘀、因瘀致病，互为因果的不良循环，从而提高临床疗效。

在他担任浙江中医学院副院长与附属医院院长期间，曾明确提出了"发扬中医优势，开展中西医结合，取长补短，办成一个临床、科研、教学三结合，具有现代医学科学水平的中医院"的办院方向。为发展中医药事业作出了贡献。

在中医药教学工作方面，他坚持理论与实践并重，"医教合一"，以丰富教学内容、提高教育质量。

1956年，党号召西医学习中医，当时他担任浙江中医研究所临床组组长，为了发挥中医优势，他将当时死亡率较高的流行性乙型脑炎作为课题，开展了中西医结合治疗的临床研究，并与潘澄濂、朱承汉等合作，撰写了《治疗流行性乙型脑炎730例总结报告》。该文总结了浙江省1956～1958年部分中医中药治疗流行性乙型脑炎的临床经验，从中医观点进行分析，阐明治疗规律和卫气营血在临床上的重要意义，并指出在辨证上除以"卫气营血"为纲领外，还存在"湿从热化"和"热为湿遏"的偏热、偏湿之不同，强调江南水乡湿重的一面，将流行性乙型脑炎辨证分型成6个类型。为中医治疗流行性乙型脑炎提供了比较系统的参考资料。

1958年，他又开展对晚期血吸虫病的临床研究。由于晚期血吸虫病患者病程长、病情复杂，且多伴有各种夹杂症，常难以接受锑剂治疗。杨氏将研究课题定为如何采取中西医结合的方法，辨证施治、审因求本、改善体质以配合锑剂13日疗法。临床实践证明，他提出的治疗方法切实可行，既在一定程度上改善了症状，增进了体力，又为锑剂疗法创造了条件。他与潘澄濂、李启廉等一起先后撰写了《治疗晚期血吸虫病的临床研究》和《中西医结合治疗晚期血吸虫病55例临床疗效总结报告》，肯定了中医辨证施治和采用中西医结合方法治疗晚期血吸虫病在临床上的重要意义及其优越性。

1965年，他担任浙江省卫生厅名中医验案整理小组组长，与吴颂康、林钦廉、裘笑梅等合作，主持编写了《叶熙春医案》（由人民卫生出版社出版），该书曾受到广大中医界人士的高度评价。

在医疗实践中，他十分重视与现代医学科学相结合，倡导用先进科学技术仪器武装中医。认为许多疾病只有明确诊断，才能采取正确无误的治疗措施。因此，他在主持附属医院工作时，积极增添现代医疗仪器设备，并开展一些中西医结合的科研项目，如脾胃病、肺心病、老年病等的研究，均取得了一定的成果。他在肺心病的研究中，对该病的证治见解精辟，匠心独具。提出"血瘀"是肺心病形成以后，不论在急性发作期或缓解期的治疗上均应关注的共性问题。他将活血化瘀方法贯穿肺心病的整个治疗过程中，提高了肺心病的治疗效果。同时撰写了一些有关肺心病证治的论文、书籍，如1973年撰写了《中医对肺心病的认识与证治问题》，1975年与浙江医科大学陈过教授合写了《肺心病防治手册》。1985年，他指导肺心病临床研究组开展"冬病夏治法"治疗慢性肺源性心脏病缓解期的临床研究。该项科研于1990年通过省级鉴定。1990年撰写了《肺心病诊治的几点体会》(收入《浙江省名中医临床经验选辑》)。同年，他的部分医案被编入北京中医学院董建华教授主编的《中国现代名中医医案精华》(北京出版社出版)。1994年"重求本、擅理瘀的杨继荪"被编入《全国名老中医药专家学术经验集》(贵州科技出版社出版)。

在中药临床研究方面，他认为中医中药唇齿相依，中药剂型改革是中医药发展的重要组成部分。他兼任杭州胡庆余堂药厂、杭州天目山药厂、兰溪一新药厂等技术顾问。建议杭州胡庆余堂药厂将传统中成药"杞菊地黄丸"剂型改革为"杞菊地黄口服液"，并考证了"神香苏合丸"(庆余救心丸)中朱砂应属于赋形剂。他为杭州天目山药厂、杭州第二中药厂提供治疗气管炎、糖尿病的验方，并制成"复方淡竹沥""养阴降糖片"中成药。这些中成药分别于1983年、1984年、1985年通过省级鉴定，已推广使用，且为广大病家所乐意接受。其中"复方淡竹沥"还远销东南亚地区，创造了巨大的经济效益。此外，他为医院制剂室先后制定了治疗感冒、咳嗽的"复方板蓝根冲剂"、"清热止咳糖浆"及治疗偏头痛的"头痛灵"。经临床应用，皆有良效。同时，他还为医院提供了治疗病态窦房结综合征、快速型心律失常和溃疡性消化不良、返流性消化不良、吞气证等病证的有效方药。除了中药剂型改革，对国家星火计划他也颇为关注。由他提供处方的千年健中药强力圈及磁药颈枕、磁药护腰、磁药护胸系列产品等，均通过省级鉴定，已广泛用于临床。

杨氏不仅专长医术，一生以医贵乎精为宗旨，具有高深的中医理论知识和丰富的临床实践经验，而且还是一位颇有造诣的书画艺术爱好者，诊余之暇，偶尔书画，挥毫唯妙挺秀。他时常以医会友，丹青传情。曾为很多科技文化人士看过病，如巴金、夏衍、傅抱石、常书鸿、黄宾虹、刘海粟、姜亮夫、沙孟海、陆严少、陆抑非、钱瘦铁等。诊后，互赠字画，结下了深厚的友谊。在杨氏的客厅里，杏苑画坛交相辉映，四壁挂满了名家书画，有何香凝老人的梅花、傅抱石的山水、郭沫若夫妇的诗词及姜亮夫、陶秋英合作的双松图等。腊梅的傲寒清香，山水的挺秀闲逸，正是对杨氏高洁品性的写照，对他术精德高的赞美。他在工作上任劳任怨，医术上精益求精，对党的事业忠心耿耿。对待干部群众一视同仁。他常说："对待病人要做到官民一致，朝野一致，认识与不认识一致。"他的高尚医德，在病人中有口皆碑。丽水市政协一位同志在给他的致信中写道："在我家属三年求医的困难日子里，得到您的热情关怀和帮助……愿人世间同志情同志心永存。"这由衷的肺腑之言，表达了众多患者的心声。由于他这种悉心为民的高贵品质受到了大家的爱戴和敬重，曾多次荣获浙江省优秀共产党员称号，并被评为全国卫生系统先进工作者。

杨氏曾先后担任杭州市广兴联合中医院院长，浙江中医进修学校教师，浙江中医研究所临床研究组组长，浙江医院中医科副主任，浙江省中医院内科主任、院长，浙江中医学院副院长、顾问；是浙江省人民代表大会第五、六、七届常务委员会委员，还曾任浙江省科协副主席等职。1978年评为主任中医师。1983年评为省级名老中医。1990年评为全国五百名国家级名老中医药专家之一。任浙江省保健委员会委员，专家组成员，浙江省中医药高级技术职称评审委员会主任、顾问，中华全国中医学会浙江分会副会长，中国中西医结合呼吸病学组顾问等职。由于他在中医事业上作出了较大贡献，1991年获国务院颁发的有特殊贡献科技人员津贴奖。直到他1999年9月6日逝世前，一直在为中医药事业辛勤耕耘，他无私地贡献了毕生的精力。

杨继荪教授是一位学验俱丰的中医临床学家。他医术精湛、经验宏富，临证思路开阔、辨治层次明晰；善将传统中医理论与现代科学研究融会贯通；提倡以"继承不泥古、创新不离宗"为旨，发皇古义，汲其精华；融会新知，开拓阐扬。由此而不断充实完善辨治内容，扩展临床思维，更新治疗观念。

杨氏认为，一个科学的临床思维过程是引导正确认识疾病的前提，更是促使建立正确诊断，进行合理治疗，提高临床疗效的有力保证。而这种科学思维的内容和发展过程，一方面是基于中医学的理论体系，随着历代医家实践经验的积累和对学术理论的发挥而日臻成熟；另一方面又必须广征博采，古今相参，集众家所长，吸取时代信息，建立起一个反映时代特点和水平，符合时代临床需求，与社会变异和时代变迁息息相关的、整体的、系列的思维过程。当今，中医宝库在继续深入挖掘，高精尖科技在各边缘学科间相互渗透，中医的理论机制和实质渐被揭示，人体的生命现象和奥秘亦被逐步阐明。在这信息时代，临床医生的思维方式必将跟随时代变化作出相应调整。不论是中医还是西医都要把自己的实践医疗经验加以升华，使它同最先进的自然科学的多种学科联系起来，在发展中实现系统、科学的医学现代化。

中医诊治疾病的思维方法有很多特色，但总的可归纳在辩证唯物主义哲学思想统领下的以整体观念为指导、辨证论治为核心的两大纲目之中，而具体运用时，则每个人又各有千秋，杨氏在中医临床已辛勤耕耘 60 余年，逐渐形成了谨严有序、宽广而全面的临证思路，并贯穿和渗透整个临床诊治过程中。概括起来主要有三大特点：①治病重视审证明因，务求其本，坚持以治病求本为主体的治疗原则；②强调宏观与微观的互参辨证、辨证与辨病的结合统一；③突出见长于以扶正理瘀为特色，提出了虚瘀相关、虚瘀并理的辨证思路和论治规律，从而扩充了活血化瘀疗法在临床诊治中的运用范围，提高了临床疗效。

专病论治

急性病证

中医学对内科急重病证的抢救治疗，有着悠久的历史和丰富的经验。它是中医伟大宝库中的一个重要组成部分，应当努力挖掘，发扬光大。在《内经》"病机十九条"就有部分条文，对急症病机作了归纳总结，为后世急症辨治提供了理论依据。《伤寒杂病论》，对高热、急黄、暴泄、亡阳、厥逆、出血等急症救治方面，也作了较系统的阐述。如治阳明高热的白虎汤，治急黄的茵陈蒿汤，通泄急下的承气汤，及回阳救逆的四逆汤等，经千百年的长期反复实践运用，至今仍为内科急症的救治良方；其理法方药亦一直指导着临床实践，具有很高的实用价值。至明清时代，又涌现了《温疫论》《外感温热篇》《温病条辨》等论著，对温病的高热、抽搐、昏迷、斑疹、吐衄、厥脱等，提出了宣透、清气、泻火、攻下、凉营、化斑、开窍、救脱等急救治则，丰富了内科急症的证治内容。这些有效方法沿袭下来，拯救了无数危急重症病人的生命。新中国建立以后，对中药急救制剂进行了剂型改革，推出了抗休克的"生脉散注射液"、醒脑开窍的"醒脑静""清开灵"和回阳救逆的"参附针"等，为救治急症病人带来了快速、便利的效果，也使中医内科的急救向前推进了一大步。

本章着重介绍杨氏治疗"外感热病""厥脱""血证"三种常见内科急症的经验，并通过部分案例评析，归纳个中要点，展示其辨治思路。由于杨氏临证 60 余年，各个时期的疾病谱不同，诊治的案例时间跨度大，并具有一定的时代特点，所作检测项目亦有一定局限性，故不求全，旨在反映特色要点。

外感热病

外感热病包括范围很广，如伤寒、风温、湿温、暑温、伏暑、秋燥等。因杨氏在 20 世纪 50 年代中后期，曾去浙北地区从事治疗流行性乙型脑炎的临床研究，认为流行性乙型脑炎应属于暑温范畴，并对 730 例患者的证治作了总结分析，自有见地。故以暑温为代表，根据杨氏口述，整理于后。

一、治疗暑温与流行性乙型脑炎的经验

暑温是夏季感受暑邪引起的一种急性热病。流行性乙型脑炎则是感受暑热邪毒所致，其病因与暑邪、戾气、热、风、痰相关；发病季节及临床证候，均与暑温相类似，故被

归属于暑温范畴。临床辨证分型中按病因分型的，也都以暑为中心，分为暑温、伏暑、暑厥、暑风、暑湿等。杨氏认为，病因分型不宜过繁，应突出一个"暑"字，并注意热重与夹湿的辨证。在20世纪70年代末，有人通过辨证分型组与协定处方组的对照，结果无论在体温恢复、昏迷苏醒时间及治愈率等方面，均提示辨证分型组优于协定处方组。此结论与杨氏一贯主张重视辨证论治的观点相一致。

杨氏说，暑温中之流行性乙型脑炎的临床主证为高热、头痛、项强、意识障碍，其主要特点是发病急骤、传变迅速。在病情演变过程中应当注意：①容易逆传。因暑热之邪伤人最速，极易内陷心营、扰乱神明，故古人有"暑系少阴（心），传变最速"之说。②易伤气阴。因暑为阳邪，易伤津液，且易耗气，火与气不两立，即《内经》所谓"壮火食气"，故暑温后期，常见气阴两虚。③暑易夹湿。由于暑令前期为霉雨季节，潮湿闷热，空气中湿度高，故入伏后，暑邪每易夹湿。

辨证施治

中医治疗流行性乙型脑炎的辨证分型较多，综合起来有：按病因分型，按发病缓急分型，按病期分型，按病情轻重分型，按温病传变规律分型。对其后遗症，有按症状特点分型，也有按病机分型等。杨氏认为，流行性乙型脑炎的临床表现与暑温相近，主张按叶天士卫气营血4个阶段辨证分型，注意卫气阶段的偏热、偏湿之异。并对夹湿较多之卫分型作了分型辨治。

1. 卫分证治

证候：身热，微恶风寒，头痛，轻度项强，嗜睡等。

偏热者，兼见口干、汗出、舌质偏红、苔微黄而薄腻，或苔白而偏燥，脉象浮数。

偏湿者，兼见胸痞脘闷、恶心、身重，苔厚腻，脉象濡数。

本型为暑邪犯表、卫气受困，乃暑温之轻证。然暑为阳邪，稍即速变，恶风之证，迅可消失。偏热者，热逼汗出，津液渐耗；偏湿者，湿阻脾土，运化失职，而致暑湿弥留。此邪正交争，邪欲从卫入里。

治则：清热解暑，宣气透达，兼以息风。

邪在卫分取内经所谓因其轻而扬之，祛邪外达，迅以截断传经，慎防变证。临证对偏热、偏湿者，治则尚各有侧重。

偏热者，以辛凉解表、清热宣气为主。

偏湿者，以化湿解暑、宣达透泄为主。

方药：选青蒿、佩兰、鲜荷叶、鲜芦根、鲜菖蒲、郁金、薄荷、制白僵蚕为基本方药。

偏热者，以银翘散加减，在上方基础上，加银花、连翘、牛蒡子、淡豆豉、黑山栀、板蓝根、淡竹叶。

偏湿者，以三仁汤加减，在上方基础上，加杏仁、白蔻仁、米仁、藿香、佩兰、川黄连、川厚朴、姜半夏、茯苓、竹叶。

2. 气分证治

证候：高热汗多，不恶寒而恶热，头痛项强，面赤气粗，渴喜冷饮；舌质红，苔黄而燥；脉大而滑数。

此暑温在气分阶段，与叶天士所云："夏暑发自阳明。"相符合。有大热大汗、大渴和脉洪大之阳明经证，也有邪结胃腑，腑气不行之里热腑实证。本型并有湿重、热重之分。若湿热蕴结、邪从湿化，则邪于卫气之间或气分阶段逗留时间较长，病情缠绵难愈。而邪从热化，高热持久，则津枯邪滞，气阴皆竭。故杨氏说，气分阶段的证治至关重要，不及时控制可因其几种不同病机发展出现：暑热之邪逆传心包，湿热痰浊蒙蔽心包，以及阳明里热腑实上乘心包，表现为意识障碍、邪入心营之候。

治则：清泄暑热，宣窍生津，化痰息风。

方药：以白虎汤为主。

生石膏、知母、六一散、生米仁、银花、连翘、大青叶、郁金、鲜菖蒲、葛根、制白僵蚕、鲜石斛、鲜芦根、赤芍、紫雪丹。

若邪结胃腑，腑气不行，则应通泄结热，使腑气通而邪热下达，热去津复。杨氏说，古人有"伤寒下不厌迟，温病下不厌早"之说，刘河间治温热病，初期即用表里双解之凉膈散，目的是不使邪热稽留肠胃。通腑泄毒、釜底抽薪是治疗流行性乙型脑炎的一种治本方法。在上方基础上加生大黄、玄明粉。热盛者，石膏剂量宜大，用 60～90 克。早期应用活血药，有助于泄热通瘀行滞，能预防严重脑水肿的发生。对于湿重者，湿热胶结，浊邪未净，选加黄芩、黄连、川朴、莱菔子、白蔻仁、龙胆草、茯苓等。气分阶段的控制，关键在于辨证正确，用药合理，剂量与病情相当，中西医结合用药，应考虑相协性，以达事半功倍之效果。

3. 营分证治

证候：高热烦躁，尤于入暮热势更高，往往不省人事，或谵语躁动，项强，四肢抽搐，二便失禁，环唇燥裂；舌光而干；脉象细数。

邪由气分入营，初可有气分见证，为气营之间。然邪入气分，极易内陷心营。古人有"暑易入心"之说。叶天士说："心主血属营"，故暑邪陷营，必然心主受扰，病情趋于危急。亦有猝中暑热，内闭心包，陡发昏厥，谓之暑厥。

治则：泄气透营，清心开窍，凉肝息风。

邪在气营之间，即已入营，按叶天士"入营犹可透热转气"，予泄气透营法。热扰心营，热闭心包，则予清心开窍、兼凉肝息风止痉。

方药：以白虎加银翘、合大剂辛凉清暑之剂，使邪从营转气。伍凉血平肝、息风镇痉之味。药用石膏、知母、银花、连翘、黑栀、葛根、丹皮、玄参、麦冬、生地。鲜石斛、制白僵蚕、鲜菖蒲、郁金、清炙地龙、羚羊角、蜈蚣、全蝎、紫雪丹、安宫牛黄丸。

4. 血分证治

证候：除具有营分见证外，亦有斑疹及出血症状，如吐血、衄血、便血等，但身热不显，常在38℃左右，神识沉昏、直视、失语、抽搐、角弓反张、喉间痰声辘辘；舌质干而紫绛；脉细数等。

治则：凉血解毒，滋阴救焚，息风开窍。

暑入血分，遵叶天士的"入血就恐耗血动血，直须凉血散血"之治则。

方药：用犀角地黄合增液汤，加平肝息风止痉之剂。

犀角、水牛角、生地黄、丹皮、赤芍、玄参、麦冬、紫草、大青叶、银花、羚羊角、蜈蚣、全蝎、神犀丹、安宫牛黄丸。

杨氏说明了紫雪丹、安宫牛黄丸、神犀丹的适应证选择：热邪蕴结、高热昏睡或烦躁、昏狂、痉厥、大便秘结者，用清热解毒、宣窍镇痉之紫雪丹；热邪炽盛，用清心泻火作用较强的安宫牛黄丸；邪入血分而见有出血症状者，用清热解毒、养阴凉血之神犀丹。

5. 后遗症证治

证候：有意识障碍，语言迟钝不清楚，口角㖞斜，或半侧上、下肢不灵活，甚至偏瘫；舌质多偏红而燥；脉象细数。

流行性乙型脑炎属急性热病，发病势重，病情易于转变，儿童患者易留下后遗症，成人患者死亡率较高，故应及时发现，早期对症下药。部分留有后遗症的病人，一般前期病情都较重，曾有高热持续不退、角弓反张、四肢抽搐等表现，遗留证候亦符合"热病之后必然伤阴"之论断。

治则：益气养阴，活血通络，息风解痉。

方药：选太子参、西洋参、北沙参、麦冬、天冬、大生地、玄参、制玉竹、丹参、鸡血藤、牛膝、鳖甲、龟板、葛根、鲜菖蒲、制远志、石斛、甘草、赤芍、全蝎、蜈蚣、地龙、刺蒺藜等。至于当归、黄芪应在出现气血两亏阶段时用之。叶天士曰："救阴不在血，而在津与汗。"故应先养其津液。杨氏指出：本病治疗，切忌附、桂、姜等温性药物，因温病有"炉烟虽熄，灰中有火"之诫，慎防死灰复燃。服药方法，改变1天1剂常规服法，暑温高热津伤，可予1天连服2~3剂，不断进服，以截断其传变，勿使病邪深入，即叶天士的"务在先安未受邪之地"及《吴医汇讲》的"未厥防厥，未痉防痉，未闭防闭，未耗津防耗津"之意。

治疗本病要求医者用药有预见性，病邪传变迅速，用药即应考虑其后，针对病情发展趋势，病欲至而药亦至，胆欲大而心欲细。使危急之候得以及时控制。

中药的剂型改革，如安宫牛黄丸改成醒脑静注射液，可静脉用药，为抢救重危病人提供了方便。在名贵药材缺乏的情况下，如以水牛角代犀牛角，增大剂量亦能取得一定效果。抢救中抓好每一个环节，综合治疗，能大大减少病死率与病残率。

二、发热类案评析

例1.宣湿清热治愈湿温案

陶某，男，27岁。初诊：1982年10月27日。

主诉：持续高热9天，伴头痛、呕吐。于1982年10月24日以发热待查收入院。入院前曾用抗生素、解热镇痛剂、板蓝根冲剂等治疗，热势未降反升。入院后予银翘散加减，服2天体温依旧，请杨氏诊治。

诊查：高热11天，体温40.0℃，头痛头胀，全身肌肉酸楚疼痛，病起恶寒无汗，继而汗出，胸闷，恶心呕吐，大便溏薄，溲短赤热，口干不欲饮；舌质红，苔黄腻；脉滑数。

辨证：属湿热蕴蒸气分，弥恋三焦。

中医诊断：湿温（湿热并重）。

西医诊断：发热待查：①流感（胃肠型）；②伤寒?

治则：清化湿热，宣畅气机。

处方：方用三仁汤合连朴饮加减。

白蔻仁4克（杵细后下）　杏仁12克　生米仁30克　连翘15克　炒黄芩12克　薄荷5克（后下）　川黄连3克　制川朴9克　大豆卷12克　炒大力子12克　郁金12克　姜半夏9克　淡竹叶12克　鲜芦根40克

每日服2剂，分4次服。

二诊：服药2日后，汗出较多，热势略挫，体温39.3℃，头痛、头胀好转，胸闷恶心减轻，溲仍短赤。上方去白蔻仁、杏仁、姜半夏、炒大力子,加青蒿12克,藿苏梗各9克,滑石12克。服法同前。

三诊:服上方药2日后,咽痛、头痛、全身疼痛显减,小溲黄,舌质红,苔较薄,湿已趋化,热势尚盛。体温39.2℃。上方去薄荷,加万氏牛黄清心丸2粒化服。

续服1日后,身热渐降,体温38.7℃,稍恶心,泛吐清水。上方复加白蔻仁5克,姜半夏9克,白茯苓15克,仍以每日2剂,4次分服再进。

3日后热尽退,体温恢复正常,诸证消失,痊愈出院。

评析:本例发热属湿温与湿热并重。邪入气分,表邪未解,既有里湿内蕴,又有外感时邪。取三仁汤意在"疏利气机、宣畅三焦,上下分消、湿化热清。"然三仁汤无透表之味。杨氏于清热化湿之中佐入宣气透表,使邪从内外合邪、卫气之间透达而出,表里双解,病趋向愈。

例2.疏邪化湿、清利泄热法治愈湿温盗汗案

于某,男,46岁。初诊:1991年11月7日。

代诉:因畏寒发热伴头痛、盗汗5天,咳嗽2天。于10月30日入院。入院检查:体温39.7℃,胸腹无阳性体征,舌质红,苔白腻。血白细胞9.3×10^9/L,中性0.81,淋巴0.19。胸片显示:两肺纹理略多。"结核菌素"试验阴性。肝肾功能、乙肝三系、血找疟原虫及肥达氏反应、骨髓检查均无发现异常。肝、胆、脾B超均正常。

诊断为发热待查(病毒感染;伤寒?);中医:感冒(湿热型)。用清开灵、热可平静脉滴注。中药汤剂用三仁汤加清热解毒药,后又辨证为少阴伤寒,用麻黄附子细辛汤,未效,发热不已。请杨氏会诊。

诊查:恶寒发热,体温38.4℃,凌晨4时许,汗出较多,

全身酸楚乏力，干咳无痰，口淡而苦，不喜饮，厌食，恶心，大便2日一行、成形；舌体胖、边有齿印，舌尖红，苔白腻；脉弦滑。

辨证：其热不为汗解，而见肢楚烦闷，苔腻，不思纳食属外邪郁于肌表，湿热蕴滞脾胃之征。

中医诊断：①湿温（邪在卫气之间）；②盗汗（湿热蕴蒸）。

西医诊断：上呼吸道感染。

治则：清化湿热，佐以渗利。

处方：连翘15克　炒黄芩15克　青蒿12克　大豆卷12克　桑叶12克　蝉衣6克　佩兰12克　苍术9克　淡竹叶15克　生米仁30克　滑石（包）12克，鲜芦根30克 3剂。

药后热退，复3剂，热尽退，诸证俱减，盗汗亦止。

评析：杨氏分析病情认为，本例属湿温，邪在卫气之间，蝉衣、豆卷，轻可去实，合青蒿、桑叶清疏邪热，兼治盗汗。治盗汗有两种。一种为心阳偏亢、舌质红之盗汗者，陈修园取"汗为心之液"之理，以苦寒清心法治盗汗。另一种为湿重热郁，苔白腻、口淡不欲饮，或恶心脘闷之盗汗者，薛生白取桑叶合淡渗清利之品，使湿温之邪得以透达，有发泄之路。本例湿温之盗汗取第二种清化湿热之法，切不能用碧桃干、穭豆衣、浮小麦、龙骨、牡蛎之类，固涩敛汗致恋邪留寇。杨氏在选方用药时还强调不能照搬古方，应视病情而随证加减。如湿重中满者，忌甘，选平胃散去甘草，加苍术、蔻仁、莱菔子等。故古方运用，贵在得其要领，灵活化裁。此例湿去热孤，热亦随之而退。热退则津液内守，盗汗自止。

例3.活血行滞、清热利水法治愈膨胀发热案

曹某，男，47岁。初诊：1983年9月15日。

主诉：腹部膨隆、尿少伴发热2月余。体温波动于38～39℃，午后为甚。超声波示：腹部有大量腹水。先后曾用卡那霉素、洁霉素、氯霉素、先锋霉素及磺胺类药物，热仍未退，而邀杨氏诊治。

诊查：身热，体温38.4℃，腹部膨隆，腹壁青筋显露，小溲短少，面色灰暗而滞；舌边紫，苔黄腻；脉弦数。

辨证：证属臌胀，为肝脾俱病，气滞血瘀，水浊停聚，蕴结化热所致。

中医诊断：臌胀（肝脾血瘀、湿热蕴结）。

西医诊断：肝硬化腹水伴腹腔感染。

治则：清热利水，活血行滞。

处方：川连5克　制大黄6克　败酱草30克　蒲公英30克　海金沙15克　地骷髅30克　枳壳12克　砂仁6克　枣儿槟榔30克（连壳打）　青、陈皮各9克　茵陈30克　丹参30克　厚朴12克

二诊：服3剂后，身热稍退，腹仍膨满，小溲短少，大便溏烂。原方去枣儿槟榔、砂仁及青、陈皮，加红藤18克，车前子30克，黄芩12克。

三诊：续3剂后，热趋退，体温37.8℃，尿量仍少，原意增损，上方去红藤、川朴，加青蒿12克，淡竹叶15克，大腹皮12克。

四诊：又3剂后，身尚微热，体温37.5℃，腹部胀满减，尿量较前略增，上方去青蒿、淡竹叶、大腹皮，加马鞭草30克，虎杖根30克。

五诊：继3剂。身热已尽退，体温正常，腹胀减轻，溲

量增加，腹仍大。上方去川连、海金沙、丹参，加当归9克，对坐草30克，泽泻30克，冬葵子30克。7剂

评析：此例为肝硬化腹水伴腹腔感染，历用抗生素治疗，感染未得控制，身热一直未退。杨氏分析认为，肝硬化晚期产生的腹水是谓臌胀，其病机是肝失条达、气滞血瘀、脉络失疏所致水湿停聚，一般都历经较长病程，肝功能多有严重损害，肝质地偏硬，属虚中夹实之证。治疗上应以扶正为主，结合治标，予益气血、养肝肾、疏肝理气、行瘀消水，然在腹水伴感染期，内有蕴热，则应以治标为先，其治标亦即治本。目的在于截断邪热，不致深入。而予清热利水结合化瘀。该例由于气滞水停，血瘀热郁所致湿热壅结，故用散瘀化滞、行气活血法，能促使壅热之结得以清泄。其立方所用之大黄、败酱草、马鞭草、虎杖根、茵陈等除清热作用外，都还兼有一定的活血消癥之功，俾瘀血得行，邪热得泄。

例4. 泄热通腑法治愈热淋案

李某，男，50岁。初诊：1982年11月27日。

主诉：高热伴尿频、尿急、尿痛5天。血检：血白细胞1.6×10^9/L，中性0.80。尿检：红细胞（＋＋＋＋），脓球（＋＋）。曾用青霉素、红霉素、氯霉素等抗生素及激素，热度不退，降而复升。请杨氏诊治。

诊查：高热5日，体温40.1℃，小溲短涩，频急而痛，口苦干，大便秘结已5日未下，腰痛，少腹拘急；舌质红，苔黄根厚腻；脉弦滑而数。

辨证：证属肝胆郁热，湿热蕴蒸，热结阳明，下注膀胱。

中医诊断：淋证（热淋）。

西医诊断：急性肾盂肾炎。

治则：泻火通腑，清利湿热。

处方：龙胆草9克 焦山栀9克 黄芩15克 柴胡12克 生大黄10克（后下） 枳壳12克 厚朴12克 瞿麦15克 萹蓄15克 蛇舌草30克 连翘15克 车前草30克 鲜芦根40克

5剂3日服完，每日1.5剂，即第一剂中的头汁、二汁，加第二剂的头汁。

二诊：服药3日后，体温38.2℃，尿频、急、痛症状俱减，大便亦得下。上方去龙胆草、连翘、萹蓄、车前草、生大黄，加银花30克，木通4克，淡竹叶12克，知母12克。

三诊：续服6剂（每日1.5剂），体温37.1℃，尿痛、频、急症状消失，大便续下2次，黄腻厚苔已退，胃气渐复，脉滑。上方去焦山栀、木通、瞿麦、枳壳、川厚朴，加佩兰9克，生米仁30克，飞滑石12克（包），车前草24克，炒陈皮9克。5剂，每日1剂。

评析：本例高热，乃邪热郁于肝经，肝经实火兼夹湿热所致。肝经火盛，热结阳明，则腑气不通，便秘难下。湿热下注膀胱，则出现小便痛涩淋漓。方取龙胆泻肝合承气八正加减。意在泻火通腑，清热利湿。服后二便通利，邪有出路，病即霍然。

例5.清解郁热、舒经生津法治愈热病阴伤、湿遏肌表案

赵某，男，77岁。初诊：1992年5月21日。

主诉：因全身肌肉酸痛、头痛、发热2个月入院。入院检查：体温39.1℃，血白细胞$12 \times 10^9/L$，血沉88毫米/小时。抗"O"及类风湿因子均阴性，血免疫球蛋白IgG2010

毫克%、IgA237毫克%、IgM52毫克%、血清唾液酸
1106.5毫克/升、谷草转氨酶35单位、碱性磷酸酶7.9单
位、总蛋白6.6克%、A/G＝3.6/3.0。蛋白电泳示γ球蛋
白29.5%。肾功能：正常。B超：肝区弥漫性肝病，脾肿大。
头颅多普勒示：脑动脉硬化、脑动脉供血不足。头颅CT示
脑沟增宽，诊断为脑萎缩。骨髓检查正常，脑脊液检查正
常。入院诊断：发热待查；中医诊断：湿热痹。曾用苍术白
虎汤，服后舌质转红而苔黄燥裂。

　　复以蒿芩清胆汤，体温未降，症状依然。请杨氏会诊。

　　诊查：发热，体温39.4℃，头痛，颈项拘急，浑身肌肉
疼痛，且静则痛止，动则痛甚。关节无红肿、疼痛，胃纳与
二便均如常。舌质红，苔黄燥裂、脉弦数。

　　辨证：外感风热，风热之邪上扰清空而头痛；风热夹
湿，侵犯肌表，则一身尽痛。

　　中医诊断：外感风热（风热夹湿）。

　　西医诊断：发热待查：①上感；②除外其他。

　　治则：清热祛风、解肌蠲湿，佐以养阴生津。

　　处方：银花30克　炒黄芩15克　秦艽9克　青蒿15
克　防己12克　生米仁30克　葛根30克　制白僵蚕12
克　炒桑枝30克　淡竹叶9克　鲜石斛30克　麦冬18
克　鲜芦根30克。

　　二诊：5剂后，午后热峰已降至37.8℃，头痛、颈项拘
急感均改善，舌质红、苔黄腻。上方去防己、桑枝，加羌活
9克，炒楂、曲各12克。

　　三诊：5剂后，体温已降至正常。肩颈拘急，浑身疼痛
亦好转，尚感乏力。上方续5剂。

　　体温正常后，复查周围血象、血沉、免疫球蛋白、血清

唾液酸均正常后出院。

评析：本例发热，有显著头痛、浑身肌肉酸痛症状。前辨证为湿热痹，治用苍术白虎汤等乏效。杨氏认为，患者身热、头痛、颈拘、浑身肌肉酸痛已有两月，舌红燥裂、脉象弦数，证征相参，乃为病邪尚留肌表、津液受损，属风热夹湿，上扰清阳，湿遏肌腠之证。故方药着重于清热祛风、解痉通络，结合养阴生津。由于药中肯綮，病即趋愈。

厥　脱

厥脱为内科的常见急症。严格地说，一般厥多实而脱多虚，亦有虚实夹杂的。如厥有因恼怒气逆，壅阻心胸，蒙闭窍隧，猝然昏倒之气厥；有因肝旺暴怒，血随气窒，闭塞清窍，昏厥不知之血厥；有痰湿聚结，痰多气阻，气道窒塞，清阳被蒙之突发痰厥；亦有食积内停，气机受阻，食气相迸，痞膈窒闷之骤发食厥；还有暴日跋涉，暑遏气机，升降阻滞，猝然而发之暑厥。厥证之病因虽各不相同，然其病机则多由于气机逆乱、升降失常所致。只是因为气盛有余，气逆上窒，清窍闭塞而发厥证；虚则为气陷不能上承，清阳不得舒展，亦可突然发生昏厥。

厥证包括了现代医学的高血压危象、中风、中暑、癔病等。但厥证中亦不乏虚实夹杂，如椎基底动脉供血不足，因虚瘀所致的晕厥。亦有以虚证为主的，如有慢性失血的气血不足之人、或有低血糖休克等所发生的昏厥，皆属于虚证之厥。

厥证进一步发展则可出现脱证，如大出血之失血性休克，气随血脱；或素有心气不足，时发心源性晕厥之人，骤见心膺痛、汗出肢冷、脉微欲绝之心阳暴脱的心源性休克，谓由厥渐至而脱。

脱证可由厥证发展，从轻到重，逐渐演进所致，亦可直发脱证，然其虽不为厥证所变，但多为内科他疾的变证。如《伤寒论》中辨少阴病脉证并治，有阴寒内盛、下利清谷所致阳亡液脱之少阴虚寒亡阳证；有温病汗下太过、阴液骤损，导致气阴两伤之气阴俱竭亡阴证，或气脱阳亡、阴阳俱竭之亡阴亡阳证。临床上，脱证虽有亡阴、亡阳之分，但汗出淋漓、脉微欲绝、血压下降之症状则是两型共有的。所不同的是，前者可伴口干、舌卷囊缩、舌红无苔或干裂、脉微细而数之征；后者可伴面色苍白、四肢发冷、神情淡漠、舌淡、脉微弱不应指之象。

脱证包括了现代医学中的各种休克，如失血性休克、心源性休克、感染性休克、过敏性休克等。

脱证属危急重证，可迅速逆变而死亡，按脱证表象，一般归于虚证，但因脱证多系由其他病证变化所致，且原发病证各不相同，故并非纯属虚证，应深究导致虚脱之诱因，辨析其虚实，如感染性休克，多因实盛伤正致脱，乃虚中有实，此谓："至实有羸状"。杨氏特别指出，对有几种病因夹杂致脱者，如感染、失血并存的出血、瘀留、积热兼见之脱证，更应细慎详辨，把握寒热，权衡虚实之分寸，尤为重要。

厥与脱均属危急证候，其在危重程度上则有轻重之别、寒热之分，又有阴阳之异。它们既有独立存在的一面，亦有因果互相联系的一面。所以厥与脱常被相提并论。在治疗上，按实则泻之，虚则补之，脱者固之的正治法为主；必要时亦可以"通因通用""寒因寒用"的逆治法。贵在辨证准确，如投以顺气开郁治气厥，活血顺气治血厥，行气豁痰治痰厥，和中消导治食厥，清窍解暑治暑厥。或以寒热辨，以泄热解毒治热厥，以温经散寒治寒厥。在脱证方面，以益气生津、敛汗固脱治阴脱；以温阳益气、固脱救逆治阳脱；以益气回阳、阴阳两顾治阴阳俱脱。除此以外，对虚实夹杂、寒热交错之厥脱，可以益气清泄、补泻并进。但用之需及时得法，尚有可能力挽狂澜、逆转危急之候。杨氏对危重厥脱之证的治疗具有丰富的实践经验。兹以益气治脱为例，简要介绍杨氏在临证治验中以参救脱的几种配伍用法。

一、运用人参治疗厥脱证的经验

益气固脱是治疗厥脱虚证的常用诊治方法。所用益气药当中，尤以人参为贵。特别是危重之际，救逆之刻，投益气固脱法可谓非参莫属。可见人参在救治休克等危急重症中的重要性。应当指出，在危急时分，仍不容忽视辨证的意义。只有正确的辨治，才能有所转机，否则可犯"实实"或"虚虚"之戒。甚或辨时误之一厘，其果却谬之于千里，造成不可挽回的损失。这提示了治脱用参配伍的严谨性。

辨证施治

主证：汗出淋漓，脉微欲绝，血压下降。

治则：益气固脱。

分型辨治

1.热毒内陷、热厥欲脱

伴见证候：身热口渴，胸腹灼热，烦躁或神昏，尿少色黄，肢厥不温，或便秘燥结，或便下腐臭；舌红苔黄；脉细数无力。

因热毒深重，内陷于里。临床多见于感染性休克。

治则：清热解毒，益气固脱。

方药：取白虎加人参汤之意，清里热、固厥脱。药选生石膏、知母、黄芩、黄连、银花、连翘、大青叶、焦山栀、淡竹叶、鲜芦根类，合人参另炖服。参取西洋参10克，别直参5克。加大黄粉5克吞服。

杨氏说，此用大黄，取清热泄毒之功，非专事通腑，热深厥深之证，必于针对病因病机，泄散热毒方能救其厥逆。若一味用参，则"实其实"，壮气助火而使热毒更趋深重。但只予攻泄，不顾其脱，则"虚其虚"，苦寒折泻而使正气欲于虚脱。故面对复杂病情，掌握补泻剂量，实非简易。杨氏又指出，清热解毒药的选择，可按邪热侵犯部位，根据归经选择。如邪热犯于肝胆，选茵陈、虎杖、马鞭草、郁金、金钱草类清热而利肝胆；邪热所累肠腑，择红藤、败酱草、蒲公英、白头翁、马齿苋等清热而利肠道；邪热入侵下焦，予以白花蛇舌草、凤尾草、瞿麦、萹蓄、黄柏类清热而利膀胱；若热结腑实，则选用大小承气等荡涤肠胃，通腑以泄热。

2. 津气欲脱、气阴俱竭

伴见证候：身热下降，心悸，汗出不止，渴饮，溲黄，四肢厥逆，喘喝欲脱；舌红，甚或舌卷囊缩；脉散大。

热病津伤液脱，常见于暑热证和高热汗出过多所致虚脱证。亦见于心源性休克属气阴衰竭者。

治则：益气敛津，生脉固脱。

方药：以《温病条辨》生脉散加味。人参、麦冬、五味子、生地、玄参、知母、花粉、鲜石斛、鲜芦根、淡竹叶、郁金等。参用别直参6克，西洋参6克或用野山人参2~3克，炖服。

津液外泄，正气耗散，见喘喝欲脱，为亡阴气脱证。其病势重险，需扶助正气。予益气固元，使汗不外泄，津液得护。予敛阴生津，使阴液内守，元气得固。因热病后，余邪可能未得尽清，辅轻灵清热生津之品，既不伤正，又免恋邪。对无热邪之心源性休克属气阴不足者，可去清热之味，加黄精、玉竹益心气、补心阴，并应考虑心阴衰竭后必损心阳，可予大剂益气养阴中佐入淡附片 3 克，同时加大麦冬、生地剂量各为 30 克，使心阴心阳兼得滋润振奋。这是杨氏在救治心源性休克病人中常用的方法，且多有效验。宜予早期及时应用方能有效。

3. 元气大亏、阳气暴脱

伴见证候：神情淡漠，手足厥冷，短气乏力，尿少，呼吸微弱；舌质淡或淡紫，脉沉细微弱欲绝。

阳气虚衰、心阳暴脱，常见于心源性休克中阳虚欲脱者。

治则：益气回阳，救逆固脱。

方药：参附汤加味，人参、附子，加炙甘草、黄芪、桂枝、白芍、川芎、丹参、麦冬、五味子等。人参用别直参 10～20 克，淡附片用 10～15 克。

阳衰之人，阳气暴脱，必于大剂参附回阳益气固脱。大补元气、大补大温。危在顷刻者，可先予参附加麦冬 10 克急煎，速与。用之得当，如《删补名医方论》曰："能瞬息化气于乌有之乡，倾刻生阳于命门之内，方之最神捷者也。"杨氏善以参附加麦冬救逆，与前型给予生脉散加附子同一用意，为阴中求阳、阳中求阴是也。但应注意，此加味中的麦冬与附子剂量均较轻，是为佐药。不同证型，有时药物相同，因剂量不同，主治迥异。

本型的参附汤加味用药，易别直参为 3 克，淡附片为 5
克，配伍运用治疗病态窦房结综合征，则是一种求本缓调的
方法。说明中药方剂药味剂量上的差异，可使同一方剂既被
用于急救，也被用于缓调的治疗。这亦是中医中药的特色之
一。目前已有参附针剂可静脉给药。对阳损及阴者，还可予
参附、参麦两针剂合用。

4. 出血亡阳、阴阳俱脱

伴见证候：面色苍白，汗出如油，烦躁尿少，气短息
促，周身俱冷，大便或黑或紫暗；舌淡白；脉细微或见失血
之芤脉。

大出血多为消化道出血或宫外孕等，引起失血性休克。

治则：益气摄血，回阳救逆。

方药：独参汤加味。人参、黄芪、白术、仙鹤草、紫珠
草、蒲公英、藕节炭、地榆炭、参三七、白及粉等。人参用
别直参 10 克，西洋参 10 克，或野山人参 3～5 克。

出血量大时，应及时输血扩容，加强止血药的运用，综
合救治。对血脱阳亡者可在上方基础上适佐淡附片 3 克。但
重在益气，因气随血脱，治血当治气。气为血帅，补气摄
血。必要时，别直参用量加大至每日 30～50 克，但应因人
而异。

凡出血者，除气虚不能固摄外，血热火旺常是出血的重
要病因。故即使出现血脱之证，仍可并用清热泻火药，火降
血自止。必要时用大黄泻热行瘀止血。用量则根据病情及
体质状况酌用。对大便溏泄有热者，以通因通用，使热泻瘀
祛，其血亦止。杨氏擅寒温补泻并用，他说，大黄非专为通
便而设，用以可去除导致出血的火热之因。至于以后出现的
阴阳俱脱之证，乃为血脱之果。此用大剂人参为主，配伍小

剂量之附片、大黄，因果并治。以人参大补元气、益气摄血、存留正气，尚能祛邪；辅附子以回阳；伍大黄以祛瘀热，因邪祛则正自安。

厥脱证救治，贵在争分夺秒。目前临床上已有许多救逆固脱针剂，可与口服汤剂联合应用。救治过程中，辨证运用是至关重要的。辨证准确，药物应用及时足量，对各种休克均有效果。

二、休克类案评析

例1. 益气固脱、回阳救逆法治疗药物所致"过敏性休克"案

李某，男，75岁。初诊：1995年3月29日。

代诉：发现慢性肾功能不全2年后，住院检查确诊为"多发性骨髓瘤"。反复多次用瘤可宁、长春新碱半量化疗。化疗期间出现白细胞、血小板减少。用升白胺、维生素 B_4 及中药健脾补肾、行瘀泄浊法结合治疗，结果骨髓象中瘤细胞由10%降至1%～3%，血清肌酐、尿素氮逐渐下降接近正常，白细胞基本维持于（3.7～4.1）$\times 10^9$/L、血小板（60～80）$\times 10^9$/L。出院期间因治疗中断，病情时有反复。再入院后，化疗用长春新碱2毫克静注后复查，白细胞降至 1.6×10^9/L。用一种巨噬细胞集落刺激因子150微克皮下注射，次日出现骨痛、腹泻（1日4次，质稀，大便常规检查无红、白细胞）、极度无力，当晚并出现严重低血压（血压7/4千帕）。用多巴胺、间羟胺（阿拉明）等升压药维持。但升压药浓度稍一降低，血压即下降。遂请会诊。

诊查：面色苍白，神情淡漠，少气懒言，汗出心悸，尿少便泄，肢末不温；舌质淡白；脉微而弱不应指。

辨证：素体脾肾阳虚而夹瘀浊，受外来药物注入而骤然反应，症征合参为阳气暴脱之证。

中医诊断：脱证（脾肾阳虚、阳气暴脱）。

西医诊断：①多发性骨髓瘤。②药物反应；过敏性休克。

治法：急予益气回阳、救逆固脱。缓以健脾益肾、温阳敛塞法续进。

处方：（1）参麦针 50 毫升静推；50 毫升加入 250 毫升葡萄糖盐水中静滴。

（2）别直参 10 克　淡附片 10 克　麦冬 6 克　五味子 6 克。急煎口服。

（3）党参 12 克　生黄芪 12 克　炒白术 9 克　补骨脂 9 克　煨肉果 9 克　菟丝子 9 克　仙灵脾 12 克　煨益智仁 10 克　怀山药 15 克　炒扁豆衣 12 克　炒米仁 15 克　茯苓 12 克　焦山楂 12 克

经观察进服上药后，血压稳固，次晨撤升压药，患者精神恢复，大便 1 日 2 次。仍以参麦针 50 毫升稀释至 250 毫升／日静滴，继健脾益肾、温阳敛塞法续进。

5 日后大便日行 1 次，已复元，复查白细胞 2 次，分别为 5.7×10^9/L 和 7.1×10^9/L。

评析：该例系慢性肾功能衰竭患者，病因为"骨髓瘤"。临床表现证候属脾肾阳虚，内夹瘀浊。为控制瘤细胞生长，运用化学药物治疗，肾功能尚能得以纠正，然常引起白细胞减少，气血日益亏损。脾为气血生化之源，肾主藏精、温煦脾阳。脾肾两虚时，其正气必然不足，而正虚之人，加上高龄，御外与接受能力均较常人明显降低。采用药物之一是一种调节造血和白细胞功能所必须的蛋白质，本院其他病人在

运用过程中未发生不良反应。但此例年老体弱患者，在全量
化疗（事实上血浓度剂量较年轻人、肾功能正常者大）引起
白细胞骤降、骨髓过度抑制、正气极度衰弱的状态下，接受
不了较强的药物刺激，导致对异种蛋白产生了超敏反应。故
在该药物注入机体后，发生了严重的不良反应：骨痛、腹
泻、严重低血压、过敏性休克。出现阳气暴脱证候。虽用补
液升压却不能稳固。乃至非大补元气、扶阳固脱所不能胜。
急予参附之剂合参脉针，口服、静脉同时并进。又将日服中
药易行瘀化浊法为温阳敛塞剂。终因抢救及时，中西医结
合，辨证得法，迅速转危为安。

例2. 益气敛阴、生脉固脱法治疗心源性休克案

李某，女，78岁。初诊：1996年1月5日。

代诉：反复心悸胸闷十余年，多次经心电图、动态心
电图检查，有S-T段压低、房性早搏、室性早搏或房颤发
作。曾断续使用心律平、消心痛等治疗，但剂量均偏小；若
用常用剂量即感头痛头晕、心率减慢，故多间断用药。今日
下午长时间坐位谈话，至傍晚5时40分左右突感心悸、胸
闷，继而头晕、汗出、极度乏力。急予床边作心电图示：房
颤律、心室率88次/分，血压8/5.3千帕。服心律平100毫
克，消心痛5毫克后，继予中医中药抢救。

诊查：面色苍白，神情倦怠，汗出气短，四末不温；心
前区有悸动感、闷塞不舒，口干唇燥；舌质红而少津；脉细
弱而微，呈结代脉。

辨证：气阴不足，心血亏虚。劳倦伤神，心气虚损。因
心营失去荣养，则突发心悸、怔忡。患者年高体弱，病情速
变急进，迅即发展为气阴俱竭，心之阴阳皆损。

中医诊断：厥脱（气阴俱竭、心阳暴脱）。

西医诊断：①冠状动脉硬化性心脏病，心律失常，房性纤维性颤动；②心源性休克。

治则：急予益气生脉、救逆固脱；缓以益气养阴敛津、复脉宁心温心阳续进。

处方：（1）参麦针 50 毫升静推。50 毫升加入 250 毫升葡萄糖盐水中静滴。

（2）别直参 10 克 西洋参 10 克 麦冬 15 克 五味子 10 克 生白芍 15 克 淡附片 3 克 急煎口服。

（3）太子参 15 克 麦冬 15 克 五味子 6 克 生白芍 12 克 制黄精 10 克 制玉竹 10 克 丹参 15 克 炒枣仁 10 克 炙甘草 6 克 川桂枝 2 克 大生地 15 克 煅牡蛎 15 克 川芎 9 克 炒陈皮 6 克

经严密观察，并静注参麦针、进服上药后，血压回升至 12.5/8 千帕，房颤律转为窦性心律，心悸胸闷解除，次日早晨行走如常，精神亦佳。继以参麦针 50 毫升稀释至 250 毫升／日静滴。益气敛津复脉之剂续进复元巩固。

评析：本例系冠状动脉硬化性心脏病患者。其素体阴亏，年老而久病，致气血两虚，心失所养。稍事劳倦，即耗伤心气，累及心神，出现心中悸动不宁，汗出气短之证，因汗为心之液，心气涣散，心阳暴脱，则神不潜藏，冷汗自出。乃至气阴俱竭、阴阳两虚。心之气阴受损，心之阳气受挫。故杨氏认为，此类心悸怔忡，脉微结而不甚数，是为心之阴液被耗，心之阳气无以鼓动所致。治疗必于益气敛阴之中，少佐复脉温阳之味。该例投之果效，旋即逆转，阴阳两复。这是阳中救阴、阴中救阳的又一例证。

血　　证

　　较大量和紧急的出血，为内科的常见急症之一，属中医血证中之重症。如临床常见之支气管扩张咯血；消化道病变所致之呕血、便血；血液病、高血压等所致较大量出血之鼻衄；及热病过程中，邪入营血所见较大面积之发斑、肌衄或尿血、便血，如流行性出血热等。

　　杨氏认为，出血类疾病，虽有咯血、呕血、便血、尿血、衄血、发斑之分，但这仅是出血部位不同而已，其病因病机之总纲则不外乎火盛与气虚。火盛可致血热，阴虚可致火动，皆与火有关联。由于火性热极炎上，热灼津液，迫血妄行，能引起各种出血。一般较大量的出血、动血症状，多有火热因素。至于气虚不能摄血所致的出血，其出血量则可多可少，且多有慢性病史，体质较虚弱者，临床表现可见于延绵日久的渗血，也可见于气随血脱之重危急症的大量失血。杨氏对出血病证的治疗，认为主要应抓住泻火与益气这两个重要环节。对火盛伤阴，或阴虚火动所致的出血，分别于泻火之中顾其阴，或养阴之中清其火；对气不摄血者，则缓以补益心脾，摄血止血，急以大补元气、摄血固脱。这是杨氏用于治疗各类出血病人，解决主要矛盾之总纲。现以临床最常见的上消化道出血的辨治为例，介绍杨氏在治疗急性出血病证中的一个侧面。

一、治疗上消化道出血的经验

　　上消化道出血，绝大多数是由其本身的局部病变所致，仅偶尔可为全身性疾病的一种局部表现。上消化道出血最常见的病因是溃疡病、肝硬化并发食管或胃底静脉曲张破裂、胃炎（出血性糜烂性胃炎）、胃癌、胆道病变和应激性溃疡等，上消化道出血时，出血的局部表现和出血后机体的全身反应等临床症状的轻重，主要取决于出血量的多少、失血速度的快慢。其局部表现呕血、便血的次数、多少与性状，除了出血速度及其总量的因素以外，尚与出血的具体部位相关。而机体对失血的耐受性和抵抗力，则与出血前的健康状况有密切关系。因此，询问病史、明确诊断、了解具体出血部位及病变性质是至关重要的，有利于准确地采取不同治疗方案，根据适应证，选择内科药物治疗或是外科手术疗法。

　　杨氏认为，上消化道出血的起因尽管有多种，但与其他部位的出血一样，主要病机亦以火盛和气虚为纲。其中火盛型，根据火邪所踞的不同部位可分为胃中积热和肝胃郁火；气虚型，则根据机体虚损的不同程度而分为中气不足与脾胃虚寒。至于气滞、血瘀、湿热、热毒等，通常多为兼夹之证，或已包括于其中。如热毒内结，归属于火盛范畴，其主要区别是火热毒邪在体内的程度，在病性上则仍是同一的。而气滞血瘀可以夹杂于火盛与气虚两大类型中之任何一型。这在疾病的演变过程中，可逐渐形成，亦可骤然所致。对于湿热蕴积的兼夹类型，杨氏认为，湿热虽然多夹杂于火盛型，但中气不足或脾胃虚寒类型患者，在处于急症出血期时，并非不能兼夹。如素体气虚之人，急性大失血时，由于机体不能尽快排除瘀留体内之积血，故常可在伴有气滞血瘀的同时，因瘀血内聚、蕴积化热而出现胃肠积热蕴蒸之征象。为此，杨氏主张，辨证分型应在抓住总纲之基础上，再作进一步的具体分类，既环绕反映本质的纲领之内，又不为分型所困，而使辨证施治更符合临床实际。

辨证施治

主证：便血色紫黯或黯黑，可伴吐血、色紫黯或鲜红；脉弦数或细数。

上消化道出血系指从食管、胃、十二指肠和胆道等处的病变发生的急性出血。临床表现为呕血及／或黑便。一般幽门以上出血多表现为呕血，幽门以下出血多表现为黑便，但不尽然。因大量出血时，胃内有积血，可引起恶心，经口吐出，是谓呕血；而幽门以下出血量多时，血液返流入胃，也可引起呕血。故呕血与出血部位和出血量、出血速度均有关。临床上黑便患者可无呕血，而呕血患者则常有黑便。

呕血颜色辨别：因血液在胃内与胃酸接触可转变为酸性血红素，使呕出的血液呈棕褐色或黑色，如血液在胃内停留时间短，呕出的血液则呈鲜红色或紫红色。

便血颜色辨别：血液通过肠道排出时，血液中的铁经肠道细菌作用变成硫化铁而使粪便变黑，即谓黑便；如血液在肠内停留时间短，则排出的粪便呈暗红色。

呕血、便血的颜色，从中医辨证方面分析，色鲜红为火盛，色黯紫为有瘀。

治则：急则治标、缓则治本。急予清热泻火，根据辨证，或予化瘀止血，或予凉血止血，或合益气摄血、固脱止血。

分型辨治

1.火热内盛（火盛型）

（1）胃中积热

伴见证候：胃脘胀闷，甚则作痛，并有热灼感，口气秽浊，大便不畅；舌质红，苔黄或黄腻；脉弦数或滑数。

治则：清胃泻火，化瘀止血。

方药：泻心汤加味。药用黄连、黄芩、大黄，加蒲公英、苏木、紫珠草、茜草根、白及、参三七等。对口气秽重、苔厚腻者加川朴、枳壳、白蔻仁、佩兰、姜半夏类，与苦寒清降之品，共以清泄化浊祛积热，热清则血亦止。若热盛火重伤阴者，其舌质红、苔光剥、口干引饮，则加石斛、花粉、玄参、茅根、生地、藕节、麦冬、白芍类养阴清热止血。

（2）肝胃郁火

伴见证候：脘胁胀痛，口苦善怒，寐少梦扰，烦躁不宁；舌质红；脉弦数。

治则：泻肝火，清胃热，凉血止血。

方药：以清热泻肝之品合犀角地黄汤加味。药选黄芩、焦栀、丹皮、水牛角、生地、连翘、苏木、紫珠草、蒲公英、茜草根、藕节、花蕊石、白及、参三七等。苔黄腻者，加黄连、川厚朴、姜半夏、大黄。舌质红绛、热盛伤阴者，加麦冬、石斛、旱莲草、地榆炭、侧柏叶、槐花炭等滋阴凉血，清热止血。

以上胃中积热与肝胃郁火，皆属火盛型。其病位虽不同，病性则一。故治疗均以清热泻火为主。兼以化瘀、凉血。该型易兼夹湿热之证，亦易出现热盛阴伤之变证。临床辨治应予注意，前者予化湿祛浊、和营清热散其郁火；后者予养阴清热、凉血止血救其阴津。

2. 气不摄血（气虚型）

（1）中气不足

伴见证候：面色少华，神倦乏力，脘腹不舒，纳少馨味；舌质淡红；脉细小或细数而弱。

治则：扶中健脾，益气摄血，兼清火化瘀。

方药：补中益气汤加减。药选人参、白术、黄芪、茯苓、当归炭、仙鹤草、苏木、蒲公英、紫珠草、地榆炭、槐米、白及、云南白药、参三七等。腹胀不舒，可加川厚朴、枳壳、陈皮、木香类。夹瘀热者，则加大黄清热祛瘀止血。

（2）脾胃虚寒

伴见证候：面色㿠白，怯寒肢冷，腹部隐痛绵绵、喜热饮、喜暖、喜按，纳少便溏；舌质淡胖；脉细弱或细数无力。

治则：健脾益肾、温阳止血，兼清热行瘀。

方药：药选淡附片、炮姜炭、补骨脂、煨肉果、白术、黄芩、阿胶、仙鹤草、苏木、蒲公英、紫珠草、花蕊石、白及、参三七等。有瘀热相兼，可选大黄为伍，行瘀除热止血。

以上中气不足与脾胃虚寒，皆属于气虚型。临床所表现的亦为虚寒之象。然杨氏认为，出血之证，虽有寒热虚实之分，以热迫血妄行和气不摄血多见，但动血之证必有热，只是实热与虚火区分，局部的病灶是否影响到整体的程度差别，以及病久至虚中有实、实中有虚的相兼并存的差异而已。为此，杨氏在治疗气虚证的消化道出血时，在益气健脾、扶阳益肾之中，必兼以清热除火、化瘀行滞之味。如黄土汤治脾胃虚寒之便血，在温阳健脾的附子、白术中伍阿胶、地黄滋阴血，配黄芩苦寒坚阴以反佐。并取《先醒斋广笔记》中治吐血三诀之"宜行血不宜止血"之意，行其血乃使血循经络，不致蓄瘀。因而可以认为，上消化道出血，火盛之证无气虚，反见气有余便是火；而气虚之证内夹火，宜益气之中兼清火。

无论是火盛型或是气虚型，在少量出血或缓慢中等量出血时，可不发生明显症状，但在急性大失血时，则可出现面色苍白、皮肤湿冷、心悸口渴、烦躁不安，甚则意识模糊、晕厥、少尿及心率加快、血压下降等失血性休克的症状。应予紧急抢救，在选择内、外科治疗方案的同时，予中西医结合救治，早期应用，整体的治本清源，具有不可低估的作用。其扶元救脱、回阳益气及清泄瘀热并施的方法，具体运用可参照厥脱章节中出血亡阳、阴阳俱脱型的辨治。杨氏特别强调了大黄的运用，在火盛型与气虚型均宜应用。火盛型时大黄合连翘，二者皆有降低血管通透性，增加毛细血管致密性的作用，尤其大黄对上消化道的运动有抑制效应，可减少出血部位的机械性损伤，利于血小板在血管破裂处凝集，从而缩短凝血时间。此两药结合运用，即中医"热清血止"机理的效应体现。气虚型时大黄合人参，二者相伍乃是因果同治。火热是出血性疾病之根由，是其因，失血、久病致气血亏虚是出血之结局，谓之果。大黄泻热行瘀止血去其因，人参能刺激造血器官，使造血功能旺盛，能增强休克病人心肌的收缩力，使心跳加快、血压上升，起到回阳固脱的抗休克作用。故两药合用，有其明确的针对性与合理性。

杨氏还指出，治疗上消化道出血，中医辨证应结合现代医学的诊断。当前，通过胃镜、超声波、X线检查等手段，绝大多数的消化道出血基本能定位、定性而确诊。这对治疗措施的正确施行，有着积极的指导意义。使一些外部体征尚未表现的病证，能够得到早期、及时的诊断。尤其是脾胃虚寒型、中气不足型者要警惕胃癌等恶性肿瘤的可能性，而予以尽早发现或排除，切勿只予补益气血，忽视引起气血两虚的病因，以致延误时机。故应慎之。

此外，呕血停止后，除食管胃底静脉曲张破裂患者宜禁食 2 ~ 3 天外，其他患者，尤其是溃疡病，可进食温凉的米汤，每次 50 毫升左右，逐渐增加，转为糊状软食。因进食可减少胃的饥饿性收缩，中和胃酸，补充营养，有利康复。但应当注意，进流质时，先予米汤，勿过早进食豆浆、牛奶及甜腻饮料，因其虽为流质，但易于产气而引起腹胀，故宜渐进为宜。

二、出血类案评析

例 1. 益气固脱、清热祛瘀法救治失血性休克案

周某，女，42 岁。初诊：1991 年 11 月 7 日。

代诉：因黑便 3 天于 11 月 1 日入院，入院前解柏油样大便 3 次，每次约 750 克左右，质稀，解大便后感头晕乏力。入院时检查：面色苍黄，胃脘部略有压痛，肝脾未及，肠鸣音略亢，舌质红，苔黄腻，脉细数。血色素 61 克 / 升，血沉 3 毫米 / 小时，血糖 4.7 毫摩尔 / 升，谷丙转氨酶正常，白蛋白 2.7 / 球蛋白 2.8，乙肝三系阴性。心电图示：轻度 T 波改变。入院诊断：上消化道出血，胃、十二指肠消化性溃疡（？）；中医诊断：血证，远血（湿热蕴结肠胃）。给予氨甲苯酸、止血敏静注，雷尼替丁、氨苄西林、氯唑西林静脉滴注，706 代血浆及输血 400 毫升，并用中药苏木合剂加味煎汤服用。入院 3 天中未解大便，但继之发热，体温 39.6℃，上腹部压痛，昨日一次解大便 800 克左右，质稀、色黑，解大便后昏厥约 1 分钟，经旁人抬至床上平卧后清醒。因黑便、晕厥伴发热，请杨氏会诊。

诊查：面色苍白如纸，神情淡漠，上腹部有压痛，舌质淡白、苔黄而腻，脉细数。心率 128 次 / 分，血压 10 / 6 千帕，体温 38.6℃（汗出），血色素 28 克 / 升，白细胞 3.3×10^9 / L，

血小板 $56 \times 10^9 / L$。

辨证：气不摄血，留瘀热蕴。

中医诊断：①血证、便血（气虚夹瘀热）。②脱证（气不摄血、热迫血溢）。

西医诊断：①上消化道出血（糜烂性出血性胃炎）；②失血性休克。

治则：补气固脱，清热祛瘀。

处方：别直参20克急炖120毫升，大黄8克泡汁60毫升，和匀分2次一日服完。

同时作胃镜检查，输血800毫升，备血400毫升。

胃镜示：出血糜烂性胃炎（胃窦部为主），贫血性胃黏膜改变。

经综合处理后便血渐止，血压稳定，次日体温下降至正常，继以别直参3克另炖，白及粉7克吞服，每日2次。续服5日。

二诊：5日后。大便正常，色转黄，日行1次。舌质红、苔净，脉细。血色素80克/升。继以益气养血调理。

处方：太子参30克　炒白术9克　麦冬15克　炒当归9克　生黄芪15克　乌贼骨18克　浙贝母15克　陈皮9克　川石斛18克　阿胶珠12克　蒲公英30克　鸡内金9克　7剂。

评析：患者上消化道出血，血色素降至28克/升。经西药止血等处理，出血虽止，但因肠道积血未能及时清除，尚有热蕴留瘀，故又迫血外溢。由于出血量大，气随血脱而出现脱证。急用别直参独参汤益气摄血固脱，佐大黄清热去瘀生新，本标并施，又结合输血等综合治疗，故能迅即血止，病情转危为安。

例2.益气扶中、疏风止血治愈腹型过敏性紫癜

王某，男，20岁。初诊：1991年12月12日。

代诉：因上腹部隐痛又作1月余，伴下肢肿1月，便血3天而入院。患者反复上腹部不适感10余年，近1月余上腹部疼痛。经胃镜检查示胃溃疡。服丙谷胺、硫糖铝片后出现右下肢水肿，停药后肿退，又复服前药，下肢皮肤又见水肿，且见有出血点。改服得乐冲剂，下肢皮肤再次出现出血点，并伴腰痛。经当地医院检查：尿蛋白（+++），红细胞（++），诊为过敏性紫癜，用强的松、氢化可的松后腰痛及水肿均有改善，但又出现下腹部疼痛，解鲜血便5次，量约500毫升，而转来本院。入院时有轻度腹膜刺激症状。拟诊为：腹型过敏性紫癜；应激性溃疡待排。中医诊断：便血、腹痛（湿热下注）。用地榆散加减，凉血止血。药后腹痛消除，便血仍未止，请杨氏会诊。

诊查：全身一般情况可，腹痛，尚有泛酸，便血，解鲜血便1日2次，量不多，胃纳可，右下肢肿已退，无明显出血点；舌质红、苔薄黄；脉细软。

辨证：药物过敏，血脉受之则扩张，津血外溢，见肢肿、肌衄。在膀胱则为尿血，在肠道则为便血。口服药物，胃肠受之，欲抵药外出，肠运加速，痉挛腹痛。用凉血止血药后腹痛解除，而血未尽止，乃津血外溢已伤气矣。

中医诊断：①腹痛；②便血（气虚夹血热）。

西医诊断：①腹型过敏性紫癜；②应激性溃疡不能除外。

治则：益气扶中，疏风止血

处方：党参12克　生黄芪15克　炒白术9克　紫珠草20克　蒲公英30克　苏木20克　炒白芍12克　浙贝母15

克 仙鹤草 18 克 地肤子 30 克 徐长卿 15 克 炒陈皮 9 克 5 剂。

药后便血止，未出血，无腹痛，痊愈出院。

评析：杨氏分析认为，本例因药物过敏引起腹痛、出血。表现有肌衄、尿血、便血，犹似风邪入侵，善行速变，无处不到。如荨麻疹发于肌肤、膀胱、肠道。故治疗时要考虑祛风药的运用。选用徐长卿、地肤子，即是斯意。杨氏说，止血方法有补气摄血、清热凉血止血、养阴凉血止血与祛瘀生新止血。此例单用茅根、地榆炭、黑山栀清热凉血止血效不显。考虑患者多处出血、反复出血，似属气不摄血，故加参芪益气摄血。与清热凉血、祛风止痛、解毒消肿之味相伍，共奏摄血止血、凉血解毒之功。标本并施，诸证消失，病愈出院。

例 3.清疏凉血法治愈血尿案

王某，男，21 岁。初诊：1992 年 3 月 2 日。

主诉：发现血尿 4 天。1 周前曾感冒，咽痒声嘶，服感冒药（具体不详）后，于 4 天前感腰部隐痛，尚无尿频尿急，但见血尿，尿检红细胞（＋＋＋＋）。

5 年前亦因感冒 3 天后出现血尿。尿检：红细胞（＋＋＋＋），白细胞少许，蛋白痕迹。

诊查：面色不华，咽部仍有不适感，腰酸隐痛，无尿频尿急，两肾区无明显叩痛；舌质淡红，苔薄黄；脉细。尿检：红细胞（＋＋＋＋），白细胞少许。B 超检查双肾、输尿管和膀胱未发现结石。

辨证：外感风热之邪，热移下焦，蓄于肾及膀胱，热伤血络则尿血。

中医诊断：血证（尿血、热移下焦）。

西医诊断：血尿待查：①尿路感染；②其他待排。

治则：清热疏表，凉血止血。

处方：银花 15 克　连翘 12 克　蝉衣 6 克　苏梗 12 克（后下）淡竹叶 12 克　白茅根 15 克　炒小蓟 15 克　鸭跖草 15 克　茜草根 30 克　车前草 15 克　凤尾草 20 克　丹皮 9 克　炒陈皮 9 克　炒谷、麦芽各 18 克　5 剂。

二诊：表邪解，血尿亦止。尿检正常。寐况欠佳，有时腰酸、苔薄黄、根略腻。前意增损。上方去连翘、蝉衣、苏梗、小蓟、茜草根、丹皮，加炒黄芩 12 克，炒枣仁 12 克，夜交藤 15 克，炒扶筋（狗脊）30 克，炒杜仲 15 克。14 剂。

三诊：2 次复查尿液均正常，腰酸有好转，寐况亦改善，面色仍较苍白；苔薄白；脉细。继以益气健脾调理。

处方：党参 15 克　炒白术 9 克　茯苓 15 克　生米仁 30 克　炒白芍 9 克　制黄精 15 克　杞子 9 克　淡竹叶 12 克　神曲 12 克　炒陈皮 9 克　红枣 10 克　7 剂。

评析：本例 5 年中先后 2 次血尿，皆于感冒三四天后出现。其面色苍白少毕。杨氏认为患者系正虚不能抗御外邪，邪热下注肾与膀胱灼伤血络而致尿血，故先予疏风清宣凉血之品以治外感邪热，血止后继用益气健脾补肾淡渗调理善后。

例 4. 清热化痰、养阴润肺法治久咳咯血案

赵某，女，56 岁。初诊：1992 年 4 月 16 日。

主诉：反复咳嗽咯痰 30 年。近 2 年来反复咯血，或痰中带血。1992 年 4 月 X 线胸片示肺纹理增粗，支气管炎。

曾患有亚急性甲状腺炎，在服强的松期间未咯血。

诊查：反复咳嗽、多痰、咯血或痰中带血。每晨有黄痰，咽燥，平时易于感冒，面部烘热；舌质淡，边多齿印；

脉细。

辨证：病久气阴两虚，痰热蕴滞于肺。

中医诊断：①咳嗽（痰热蕴肺）；②血证：咳血、咯血（肺热阴虚）。

西医诊断：慢性支气管炎，支气管扩张咯血。

治则：清热化痰养阴、凉血。

处方：炒黄芩15克　鱼腥草30克　野荞麦根30克　生蛤壳30克　川贝母9克　化橘红6克　北沙参20克　麦冬15克　山海螺15克　浙贝母12克　炒白薇9克　紫贝齿30克　参三七粉2克　炒扁豆衣12克　茜草根30克　5剂。

评析：支气管扩张咯血而多黄痰者，则以清热化痰为主，结合凉血止血并施。如阴虚明显者，加北沙参、天麦冬、西洋参等，以养阴润肺。夹外感者则以轻透表邪为宜，佐桑叶、连翘、野菊花等，对温补之品应慎用。

例5.扶中调胃、清热止血法治便血案

袁某，男，15岁。初诊：1992年5月4日。

主诉：胃脘部时痛一年余。5天前曾呕血、黑便3次。自述去春起胃脘时痛，伴泛酸。作钡餐造影示胃、十二指肠球部溃疡。上月底突然呕血、黑便。经治呕血已止，但胃脘部仍痛胀，黑便未止。请杨氏诊治。

诊查：胃脘部疼痛，空腹痛甚，食后则易作胀，面色苍黄，便色黑、质软；苔微黄，脉细。

辨证：属中气虚馁、胃中热蕴、热伤血络，上则呕血，下则便血。

中医诊断：胃脘痛（中虚胃热）；血证：①呕血；②便血（胃中积热）。

西医诊断：消化性溃疡，上消化道出血。

治则：扶中调胃，清热止血。

处方：党参 12 克　炙甘草 5 克　炒白芍 12 克　炒娑罗子 12 克　煅乌贼骨 20 克　浙贝母 15 克　川厚朴 12 克　蒲公英 30 克　苏木 15 克　仙鹤草 18 克　紫珠草 15 克　炒枳壳 9 克　玫瑰花 6 克后下　7 剂。

二诊：1992 年 5 月 10 日。胃脘胀痛减，大便正常，近 2 日咳嗽有痰；苔黄中腻；脉细。再宗前意出入。

处方：党参 12 克　炙甘草 5 克　炒白芍 12 克　煅乌贼骨 15 克　杏仁 9 克　炒枳壳 9 克　桔梗 9 克　川厚朴 9 克　浙贝母 15 克　仙鹤草 15 克　蒲公英 30 克　炒娑罗子 12 克　炒枇杷叶 12 克　7 剂。

药后，胃脘痛止，前方又服 7 剂。

评析：本例年近弱冠，患有复合性溃疡。并已多次呕血、黑便。杨氏根据病史，结合临床证候，认为属中气虚馁、胃有热蕴之出血。故投益气扶中、清热制酸等味，服后效果显著。

中老年病证

肺系病证

一、慢性肺源性心脏病的证治经验

慢性肺源性心脏病（简称肺心病）是由呼吸系原发病发展所致，多数因慢性支气管炎并发肺气肿所造成。肺心病以中老年人为多见，发病率较高，常发于初春及寒冬，临床所见为咳喘、痰多、紫绀、水肿等证。杨氏认为，从这四大证候来看，在中医古代文献中早已有类似记载。最早见于战国时期的《内经》，如《灵枢·胀论》篇就有"肺胀者虚满而喘咳"之论述。描写了虚中夹实之证。至东汉张仲景对此证的认识又有所发展和充实，如在《金匮·痰饮咳嗽病脉证并治》篇中作了更形象的描述："……咳逆倚息，短气不得卧，其形如肿，谓之支饮。"根据肺心病在各个发展过程中的临床表现辨证，基本上归属于"咳嗽""痰饮""喘证""心悸""水肿""瘀血"等范畴。

病因病机

杨氏认为，肺心病多数起因于反复感受外邪，渐致肺失宣降，肺气日虚而形成。肺主气，外合皮毛，肺气虚则腠理不密，不能抗御外邪，反复感染即成为促使肺心病进展的主要因素。《内经》谓"邪之所凑，其气必虚"，"正气存内，邪不可干"。说明人体正气盛衰与感受外邪、病情进退的密切关系。另外还有"肺朝百脉"。"贯心肺而行呼吸"的理论，指出了呼吸运动与血液循环的关系。并提出肺气虚时，每易损及心营而使心气不足、血脉瘀滞、肺心同病。同时，肺心病在其演化进展过程中，亦可累及他脏。如累及于脾，则脾失健运，湿聚生痰；累及于肾，则肾不纳气，动即喘逆。古人云："肺为气之主，肾为气之根。"这是指肺与肾二者的关系。因为肺主一身之气，不断吐故纳新，而进行这一生理活动必须依赖肾的纳气。若肺病及肾，功能失司，则可见诸多病案中所描述的"肺气不降、肾气摄纳无权"之病证。此外，尚见肾虚水泛，上凌于心，临证喘逆、紫绀、心悸、水肿并现。若肺心病在气道阻塞，通气功能严重受损

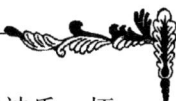

之时，再复加新感诱发、邪热引动肝风，可出现神昏、烦躁、抽搐等症，进而昏睡嗜卧，出现痰浊内闭、蒙蔽清窍之象。因而，杨氏认为肺心病是以肺、心病变为主的全身性疾病。根据肺心病病程长，发展缓慢，证候相继出现，一旦形成，本元多虚，以及反复感受外邪是促使肺心病形成与进展的主因，这一病因病机与临床现象，可归纳肺心病之病理特点为"热""痰""瘀""虚"，并指出这4个病理特点互相关联，不能孤立对待。

1."痰由热生"：肺心病因痰作咳，因痰致喘。痰与饮，清稀为饮，稠浊为痰。痰字训诂为胸上液者，本为人身之津液，因受肺热煎熬凝结而成，故热乃生痰之因由。《儒医精要》中有曰："却以痰能生火，而不知火能生痰也。""痰者，水也，标也；火者，热也，本也。"说明痰不仅能缓而化热，亦是因于火热而形成，痰与热在一定条件下是互为因果的。杨氏认为，肺心病感受外邪，以热邪为多见，即使初起遇风寒，其表邪不解，亦可郁而化热。所以他强调肺心病之痰多由热而生。

2."瘀与痰水"：临床常见肺心病病人的面色、唇舌、爪甲呈青紫；实验室检测提示多有高凝状态。他认为由于气血运行不畅。血流缓慢以致瘀血阻滞常可引起痰浊内停、水道不利。《玉机微义》云："人之血气流行无一息之间断，才有壅滞，津液凝积，郁而成热，痰遂出焉。"说明痰可因气血瘀滞积热而成。《金匮要略》"血不利则为水"，《血证论》"瘀血化水，亦发水肿，是血病而兼水也"，阐述了瘀与水的关系，故见"气滞痰聚发而为喘为咳"，血瘀水停，水液涩渗脉外，泛溢肌表发为水肿。

3."本虚标实"：肺心病是在肺之肃降、心之行血、肝

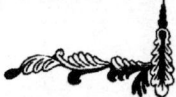

之疏泄、脾之运化、肾之摄纳功能失调或低下的内因基础上形成的。前人对痰、喘也有虚、实之别。景岳曰："虚痰者何？谓其元气已虚也。"又曰："凡虚喘之证，无非由气虚耳，气虚之喘，十居七八。"本病患者多年及中衰，形羸气弱，本元皆虚。又有外邪、痰热、水饮、血瘀等夹杂，故他认为："脏腑之虚为病之本，夹杂兼证为病之标，本虚标实为肺心病常见之特征。"

分期辨治

杨氏认为，目前对肺心病的辨证分型较多，如"阴阳""虚实""脏腑""痰热""水饮""血瘀"等多种。为了避免"对号入座"，应当突出临证辨治的主要矛盾，以充分体现中医辨证特色在各个阶段的主导作用。他分析说，肺心病临床表现错纵复杂，在急性感染期多属外感新邪诱发，郁而化热，热炽伤津所致。症状为咳喘，痰多黄稠，胸闷气短，面色青紫，舌下瘀筋明显，脉象滑数或细数等。可见肺心病在急性感染期是以痰热、瘀滞为主，偏于实证。然而，从临床上对慢性支气管炎、肺心病"冬病夏治"，用益气健脾补肾法多获良效的现象来看，肺心病的缓解期则多以气虚、脾肾虚弱为主，偏于虚证。故他又强调，因为肺心病在不同阶段的病情演变过程中，常常是虚实互见，既有虚证表现，又有外邪、痰热，水饮，血瘀夹杂。这些夹杂兼证统称"标实"。从肺心病标本虚实分，可概括为"脏腑之虚为病之本，夹杂兼证（痰、热、饮、瘀）为病之标"。所以本虚标实，是肺心病常见之特征。杨氏根据多年临床实践经验，认为对本病之治疗以急性发作期与缓解期的分期辨治为宜。

1. 急性发作期

肺心病的急性发作期是在已有内虚和夹有不同程度的饮

痰内伏与瘀血阻滞的基础上，因外感新邪而诱发。

此期多是邪实正虚、虚实夹杂，突出的矛盾为"痰"与"热"。由于痰热壅盛而致咳、喘或心悸、水肿等症均在原有程度上加重加剧。至于肺心病急性感染期病情的轻重与转化情况，则取决于病邪的性质、程度和病人的体质。他认为从临床所见，肺心病感受外邪以热邪为常见，热邪有转化快的特点，每易热炽伤津，出现烦热渴饮、痰黄稠、舌红绛、苔黄燥糙、脉象弦数等。但肺心病急性期的这种标实现象，通过治疗可获得缓解。因其本质还是虚证，并有阴虚、阳虚之分。若素体阴虚者，感受热邪则迅速转化，旋即可出现痰热炽盛、伤津耗阴之象；而素体阳虚者，在外感之邪不解时，邪蕴郁滞，化热之势则相对较缓，逐渐出现痰质黏稠难以咯出，痰色白或黄，舌质仍为淡胖、舌苔腻，脉细弦等症。他认为两种不同体质的患者，虽然临床症状不尽相同，但化热之趋势是一致的。

在治疗方面，因肺心病急性期感受外邪是主因，故治标急于治本，应迅速控制病邪，不使病邪深入传变而伤正气。立方下药，首先应考虑清热解毒为主，以迅速控制感染，宣肺化痰，保持呼吸道通畅。由于急性呼吸道感染，多数是痰由热生，故清热重于祛痰。其次，活血化瘀亦很重要，因肺心病严重时可常伴有面色爪甲青紫、舌下瘀筋明显，与中医"肺气虚，影响心营亦虚。气行血行，气滞血瘀"理论是符合的，所以用药时不能忽视活血化瘀。又因肺心病郁滞之血，往往利于病邪生长而不利于邪热的清除，而且肺心病患者多数年龄较大，部分病人常与冠心病并存。在清热药中伍用活血化瘀药，意在改善气血之载运，改善血氧浓度，即降低血液黏滞度，调节血氧渗透压，使药物易达病所，从而加强清泄之力,对促进心肺血液循环亦能起到一定作用。杨氏还指出,因肺心病人多有年高病久、体质虚弱等特点,对因热盛伤阴耗津者,适佐养阴不碍邪之清热生津之品,以护津祛邪,亦属必要;对正虚不能达邪者,予虚实辨证,伍用参芪,扶正祛邪、攻补兼施,亦未尚不可,关键在于辨证准确。另外,对热邪未能控制,累及心、脾、肾,出现心悸、胸闷、气短、唇舌爪甲青紫、浮肿、腹水等症状,治疗上应在清热、宣肺、涤痰之基础上加入利水药,并应选用活血利水之法。因大量利水药的采用,可致血液浓缩、血液黏稠度增高,故他始终重视活血药的配伍运用。

肺心病急性期常用方药:

(1)清热药:黄芩 15～30 克,虎杖 30 克,七叶一枝花 15 克,鱼腥草 30 克,野荞麦根 30 克,银花 30 克。

肺心病病人大便秘结加生大黄 10 克。大黄既能泄热,又能活血化瘀,而且肺与大肠相表里,通腑气亦能降肺气,人参泻肺汤中用大黄,亦属此证。

(2)宣肺祛痰药:杏仁 12 克,桔梗 12 克,木蝴蝶 9 克,川贝 9 克,桑白皮 12 克,竹沥半夏 12 克,鲜竹沥 30 毫升冲。

(3)清热生津药:鲜芦根 30 克,鲜石斛 30 克,天花粉 15 克(热炽而湿未尽化)。

(4)养阴清热药:玄参 15 克,天麦冬各 15 克,大生地 30 克,西洋参 9 克(湿从热化已伤津耗液)。

(5)活血化瘀药:桃仁 12 克,川芎 15～30 克,炒蓬莪术 15 克,京三棱 15 克,王不留行子 12 克,丹参 30 克,生蒲黄 12 克,炒水蛭 6 克,赤芍 12 克,郁金 10 克。

加减药,如痰热湿浊壅阻,脘腹胀满,大便秘结,苔黄厚腻或粗糙等，配用生军 10 克，炒莱菔子 15 克，炒枳壳 12 克，枣儿槟榔 30 克连壳打。如尿少、下肢肿，加车前草 30 克，葶苈子 15 克，猪苓 30 克，冬葵子 30 克，或活血利水之泽兰、益母草、虎杖根、马鞭草等。如心阳虚衰（阴损及阳），加别直参 10 克，附片 15 克，麦冬 30 克，西洋参 9 克（通心阳、养心阴二者兼施）。

杨氏特别强调，由于肺心病病人的心肺功能均有不同程度的损害，处于抵抗力低下的状态，对病原体侵袭的反应能力减弱，起病往往呈隐袭式，不具发热、咳脓痰或白细胞增多的特征，但只要有咳、喘、痰多的症状，仍应看作是肺部感染而不容忽视。因急性感染未得控制，病情进展，通气功能发生严重障碍时，可导致呼吸衰竭，甚至出现肺性脑病。而肺性脑病是肺心病死亡的主要原因。此期治疗必须采用中西医结合治疗措施，如抗感染、畅通呼吸道，以及纠正缺氧、心力衰竭和酸碱平衡与电解质紊乱，必要时辅以人工呼吸机机械通气。他分析说，因通气障碍，清浊之气不能纳吐，壅盛之邪热内陷，蒙蔽清窍，引动肝风，证见神昏谵语、惊厥抽搐、嗜睡、昏迷等。治疗上除采取综合措施外，中药可从清热养阴、宣窍化痰、息风活血等方面着手。药选银花、连翘、黄芩、野荞麦根、虎杖、鱼腥草、鲜芦根、鲜石斛、玄参、麦冬、鲜菖蒲、郁金、杏仁、竹沥、川贝、桑白皮、天竺黄、桔梗、鲜竹沥、羚羊角、生石决明、制白僵蚕、地龙、桃仁、丹参、赤芍等，并择用万氏牛黄清心丸、安宫牛黄丸、紫雪丹、至宝丹、猴枣散等。若见喘急、汗多肢冷、脉细微或结代等真阴耗竭、元阳欲脱之证，用别直参或参附汤扶正固脱亦为抢救一法。应当一提的是，肺性脑病患者，多数牙关紧闭，服药依靠鼻饲，或药液灌肠。以冀希望予剂型改革，静脉给药则可提高疗效。

在整个急性发作期的治疗中，控制肺部感染是个重要环节。在这一期的各个阶段应始终重用大剂清泄痰热药，并调整服药方法为每日一剂半或两剂，以提高药物浓度；同时要针对病机，在各阶段均佐入活血药以增强疗效。

2. 缓解期

肺心病缓解期是在感染基本控制的情况下，仍留有不同程度的咯痰或动则气急等症状，属邪未祛尽，正虚日甚阶段。此期的突出矛盾已由急性发作期的"痰与热"转化为"虚和瘀"。临床证候仍然有"咳""痰""喘"。但多已属"虚证"。虚有阳虚、阴虚、阴阳两虚之不同，然临床所见以阳虚、阴阳两虚为多。

至于痰与瘀在慢性肺心病的急性发作期和缓解期是个共性，仅程度不同而已。慢性肺心病由于肺功能差，几乎是长期缺氧。肺心病之"咳、痰、喘"与脏器之归属，一般均以"肺、脾、肾"来分。这是根据前人"肺为气之主""肾为气之根""脾为生痰之源"的理论而来，喘主肾不纳气，古人用补肾的药治疗肺心病，实践证明是有效的，特别是在缓解期。但从病因来说，"喘"主要是属肺气肿，肺功能减弱所致，肾不纳气是一个方面。清·曹拙巢有"肾不纳气则气上逆，肺气失宣气亦可上逆也"之说。这说明前人在这方面已有所认识。

在治疗上，以"缓则治本"为原则，根据病人的体质和累及脏腑的不同，分别进行整体调治。以虚瘀并顾、扶正活血为主，辅之清热祛邪，或蠲饮涤痰，以图正胜达邪，稳定病情，延缓病程发展。

（1）肺卫不固："肺为气之主"，肺心病病人多气虚表疏，卫阳不固，不能抗御外邪，常因新感引动宿疾。他对表虚易感者以益气固卫，如玉屏风散、参苏饮为主，重用黄芪。他说，根据实验室有关报道，黄芪有较强的抗呼吸道细菌、抗黏附作用，并有较好的提高免疫功能的作用。

又因"肺虚则少气而喘"。他在益气药中常佐马兜铃、海蛤壳、浮海石、枇杷叶等止咳化痰之品。

另外他指出，肺心病病人过敏体质者较多，如常夹有荨麻疹、慢性鼻炎，对某些刺激亦极易引起过敏，导致气管痉挛、突然喘逆。所以主张适当加入疏风（抗敏解痉）药，通常选用苍耳子、辛夷、蝉衣、徐长卿、防风、浮萍、地肤子、地龙等药。对虫卵过敏者，则适入乌梅、使君子等祛虫之品以祛病原。

（2）气阴不足：肺心病多见于40岁以上的人。《内经》曰："年四十，而阴气自半也。"《格致余论》记述："人生至六十、七十以后，精血俱耗，平居无事已有热证。"何况有病之体，虚火内炽，阴液暗耗。老年人中，气阴不足者十之七八。高龄患者伴咳声低弱及言语无力、舌红脉细者，应以养肺阴兼以益气，如北沙参、天麦冬、野百合、山海螺等。对肺阴虚者用益气药，当选清补之味，如太子参、生晒参、西洋参等。如肺阴虚及肾阴不足者，用生地、萸肉、女贞、龟板、五味子、冬虫夏草等滋肺补肾。

（3）脾虚生痰："脾为生痰之源"。临床上有相当一部分患者，在用清热祛痰药后，咳减，痰色由黄转白，痰质由黏稠转为清稀，咯痰趋畅，但痰量仍多。他认为此时肺热渐清而脾虚矛盾日益上升，治疗上当以扶中化饮为主，药选四君合紫菀、款冬花、白前、白芥子、苏子、姜半夏、佛耳草、钟乳石、化橘红等。

（4）肾不纳气："肾为气之根"。因喘促日久，气不得续，历来以喘属肾不纳气。古人用益肾纳气法治喘，确有一定疗效。他多选用紫石英、五味子、巴戟天、紫河车、仙灵脾、仙茅、甜苁蓉、炒牛膝、鹿角胶、菟丝子、海狗肾及人参蛤蚧汤、肾气丸等。但他认为补肾纳气是治喘的另一方面，"肾不纳气，则气上冲，肺气壅塞，则气亦冲"，当明辨之。临床上本病患者多由于支气管常呈痉挛状态，由于通气功能与换气功能障碍而致喘，其因可能是各种原因引起的呼吸表浅、肺泡活动减少、互相粘合、血液瘀滞等多种因素，故他治喘常在补肾前提下与益气固卫、活血化瘀、清宣化痰等法并施，对增强机体防御能力以改善心肺循环和通气功能，无不相得益彰。

（5）肾虚水泛：另外对部分高年肾虚出现畏寒、肢冷、面色㿠白、水肿及舌淡、苔白脉细、舌下瘀筋明显等脾肾阳虚、肾虚水泛患者，杨氏则常予温补脾肾、活血利水治之。肺心病缓解期常用的方药有：

①益气固卫：系治本大法之一。方剂用玉屏风散、紫苏饮、苓桂术甘汤。

②补肾纳气：系治本大法之二。

肾阳虚：制巴戟10克　补骨脂12克　紫河车9克　淡苁蓉10克　菟丝子12克　葫芦巴12克　仙灵脾12克　仙茅12克　鹿角胶10克　蛤蚧尾一对研粉分2天吞。

肾阴虚：大生地30克　萸肉9克　制女贞12克　龟板15克　五味子9克。

肺肾阴虚：北沙参30克　冬虫夏草5克　天麦冬各15克　制首乌15克。

景岳补肺汤（《景岳全书》）：参、芪、五味、熟地、紫菀、桑白皮。该方经多次动物实验与临床观察对缓解期肺肾阴虚患者有很好的疗效。

③宣肺祛痰：杏仁 10 克　桔梗 12 克　桑白皮 15克　炙马兜铃 10 克　川贝 10 克　竹沥半夏 12 克　生蛤壳30 克　浮海石 30 克　枇杷叶 12 克

温化蠲饮：紫菀 10 克　白前 10 克　炒白芥子 10克　炒苏子 12 克　姜半夏 10 克　杏仁 10 克　佛耳草 12克　制百部 12 克　钟乳石 12 克　款冬花 10 克等。

④活血化瘀：丹参 30 克　桃仁 10 克　川芎 12 克　红花 9 克　三棱 10 克　蓬术（莪术）12 克　赤芍 12 克　三七研粉，吞 3 克　降香 6 克；若有热蕴，加生军 6～9 克。

上述益气固卫、补肾纳气、宣肺祛痰、活血化瘀四法，前两法主要是扶正固本，增强机体抵抗力，后两者主要是改善心肺循环与通气功能。

对于肺心病之肺气壅阻、干咳喘逆患者，可参用麻杏石甘汤加桔梗、桑白皮、射干等宣肺祛痰。如热象明显，大量清热药仍需佐入。至于肺心病喘逆日久不愈，热象不明显者，应考虑在补益的基础上酌加潜降之品，如灵磁石、紫石英、牛膝、龟板、薄荷、沉香片等。

对部分高年且病久的肺心病者，一般统称为"老年痰饮病"，临床证候有面色㿠白，畏寒肢冷，背部怕冷，痰白润，舌质多偏淡、边或带紫，舌下瘀筋明显；脉象细等。病因病机属于"脾肾阳虚"。如为平时常见之证，治疗措施应着重温补脾肾、活血蠲饮为主。

常用方为：黄芪 18 克　党参 15 克　附片 6 克　桂枝 6 克　制巴戟 9 克　补骨脂 12 克　仙灵脾 15 克　仙茅 15 克　丹参 30 克　桃杏仁各 9 克　款冬花 9 克　炙紫

菀 9 克　炒白前 9 克　炒苏子 9 克　姜半夏 9 克　茯苓 30 克　炒白芥子 6 克　佛耳草 12 克

有恶心纳减或脘胀等，加川厚朴 12 克，枳壳 12 克，干姜 6 克或生姜 4～5 片。

治疗脾肾阳虚的成药如：①黑锡丹，适用于咳喘，真元亏损，上盛下虚。组成为：黑铅、硫黄、附子、玉桂、小茴香、沉香、阳起石、葫芦巴、破故纸、肉果霜、广木香、川楝子、香附。②半硫丸，适用于心阳衰（心肾阳衰）之喘证。组成为半夏、硫黄。③控涎丹，用于治痰涎壅盛、胸胁疼痛之"悬饮"（胸膜炎、胸腔积液）。组成为：制甘遂 3 克，制大戟 6 克，炒白芥子 9 克（汤剂、散剂均可用）。散剂用量一般为 3～4 克（吞）。根据方解，能直达水气所居之处，以攻决为用。

以上总结了杨氏在治疗肺心病临床辨治中的一些方法。急性发作期是以清为主，结合化痰，佐以活血，并注意患者禀赋体质，权衡虚实。既顾其本，又不碍邪，寓补于清之中。在缓解期中或以益气养阴，或以健脾补肾等扶正固本，同时，或佐以清热活血，或佐以活血蠲饮，始终抓住"血瘀"这个共性。注重活血行瘀，以达到改善心肺功能之目的。杨氏在肺心病的整个治疗过程中，常贯穿清热（或蠲饮）、活血、补虚三法，只是所处阶段不同，其侧重亦不同。

杨氏还十分重视肺心病的防治，鼓励病人煅炼身体，增强身体的卫外功能，减少发病机会，逐步使肺功能得到改善，以匡药力之不逮，并要求患者戒烟，减少因吸烟以及与环境污染、化学物质接触等有关的致病因素。倡导肺心病患者进行"冬病夏治"，注重缓解期的培本养正，以及入冬时节的"冬令调治"，坚持数年，不无益处。

附　外感咳嗽证治

杨氏认为外感咳嗽，中医称之为表邪外袭，肺气失于宣降。有外感"风热"与外感"风寒"之别。从临床所见，以外感"风热"者为多。

1. 风热咳嗽

古人有"温邪上受，首先犯肺"之说。虽然这是对温病而言，但亦适用于风热患者，由于肺上通咽喉，开窍于鼻，所以外感风热之邪，往往有身热咳嗽、咽燥、咽红、咽痛、咳吐黄粘之痰、鼻塞、流黄涕、口苦干，苔黄，脉象浮滑数等症。

治则为"清热、解表、宣肺、化痰"，注意要突出清与宣（清热、宣肺）。

主方：清热用连翘15克，银花30克，黄芩20～30克，野荞麦根30克，板蓝根12克（如胃不适，去之，改鱼腥草）；宣肺化痰用炒大力子12克，木蝴蝶9克（脱敏），杏仁10克，桔梗12克，前胡12克；疏表用蝉衣6克（脱敏），薄荷6克，苍耳子9克（脱敏），野菊花9克。

杨氏说，上方除具有清热、宣肺、化痰外，还有抗过敏作用。

在服外感中药时，要注意煎服的方法。应先将生药浸泡20分钟，再煎，滚后煎15分钟即可。并注意下药的先后。每日服一帖半。

目前这一类咳嗽，常有迁延1～2个月不愈的（但无发热），在诊断上认识尚不一致，有认为是炎症，或病毒，或过敏等。中医认为是"热甚蕴肺，肺失宣降"，是由于炎症延至呼吸道下端所致，所以立方时应加大清热药的量。方为：黄芩 30 克，七叶一枝花 30 克，山海螺 30 克，野荞麦根 30 克，桔梗 12 克，木蝴蝶 9 克，杏仁 10 克，制百部 15 克，竹沥半夏 12 克，前胡 12 克，蝉衣 9 克，甘草 5 克。如咳喘而有哮鸣音者，加麻黄 6 克，射干 6 克；痰壅加桑白皮 15 克，竹沥半夏 12 克。杨氏认为，这类咳嗽用川贝、竺黄、猴枣散等效果并不明显。

2. 风寒咳嗽

外感"风寒"的咳嗽，往往表现为咳嗽痰白而多稀薄（饮）。鼻流清涕，口淡，不欲饮，苔薄白，脉浮缓等，或有畏寒、肢冷等。

治疗应以疏散风寒，宣肺化痰立方。

主方：苏叶 6 克，苏梗 9 克（后下），荆芥 9 克，川桂枝 6 克，辛夷 9 克（后下），制百部 12 克，炒前胡 10 克，姜半夏 10 克，炒苏子 9 克，桔梗 12 克，杏仁 10 克，茯苓 12 克，生姜 4 片

如痰湿重，苔白，口淡，纳减，加川厚朴 10 克，制苍术 10 克；如有脘腹胀满，加枳壳 12 克；咳喘加麻黄 6 克，射干 6 克；如咳久不愈，加炙紫菀 9 克，炙款冬花 9 克，佛耳草 12 克，炒白前 12 克。

二、肺系病证案例

（一）感冒

1. 疏解清化法治疗感冒

苏某，女，67 岁。

主诉：恶寒发热伴浑身不舒 5 天。

病史：近 5 天来恶寒发热、浑身不舒，服治感冒的西药

后，仍感浑身不舒。

诊查：微热（体温37.5℃）而又形寒、口干，浑身不舒；苔黄根腻；脉弦滑。

辨证：外感风寒之邪，闭阻于表，卫阳被遏。

中医诊断：感冒。

西医诊断：流行性感冒。

治则：疏解清化。

处方：苏梗12克（后下）炒香豉9克，薄荷5克（后下），荆芥9克，大豆卷12克，刺蒺藜15克，生米仁30克，银花18克，佩兰12克，天花粉12克，川石斛30克，厚朴10克　4剂。

药后两日，热退，形寒亦除，腻苔转薄。

评析：风寒入侵，郁于肌表，卫阳被遏，表邪不解而又化热，症见有恶寒发热，浑身不舒，口干，苔腻，脉象弦滑等表现。杨氏予疏风解表、清热化湿使表邪透达、湿化热清、瘀趋向愈。

2. 清热祛风、利湿通络，佐生津液法治疗外感发热（风热夹湿）

赵某，男，77岁。

病史：因全身肌肉酸痛、头痛、发热2个月而入院。入院时检查；血白细胞12×10^9/L，血沉88毫米/小时，抗"O"、类风湿因子阴性，蛋白电泳示γ球蛋白29.5%，血清唾液酸1106.5毫克/升，谷丙转氨酶正常，碱性磷酸酶70单位，总蛋白66克/升，白蛋白36克/升，球蛋白30克/升。B超示：肝区弥漫性肝病，脾肿大。头颅多普勒示：脑动脉硬化、供血不足。CT示：脑沟增宽，提示脑干萎缩。入院诊断：发热待查。用中药苍术白虎汤后舌质转红，改用蒿芩清胆汤，体温依然不降。

患者以往有化脓性中耳炎病史，入院后五官科检查无异常。脑脊液检查阴性。

诊查：体温 39.1℃，头痛，有颈项拘急，动则浑身肌肉酸痛，纳便尚可；舌质红而燥；脉弦数。

辨证：外感风热夹湿，风热上扰则头痛频作。风湿侵犯肌表，而见一身楚痛。

中医诊断：外感发热（风热夹湿）。

西医诊断，发热待查：①上感；②除外其他。

治则：清热疏风、祛湿通络，佐以生津。

处方：银花 30 克　炒黄芩 15 克　秦艽 9 克 （青蒿 15 克　防己 12 克　生米仁 30 克　炒桑枝 30 克　葛根 30 克　制白僵蚕 12 克　淡竹叶 9 克　鲜石斛 30 克　鲜芦根 30 克　麦冬 18 克　5 剂。

二诊：午后发热（体温 37.8℃），头痛、颈项拘急感均有改善，舌质淡，苔黄腻。上方去防己、桑枝，加羌活 9 克，炒楂曲各 12 克，淡竹叶改为 15 克。7 剂

三诊：体温下降至正常，肩颈拘急，浑身疼痛均好转，尚感乏力。上方续进 5 剂。

评析：本例发热、头痛、浑身肌肉酸痛，苔腻。前辨证为湿热痹，用苍术白虎乏效，而见舌质红燥。杨氏考虑患者似属阴虚夹湿体质，故认为投药过燥易伤津，过凉易碍湿，遂改以清热疏风、祛湿通络，酌佐生津之剂。因药恰病机，服后诸恙逐减，调理而愈。

3.清宣宁神治疗感冒（体虚轻感）

冯某，女，63 岁。

病史：患者平时容易感冒，晨起常感咽干有痰，胃纳尚

可，食量不多，睡眠欠佳，每日要服安眠药。有腰椎骨质增生，时常腰酸。

诊查：咽干痰多，易于感冒，痰色时黄时白，寐少，腰腿酸痛；苔微黄；脉细。

辨证：素体阴虚，肺之气阴不足，皮毛不固，易受外邪侵袭，心阴不足则寐少口干，老年肾亏而见腰酸腿痛。近来痰多、苔黄，乃感邪肺气失宣之象。

中医诊断：①感冒（体虚轻感）；②虚劳（心肺阴虚，肾脏亦亏）。

西医诊断：①上感；②腰椎骨质增生。

治则：先拟清宣宁神。

处方：桔梗6克　杏仁9克　炒橘红6克　竹沥半夏9克　川贝母9克　麦冬15克　枣仁12克　川石斛30克　丹参15克　西青果6克　炒杜仲15克　10剂。

每剂药第一煎加水2碗，煎成半碗；第二煎加水一碗半，煎成半碗。服法：饭后2小时服，上下午各一汁。

评析：本例冯女士从香港来上海转经杭州，身体不适，邀杨氏调治，因即日返港，携方带回。杨氏用药处方，十分注重病情轻重缓急、形体肥瘦，以调节性味、剂量，从而强调用药应适度。

（二）咳嗽

1.清宣化痰治疗咳嗽（上呼吸道感染）

邱某，男，71岁。初诊：1992年3月23日。

主诉：咳嗽，咽痛1个月。

病史：患者感冒已三旬，有恶寒发热、咽痛咳嗽，用感冒药及抗生素后热退、咳减，10天前因后半夜受凉又感咳嗽咽痛，咳较甚，续服康泰克及头孢菌素，痰由黄转白，咽痛尚存。请杨氏诊治。

诊查：外感热已退，复感咽痛，咳嗽痰白黏；舌质红，苔黄；脉滑。

辨证：外感风热之邪，邪袭肺卫，痰热阻窒，用西药抗菌消炎，痰热稍挫。然痰湿蕴滞，复而化热生痰。

中医诊断：咳嗽（痰热壅肺）。

西医诊断：上呼吸道感染。

治则：清宣化痰。

处方：鱼腥草30克　炒黄芩12克　野荞麦根30克　杏仁9克　浙贝母15克　桔梗9克　前胡9克　竹沥半夏12克　苏梗12克　炒大力子9克　炒陈皮9克　川厚朴9克　5剂。

药后咽痛除，痰少咳止。

评析：此例1个月中两次感冒，前症未罢，后症复起。咳嗽一症，临床上常见用多种抗生素未能完全控制，而服中药却有效。其因在于中医注重全身辨证，一以清宣，一以化痰湿，使气机宣畅，表邪透达，掌握湿去热孤而热清咳止之机理，乃中医治病所体现的又一特色。

2. 清热宣肺，降气化痰治疗咳嗽（支气管炎）

铁某，男，76岁。初诊：1992年3月9日。

主诉：咳嗽、音嘶3天。

病史：近3天来感咽干、音嘶，咳嗽较甚，且有哮鸣音。由医务人员陪同请杨氏诊治。

诊查：形体略胖，咽干，音色不扬，咳嗽有痰，痰色白黏，不易咯出，喉间吱吱有声，纳可，大便偏烂；舌质红，苔薄白；脉偏数。两肺偶闻哮鸣音。

辨证：脾虚之体，外感风热之邪，热邪伤津耗阴，客于咽喉而咽干、声嘶，邪循经入肺，肺失宣降，故痰鸣有声。

中医诊断：咳嗽（风热犯肺）。

西医诊断：支气管炎。

治则：清宣利咽，降气化痰佐以健脾。

处方：野荞麦根30克　南北沙参各15克　麦冬12克　浙贝母15克　杏仁9克　桔梗12克　甘草4克　前胡10克　炒枇杷叶9克　清炙紫苑9克　蝉衣6克　炒扁豆衣12克　炒米仁30克　6剂。

二诊：咳减，咽干好转，声音扬；舌质红，苔少；脉细弦。

处方：野荞麦根30克　南北沙参各30克　麦冬12克　浙贝母15克　杏仁9克　桔梗12　甘草4克　炙枇杷叶12克　胖大海6克　蝉衣6克　辛夷6克　炒米仁30克　红枣12克　6剂。

药后诸证瘥，停药。

评析：本例气阴虚夹风热外感，肺失宣降，在健脾气、养肺阴的基础上清热疏表、宣降肺气，两诊而愈。

杨氏治咳师经方而不泥古，临床上善以中医理论与临床经验互相结合，集思广益，迅速控制病邪，勿使邪传。

3.清热宣肺、疏风刮咽治疗咳嗽（上呼吸道感染）

年某，女，14岁。初诊：1991年9月27日。

主诉：咳嗽1周。

病史：患者幼时经常感冒、咳嗽，对多种抗生素过敏，每请杨氏处方，服药后即愈。1周前又感咽痒、咳嗽而请杨氏治疗。

诊查：咳嗽，痰难咳出，痰色白黏，咽痒，夜间偶见喉中痰声辘辘；舌质红，苔薄白；脉细弦。

辨证：外感风热之邪，风热犯肺，肺气不宣。咽为肺之门户，首先受之。外邪循经入里，痰热蕴之于肺。

中医诊断：咳嗽（风热犯肺）。

西医诊断：上呼吸道感染。

治则：清热宣肺，疏风利咽。

处方：银花18克　炒黄芩12克　野荞麦根30克　杏仁9克　前胡9克　桔梗9克　生甘草6克　蝉衣6克　桑白皮9克　炒大力子9克　浙贝母15克　马兜铃9克
5剂。

药后，痰松、咳止、咽痒除。

评析：此例因对多种抗生素过敏，咳嗽始起即服中药。杨氏予清热宣肺，疏风利咽之剂，5剂而愈。对过敏体质者，杨氏常选蝉衣、荆芥、防风、浮萍之属。此例系外感风热之邪，故选蝉衣疏风热，利咽喉。

4.养阴清肺，化痰止咳，活血行瘀治疗咳嗽（慢性支气管炎发作期）

陈某，男，66岁。会诊时间：1991年9月30日。

主诉：反复咳嗽、咯痰7年，又发半个月。

病史：患慢性支气管炎已七载，近三四年来先后3次出现自发性气胸，半月前咳嗽又作，于9月7日入院。入院时咳嗽有痰，痰量不多，舌红苔黄腻，曾予清热化痰法。服药后舌质迅转红绛，苔光剥，继又用养阴清热药及西洋参等，舌红绛有好转，但痰仍难以咯出。请杨氏诊治。

诊查：咳嗽，痰难咯出，稍动气急，面色潮红，寐差，乏力，口干不欲饮；舌质红，苔薄白；脉弦。

辨证：肺阴亏耗，肺气上逆；肺气不足，咳而气短。

中医诊断：咳嗽。

西医诊断：慢性支气管炎急性发作期。

治则：先拟养阴清肺、化痰止咳，兼以活血行瘀。

处方：南北沙参各30克　野荞麦根30克　银花30克　鱼腥草30克　天麦冬各15克　杏仁9克　桔梗9克　桑白皮12克　竹沥半夏9克　炒枇杷叶12克　丹参24克　赤芍12克　鲜芦根30克　炒楂曲各12克　7剂。

药后咳减、痰松、口不干，气急改善，舌苔复常。继以益气养阴、清热润肺，佐活血之剂，调理1周出院。

评析：本例初以清热化痰，继以养阴清热。治疗法则正确，然老年人素体阴虚者用苦寒燥湿药不宜太过，用养阴滋补药又不能太腻，防恋邪碍胃。老年久病者多有瘀滞，加活血行瘀药，往往有事半功倍之效。

5. 清宣润肺，养阴和胃治疗咳嗽（支气管炎）

袁某，女，57岁。初诊：1992年4月21日。

主诉：咳嗽3月余，伴胸闷纳少1月余。

病史：患者1月8日起咳嗽，服头孢菌素后纳呆、心悸。痰培养：肺炎杆菌。支气管镜示：双侧气管充血。服氧氟沙星、复方磺胺甲噁唑（SMZco）、螺旋霉素（青霉素过敏）等抗菌药后，咳嗽未已、胸闷、气憋、口干、纳呆。

以往胃脘部经常疼痛，曾做胃镜，拟诊为萎缩性胃炎。目前服得乐冲剂，大便偏黑。

诊查：咳嗽3月余，胸闷出冷汗，气憋口干，胃纳减少，时心悸，胃脘部隐痛，体温37.2℃。舌质偏红，苔光剥；脉细。心电图正常。

辨证：感冒后外邪未尽，肺阴已虚，津液亏少，气血瘀滞，脉失濡养而痛。

中医诊断：①咳嗽（风热犯肺，肺阴不足）；②胸脘痛（阴虚内热）。

西医诊断：①支气管炎；②慢性萎缩性胃炎。

治则：清宣润肺、养阴和胃，以调气血。

处方：桔梗12克　甘草3克　杏仁9克　炒枳壳12克　广郁金12克　野荞麦根30克　炒白芍12克　麦冬15克　南北沙参各18克　炒枣仁12克　鲜石斛30克　鲜芦根30克　制延胡索30克　炒谷芽30克　炒枇杷叶12克　5剂。停抗菌药物。

药后咳嗽减轻，胸脘闷痛好转，胃纳亦增。

评析：杨氏认为该例支气管炎病人，原患有萎缩性胃炎，此次咳嗽时间较长，用多种抗菌药物未已，反有胸闷、纳呆、舌苔光剥，乃邪未尽而正气受伐。辨证为肺胃之阴虚损，正气不复，余邪难尽，故以清宣与养肺胃之阴同治，正胜邪却，肺胃得以濡养，气血调畅，余热难以逗留，症状均有好转。上方为热病之后，肺胃之津受劫烁、正虚邪却、余邪未尽所需调摄机体阴阳平衡的一张良方。

6.清热宣肺渗利治疗咳嗽（支气管炎）

马某，女，48岁。初诊：1992年5月5日。

主诉：咳嗽半月，伴腰酸带下10天。

病史：患者近半月咳嗽有痰，继之腰酸带下，曾服清热化痰药及抗生素，症状依然，且见纳差。请杨氏诊治。

诊查：咳嗽有痰，痰色略黄，质黏；腰膂酸楚，带下色黄，量多，胃纳不展；舌苔黄；脉细弦；月经应至未至，两侧少腹胀痛。

辨证：风热犯肺，肺气不宣，邪袭肌表，浑身酸楚；热入下焦，与湿相合，湿热内蕴冲任，经带失常。

中医诊断：①咳嗽（风热犯肺）；②带下（湿热内蕴，冲任失调）。

西医诊断：①支气管炎；②附件炎。

治则：清热宣肺渗利并施。

处方：蛇舌草30克　银花15克　桔梗9克　浙贝母15克　川厚朴9克　苏梗12克　丹参30克　川萆薢15克　椿根皮12克　白鸡冠花30克　甘草5克　7剂。

二诊：咳止，白带已少，月经亦已行至，量多，两侧少腹痛减，小腹正中仍有胀痛，腰膂酸楚，苔黄，脉细。予调经清带并施。

处方：炒当归12克　炒白芍12克　丹参24克　白鸡冠花30克　椿根皮15克　益母草18克　蛇舌草30克　川厚朴12克　路路通9克　川萆薢15克　7剂。

评析：本例初起表现为咳嗽痰多，继而出现带多腰酸腹痛，月经不调，是外邪侵袭，湿热下注，冲任失调之证。予清肺热、渗脾湿、调冲任，在整体调整基础上侧重局部归经用药。理法方药与病机相合，改善与控制症状效果亦捷。

（三）喘证

1.宣畅肺气，祛痰平喘治疗喘证（支气管哮喘）

戴某，女，45岁。初诊：1991年9月27日。

主诉：反复咳喘4年，又发3天。

病史：患者自1987年起感冒后患支气管哮喘，反复发作，3天前又咳嗽、气喘，痰难咳出。以往每次发作，服杨氏处方的中药后能缓解，今复请杨氏赐方。

诊查：咳嗽，气急，痰不易出，喉间有痰鸣声；苔白腻，舌质红；脉弦滑。

辨证：痰浊壅肺，气道阻塞，肺气失于宣降。

中医诊断：喘证。

西医诊断：支气管哮喘。

治则：清化痰浊，宣肺降逆。

处方：野荞麦根30克　炒黄芩15克　炒莱菔子9克　桔梗12克　甘草6克　炒苏子9克　杏仁9克　川朴12克　姜半夏9克　炒桑白皮9克　炒陈皮9克　苍耳子9克　清炙紫菀9克　7剂。

二诊：10月4日。药后痰得咳出，气急渐平；每至子夜，仍有咳嗽、气急；苔薄黄，脉滑。前意出入。上方去甘草、莱菔子、黄芩，加清炙地龙12克，款冬9克　5剂。

续前5剂后，痰少、咯吐已松，气急已平，子夜咳喘亦得控制。

评析：此例属喘证之痰浊阻肺，首当祛除痰浊，宣畅肺气。但痰浊蕴久则易化热，故在祛痰化浊平喘之中亦重清热之味。

2.清热祛痰，平喘降逆治疗喘证（喘息性支气管炎）

赵某，男，75岁。会诊时间：1992年6月11日。

主诉：反复气急胸闷30余年，再发半个月。

病史：于1992年6月9日入院，拟诊哮喘性支气管炎、肺气肿。平时间歇选用头孢氨苄、头孢拉定和博利康尼、喘乐宁，症状能得缓解。今年1月起用上述药物后气急、胸闷如故，后加用强的松亦乏效。近半月来，上述症状加重，并咳嗽，痰难咯出，难以平卧，两下肢浮肿，来住院治疗。病房即予吸氧，并用西力欣、心痛定、喘定、地塞米松、喘乐宁、博利康尼片及棕色合剂等药，仍气急不能平卧。请杨氏予中药结合治疗。

原有高血压史 20 余年，常服心痛定，1 日 2 次，每次 1 片，血压尚稳定，无明显心绞痛病史。

诊查：咳嗽，气喘，不能平卧，痰量不多、色白、质黏，胸闷，两下肢浮肿；舌质红，苔薄黄略腻；脉滑。血白细胞 5.6×10^9/L，中性 0.73，淋巴 0.27，血红蛋白 127 克/升，血小板 81×10^9/升，血沉每小时 22 毫米。肝肾功能正常。血糖 5.9 毫摩尔/升（105mg%）。心电图示：传导阻滞。

辨证：老年病久体虚，又复夹感，痰热阻肺，水湿内聚。

中医诊断：喘证（痰浊阻肺）。

西医诊断：喘息性支气管炎。

治则：先拟清热祛痰，平喘降逆。

处方：炒黄芩 24 克　鱼腥草 30 克　野荞麦根 30 克　杏仁 12 克　竹沥半夏 12 克　桔梗 12 克　桑白皮 12 克　炒苏子 9 克　清炙地龙 12 克　炒葶苈子 12 克　浮海石 15 克 5 剂。

二诊：1992 年 6 月 19 日。服上药气急胸闷较前改善。上方去浮海石，加川厚朴 9 克，鲜芦根 30 克。7 剂。

三诊：1992 年 6 月 25 日。气急、胸闷改善，西药抗生素已停，大便欠畅，舌苔黄腻而糙，脉弦。上方去桔梗、地龙，加炒莱菔子 15 克，全栝楼 12 克，炒陈皮 9 克。7 剂。

四诊：1992 年 7 月 2 日。已能来回走动，气急胸闷均改善，大便畅通，下肢肿退。仍守原意，前方去陈皮，继进 7 剂。

五诊：1992 年 7 月 9 日。病情稳定，舌苔略黄腻，脉弦。前意继进巩固。

处方：野荞麦根 30 克　炒黄芩 15 克　桑白皮 12 克　炒莱菔子 15 克　全栝楼 12 克　桔梗 9 克　杏仁 9 克　竹沥半夏 12 克　川厚朴 12 克　炒新会皮 9 克　炒枳壳 9 克　7 剂。

评析：患者系肺肾两虚之体，但外感邪热未清，痰阻于肺，肺失宣降，故先从清热宣肺、化痰降逆着手，容再议补益。

3. 益气补肺，清宣降逆治疗喘证（喘息性支气管炎）

孔某，女，49 岁。门诊：1992 年 5 月 4 日。

主诉：咳嗽、咯痰，伴动则气急 8 年。

病史：患者有哮喘史，反复咳嗽咯痰、鼻塞多涕。近 8 年来，动则气急，所患日趋严重。平时易于感冒。历投疏风清热、宣肺降逆与益气固卫之剂，表里兼顾，咳喘显减，痰亦少，近日寐况稍差，复请杨氏继续诊治。

诊查：咳嗽咯痰，痰多白粘，动则气急，鼻塞多涕，体虚易感，治后痰少咳轻，寐尚欠佳；苔薄黄；脉细弦。

辨证：久咳正虚，卫表不固，痰热内蕴，肺失肃降。

中医诊断：喘证（肺虚）。

西医诊断：喘息性支气管炎。

治则：益气补肺、清宣降逆，兼以宁神。

处方：生黄芪 15 克　党参 15 克　防风 6 克　炒丹参 30 克　清炙地龙 12 克　桑白皮 12 克　杏仁 9 克　桔梗 12 克　银花 30 克　炒黄芩 30 克　苍耳子 9 克　蝉衣 9 克　制远志 6 克　炒枣仁 12 克　炒苏子 12 克　川厚朴 12 克　7 剂。

评析：本例为喘息性支气管炎、阻塞性肺气肿，经杨氏精心调治，诸证改善。杨氏认为，在缓解期，要重视益气固

卫，但不能忽视清化痰热，酌佐疏风通络之蝉衣、地龙等，对解痉脱敏，颇属有益

（四）肺胀

清宣化痰、活血行瘀治疗肺胀（慢性支气管炎伴左下肺炎、肺源性心脏病）

王某，女，58 岁。初诊：1985 年 1 月 17 日。

主诉：反复咳嗽、咯痰 20 余年，此次发作 2 个月。

病史：患者 20 多年来，每于入冬或气候变化时易咳嗽、咯痰。近 2 个月咳嗽明显，曾投麻杏石甘汤、苏子降气汤等乏效，而转请杨氏诊治。

诊查：咳嗽气急，痰多白韧，咳剧则左侧胸痛，形寒自汗，不思纳食，口干不欲饮，下肢浮肿；舌质边紫、苔黄燥，舌下瘀筋显露；脉细弦而数。X 线示：慢性支气管炎、肺气肿伴左下肺感染。心电图示：低电压，电轴顺钟向转位，肺型 P 波。

辨证：痰热互蕴，夹有瘀滞。

中医诊断：肺胀。

西医诊断：①慢性支气管炎急性发作，左下肺炎；②阻塞性肺气肿；③肺源性心脏病。

治则：先拟清宣化痰，佐以活血行瘀。

处方：鱼腥草 30 克　野荞麦根 30 克　银花 30 克　丹参 30 克　车前草 30 克　竹沥半夏 12 克　炙桑白皮 12 克　桔梗 12 克　炒枇杷叶 12 克　桃仁 9 克　杏仁 9 克　炒陈皮 9 克　鲜芦根 30 克　5 剂，分 3 日服完。

二诊：咳减，气急稍平，痰尚黏，纳食略增；苔黄根腻。余证同前。原方去陈皮、枇杷叶，加茯苓 30 克。7 剂

后咳显减，痰亦少，气急趋平，纳尚可，舌质偏红而干，脉细数。再拟益气养阴，佐以清宣行瘀，继进下方。

处方：党参15克　麦冬15克　北沙参30克　丹参30克　鱼腥草30克　野荞麦根30克　炒当归12克　炒枇杷叶12克　桃仁9克　杏仁9克　清炙款冬花9克　14剂。

三诊：咳痰已少，气急逐平，下肢肿退，唯形寒自汗仍有，舌下瘀筋有改善；苔薄黄；脉细而无力。痰热渐趋清化，气虚卫阳失固。再予益气固卫，活血宣降。

处方：生黄芪15克　防风6克　党参12克　制川厚朴12克　桔梗12克　炒白术9克　当归9克　桃仁9克　杏仁9克　炙紫菀9克　炙款冬花9克　炒枳壳9克　丹参30克

评析：本例为慢性支气管炎、肺气肿、肺心病伴感染。属痰热蕴肺，肺失肃降，本虚标实，标急于本之证。先用大剂清热化痰之品以泄肺热，促使气道畅通，并酌佐活血行瘀，改善心肺功能，待邪热得解，痰浊趋化，继投益气补肾、活血宣肺，以固本善后。

附痰热咳嗽的验方——复方鲜竹沥液

复方鲜竹沥液是杨氏长期治疗急慢性支气管炎、肺热痰稠者临床应用的经验方，系由鲜淡竹沥、桔梗、枇杷叶、鱼腥草、生姜等组成，并经科学方法精制而成。

该方于1985年经浙江省中医院、杭州市中医院、杭州市第一人民医院中医科3家单位的临床验证，总有效率达75%以上，尤其是使用其他中、西药治疗无效的患者改服本品后，有效率占总数的77.2%。

复方鲜竹沥液于1994年7月被列为国家中药保护品种。本品属国内首创。

心系病证

一、冠心病虚实合参治疗经验

冠心病是临床最常见的疾病之一,《内经》中"心病者,胸中痛,胁支满,胁下痛,膺背肩胛间痛,两臂内痛。"即说明了心绞痛的部位;"真心痛,手足青至节,心痛甚,旦发夕死,夕发旦死。"叙述了冠心病心肌梗死时循环障碍及预后的严重性。故而历代医家将冠心病归属于"心痛""胸痹""心痹"范畴。

病因病机

杨氏认为,从整体看,冠心病最基本的病机是正虚邪实,即发生在体虚基础上的虚中夹实之证。与年龄、病程均有一定关系。初起以偏实为多,久病以偏虚常见。虚为心、肺、肝、脾、肾及气血阴阳亏虚,功能失调;实为寒凝、气滞、血瘀、痰阻、湿遏,每因气候骤冷,或潮湿闷热,或因饮食情绪等因素而诱发。其病因虽不同,但疾病之发展趋势"气滞血瘀"则是共同的,并可导致脏腑气血失调、阴阳盛衰偏颇,而表现为各种不同的病理变化。如因表邪引起的急证、实证;由于内伤、病久引起的虚证,阳虚则阴盛表现为虚寒证,阴虚则阳亢表现为虚热证。

辨证要点

冠心病心绞痛多突然发生,忽作忽止,迁延反复,日久之后,正气益虚。若失治或治疗不当,或不善调摄,每致病情加重,甚至受某种因素刺激而猝然发生真心痛,严重者可危及生命。故辨证时,应注意虚实,分清标本,注意缓急。

其临床主要特征是膻中部位及左胸憋闷疼痛。轻者可无明显心痛，仅有胸闷如窒、心悸、怔忡，重者则见疼痛剧烈、胸痛彻背、背痛彻心、持续不解等证。疼痛不典型者，可见上腹、胁下、背部疼痛，应特别予以重视。

辨证施治

1. 气滞心胸

证候：心痛隐隐、痛无定处，胸闷，时欲太息，常遇情志因素而引发，或兼脘腹胀满，得嗳气、矢气而舒；苔薄或薄腻；脉细弦。

治则及方药：理气、宽胸、通阳。张景岳有"血行由气，气行则血行，故凡欲活血，则或攻或补皆当以调气为先。"《金匮·胸痹心痛短气病脉证治》篇以胸痹乃阳气不足，痰阻气滞，按温中通阳、行气豁痰立方。其中治疗上焦阳微、寒浊上逆的栝楼薤白白酒汤，治气机失调之枳实薤白桂枝汤，均着重于理气、宽胸、通阳。理气通阳法又与治瘀相关联，如仲景治瘀十八法中，用桂枝者达 10 方，桂枝辛温入血，不仅善行血中寒滞，亦能取其辛散温通。故杨氏用药强调活血药与通阳药合用，每每取得相得益彰的效果。常用理气药：白檀香、降香、沉香、辛夷、神香苏合丸；宽胸药如：郁金、枳壳、全栝楼、薤白、苏梗；通阳药：桂心、桂枝、干姜、吴茱萸、细辛、附片等。

2. 瘀血痹阻

证候：胸痛如刺，或绞痛阵作，痛有定处，伴有胸闷、口唇爪甲紫钳、皮肤黯滞；舌黯有瘀点；脉涩或结代。

治则及方药：活血行瘀。前人在此方面有较多实践经验，如《本草经》中提到川芎有治疗心腹坚痛的作用；南朝《名医别录》提及丹参能去心腹疾。目前实验研究报道，活血化瘀药有扩张血管、溶解血栓、改善冠脉循环、使心肌氧的供求达到平衡等方面的作用。杨氏常用的活血化瘀药有：当归、赤芍、丹参、苏木、参三七、川芎、桃仁、红花、毛冬青、蒲黄、五灵脂、延胡索、三棱、莪术等。

3. 虚证

证候：心气不足者，可见心痛隐隐，憋闷不舒、不能平卧，且因劳累、运动或情志变化而加重，心悸，神倦乏力；舌淡苔薄；脉细。心阴不足者，可见心烦、寐少，或有烘热、口干；舌质偏红；脉弦细而数。心阳不足者，兼见面色㿠白、肢冷发麻、神倦怯寒、气短自汗等。

治则及方药：扶正顾本。根据冠心病的临床表现，如阳虚症状为主者，予参附汤，或四逆汤加桂枝、吴茱萸、细辛、黄芪、川芎；阴虚症状明显者，予生脉饮、玄参、黄精、生地、首乌、丹参等；对阴阳两虚者，可用参附汤合生脉饮、桂枝、甘草、玄参、黄精、生地、黄芪、丹参、川芎等。

临床加减：冠心病伴高血压者，以阴虚阳亢为多见，常以养阴息风、活血通络为主。药用：首乌、生地、玄参、槐米、白菊花、决明子、钩藤、生石决明、夏枯草、丹参、川芎、赤芍、丹皮、炙地龙、炒牛膝、毛冬青、杜仲。

冠心病见有早搏、脉结代，偏阳虚者，予人参、附片、桂枝、甘草、芍药、石菖蒲、红花、丹参、川芎、苦参、郁金、益智仁；胸闷者给予栝楼、薤白；脉急促、偏心阴虚者，予太子参、麦冬、五味子、炙甘草、制黄精、苦参、川芎、龙齿、炒枣仁、制远志、郁金等。

二、心系病证案例

（一）心悸

1. 清热解毒、养阴活血治疗心悸（病毒性心肌炎）

戴某，女，32岁。初诊：1991年9月6日。

主诉：反复咽痛4年，又发10余天，伴心悸、胸闷、乏力、纳食显减已1周。

病史：患者近三四年来经常感冒，反复咽痛。10余天前因工作疲劳乏力，咽喉疼痛再发。近1周又出现心悸、胸闷。曾作心电图检查示：窦性心律，ST–T改变。经用洁霉素、丹参注射液、能量静滴等治疗，症状未控制。请杨氏诊治。

诊查：心率每分钟91次，律齐，咽红；苔黄；脉细。

辨证：气阴不足，复感风热外邪，肺先受之，邪郁不解，内扰心神致心悸不安。

中医诊断：心悸（邪热犯心）。

西医诊断：病毒性心肌炎。

治则：先拟清热利咽，养阴活血。

处方：野荞麦根30克　银花30克　板蓝根12克　炒大力子9克　羌活9克　苏梗9克（后下）　桔梗9克　生甘草4克　炒枳壳12克　麦冬15克　玄参12克　丹参30克　炒陈皮9克　5剂。

二诊：9月27日。服药后咽痛已轻，仍有心悸、胸闷、有时面红、浑身乏力、寐况不佳；苔薄白；脉细。继以益气养阴，潜降宁神。

处方：党参12克　麦冬15克　五味子6克　丹参

30 克　野荞麦根 30 克　枣仁 12 克　郁金 12 克　牡蛎 30 克　石菖蒲 6 克　夜交藤 30 克　炒白芍 9 克　合欢皮 12 克　青龙齿 15 克　炒陈皮 9 克　7 剂。

三诊：10 月 4 日。服药期间又夹外感，浑身酸楚；舌红，苔薄白；脉濡。易以清热疏表。

处方：苏梗 12 克　银花 18 克　白蒺藜 15 克　板蓝根 15 克　野荞麦根 30 克　淡豆豉 9 克　炒大力于 12 克　生米仁 30 克　佩兰 12 克　炒桑枝 30 克　炒陈皮 9 克　3 剂。

四诊：10 月 8 日。药后表解，咽不痛，时心悸，寐欠佳。继益气阴、宁心镇潜续之。

处方：党参 12 克　麦冬 15 克　京五味子 6 克　合欢皮 15 克　郁金 12 克　丹参 30 克　枣仁 12 克　夜交藤 30 克　牡蛎 30 克　青龙齿 15 克　野荞麦根 30 克　楂肉 12 克　炒新会皮 9 克　7 剂 +7 剂。

药后心悸、胸闷、寐况、纳食均改善；心电图复查已正常。

评析：病毒性心肌炎多数系反复感受外邪，扰及心神所致，予清热祛风，结合养阴活血。乃标本并施之法。

2.益气养阳、活血宁神治疗心悸（冠心病、心房纤颤）

吴某，男，57 岁。初诊：1991 年 10 月 7 日。

主诉：反复胸闷气憋 1 年，频繁发作 2 个月。

病史：患者 1986 年曾发现房颤，当时无明显症状，自行好转，亦未再发。至 1 年前因疲劳感胸闷、气憋。心电图示：房颤。用地高辛后转窦性心律。此后反复发作，均用洋地黄类药物控制。近 2 个月房颤发作频繁，未得控制，请杨氏诊治。

诊查：心悸、胸闷、气憋不舒，寐况欠佳；舌质淡红，苔薄白；脉结、促交替。

辨证：心阴心阳两能，气血运行失畅。

中医诊断：心悸（阴阳两虚）。

西医诊断：冠心病，心律失常，心房纤颤。

治则：益气养阴，活血通阳。

处方：太子参30克　黄芪30克　清炙甘草6克　麦冬15克　丹参30克　川桂枝6克　五味子6克　益智仁9克　青陈皮各9克　5剂。

二诊：10月12日。胸闷、气憋好转，房颤未控制；舌淡苔白；脉结代。益气通阳、活血宁神继之。

处方：太子参30克　黄芪30克　炙甘草6克　淡附片6克　川桂枝6克　丹参30克　麦冬15克　五味子6克　川芎12克　青陈皮各9克　制黄精18克　石菖蒲9克　泽泻30克　5剂。

嘱自服别直参6克，另炖服。

三诊：10月17日。房颤控制，尚有早搏（房性），上方淡附片、桂枝均改为9克，续进7剂。

四诊：11月12日。服前药20剂，期间未服地高辛，西药均停服，房颤未发作，偶有早搏，无胸闷不适；苔白，脉结。再拟活血益气通阳治之。

处方：党参18克　淡附片9克　生白芍15克　丹参30克　川芎12克　清炙甘草6克　郁金12克　黄芪18克　青陈皮各9克　制远志6克　苦参12克　7剂。

五诊：11月30日。症状均好转，早搏偶有，病情稳定；苔薄白；脉细弦。原意续进。

处方：太子参30克　黄芪30克　丹参30克　麦冬15克　五味子6克　淡附片6克　桂枝6克　清炙甘草

6 克　川芎 12 克　煨益智仁 9 克　厚朴 12 克　制远志 6 克　郁金 12 克　炒陈皮 9 克　7 剂。

上药停服 10 余天，曾出现一次房颤，但持续时间短，继用前方，去厚朴、益智仁、郁金、太子参，加红花 9 克，黄精 30 克，杜仲 18 克，葛根 15 克，党参 18 克，续服半月。后未再发作。

评析：冠心病房颤多为本虚基础上夹有气滞、血行不畅之证，该患者心气不足、阴阳俱虚，乃致气滞、血行不畅而发为房颤、早搏。用益气养阴、活血通阳法标本兼顾，并以别直参大补元气，使气盛血行，已频繁发作 2 月之房颤得以控制。

3. 益气养阴、宽胸活血治疗心悸（冠心病、心房纤颤）

徐某，女，75 岁。初诊：1987 年 11 月 13 日。

主诉：反复心悸、胸闷 5 年，又发 5 天。

病史：患者有冠心病房颤史 5～6 年，时常有心悸、胸闷及心前区隐痛。多次心电图检查示：心房纤颤。因心率偏慢，未服抗心律失常药，请杨氏诊治。

诊查：时有心悸、胸闷、心前区隐痛、头晕、烦热、肢麻及口苦燥；舌质淡，苔薄白；脉细弦而结代。

辨证：气阴不足，心火偏旺，心气虚弱，营血运行不畅。

中医诊断：心悸（气阴不足）。

西医诊断：冠心病，心房纤颤。

治则：益气养阴，宽胸活血治之。

处方：太子参 30 克　麦冬 18 克　五味子 6 克　川芎 12 克　川连 4 克　栝楼皮 9 克　枳壳 12 克　石菖蒲 6 克　丹参 30 克　苏梗 12 克　郁金 12 克　黄芪 15 克　炒当归 12

克 炒楂曲各 12 克 7 剂。

上方服后房颤转为窦性心律，后每逢房颤发作，服上方均能控制，共已进百余剂。

二诊：1991 年 12 月 5 日。停服上药数月后房颤又发，经外院治疗，自诉仍有不适感。出院后继来本院服中药，适逢杨氏咨询门诊，继用上方 7 剂。

评析：患者系高龄冠心病房颤，心之气阴不足，气血营运不畅，用益气养阴、宽胸活血法后能转率，屡试屡验，今复以原方，乃效不更方。症征相同，勿需更换。

4.益气养阴、活血安神治疗心悸（冠心病、心律失常）

葛某，男，60 岁。出诊时间：1993 年 5 月 3 日。

病史：近些年来，遇工作繁忙、紧张时有房性早搏，心率最慢时为 48 次/分，活动后 52 次/分，但自觉症状不明显，无心悸、胸闷。最近 2 月来，心脏检查有阵发性房扑、房颤、短串房速，偶见多源性室早。自觉有心悸、寐况不佳、肠胃功能差。请杨氏予以调治。

以往有高血压病史。

诊查：心悸、寐劣、纳呆，时头晕；面色略黯，舌质红，苔黄；脉缓而结。

辨证：心气不足，血流缓滞，心失所养而神不潜藏。肝失条达，肝病及脾，又致脾失健运，心脾两虚。

中医诊断：①心悸（气阴不足，心神不宁）；②眩晕（肝郁气滞，肝火偏亢）；③少寐（肝脾不和，心脾两虚）。

西医诊断：①冠心病，心律失常；②原发性高血压。

治则：益气养阴，镇惊安神，活血行气。

处方：太子参 30 克 麦冬 15 克 五味子 6 克 炒当归 9 克 龙齿 30 克（先煎） 炒枣仁 12 克 制远志 6 克 丹

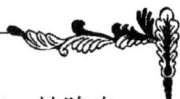

参 30 克　郁金 12 克　炒白芍 12 克　川厚朴 12 克　炒陈皮 9 克　石菖蒲 9 克　7 剂。

嘱备新开河参每日 9 克，切片炖服。

评析：本例有冠心病、高血压病史，遇劳累、工作紧张后发作。心脾两虚、肝脾不和。先予益气阴、宁心神、调气血，以和肝脾、安神志，达到气顺血脉和之目的。

5. 益气活血、息风宁神、行气开郁治疗心悸（冠心病）

窦某，女，55 岁。初诊：1992 年 12 月 1 日。

主诉：反复头晕头昏、心悸 3 年，伴手抖、抽搐 1 周。

病史：患者 3 年来时有头晕头昏、心悸，血压最高达 23.9／13.3 千帕（180／100 毫米汞柱）。服尼莫地平，血压波动在 18.6～20／8～9.3 千帕（140～150／60～70 毫米汞柱）。心率一般在 50 次／分，最慢至 40 次／分。稍受刺激，则心悸、抽搐。平时备用速效救心丸。1 周前，精神受刺激，又出现心悸、手抖、抽搐 3 次。

每年有 3～4 次感冒，每次感冒持续时间半至 1 个月，大便 2～3 日 1 行。

诊查：精神受刺激，悲伤过度，嗳气频升，胸宇满闷，手抖、抽搐 3 次；舌质红，苔薄黄腻、中剥；脉缓而涩。

辨证：心气不足，血脉痹阻，肝失疏泄，气郁阴伤，筋脉失养，肝风内动。

中医诊断：①心悸（心气不足夹瘀）；②眩晕（肝阴虚，肝阳偏亢）；③郁证（肝郁气滞）；④搐搦（肝风内动、瘀血痹阻）。

西医诊断：①冠心病；②原发性高血压；③神经官能症。

治则：益气活血，息风宁神，行气开郁。

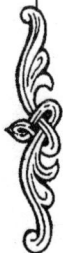

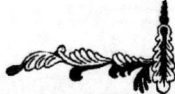

处方：太子参 30 克　丹参 20 克　广郁金 12 克　生石决明 30 克（先煎）　青龙齿 30 克（先煎）八月札 9 克　苏梗 9 克　姜半夏 9 克　炒陈皮 9 克　鸡内金 9 克　炒谷芽 30 克　甘草 4 克　红枣 15 克　7 剂。

二诊：1992 年 12 月 9 日。精神较前好转，仍有心悸、胸闷、气短、善叹息；舌质红；脉弦。上方去太子参、石决明、姜半夏、甘草，加炒枣仁 12 克，枳壳 9 克，玫瑰花 6 克，绿萼梅 6 克。7 剂。

三诊：1992 年 12 月 24 日。心悸、胸闷、嗳气有改善，未抽搐，尚感腰酸带多。前意出入。

处方：钩藤 12 克　白菊 9 克　八月札 9 克　炒枣仁 12 克　郁金 12 克　丹参 20 克　龙齿 15 克　川芎 12 克　苏梗 9 克　炒枳壳 9 克　炒杜仲 30 克　白鸡冠花 24 克　炒谷芽 30 克　7 剂。

四诊：1992 年 12 月 30 日。嗳气少，带下亦净，大便正常，偶有心悸、胸闷、气短，情绪已趋稳定，腰仍疼痛；舌质淡红，苔薄白；脉均缓而平。理气活血、镇心宁神、益肾摄带继之。

处方：川芎 12 克　丹参 30 克　枳壳 12 克　黄郁金 12 克　玫瑰花 6 克　绿萼梅 6 克　炒枣仁 12 克　青龙齿 30 克（先煎）　紫贝齿 30 克（先煎）　炒杜仲 30 克　白鸡冠花 30 克　7 剂。

评析：本例原有冠心病、高血压病史。平时体虚易感，精神受刺激即易出现心悸、手抖抽搐等症状。1 周前受严重的精神打击，心血逆乱，脉息涩滞而缓慢如轻刀刮竹，经杨氏疏理气血、镇肝息风、宁心开郁等调治，气血渐趋平和舒展，脉象转为平缓均匀，气血阴阳得以调整。

（二）心痹

1. 祛风除湿、温通活血治疗心痹（风湿性心脏病）

高某，女，41岁。初诊：1991年9月29日。

主诉：游走性全身关节酸痛22年，伴心悸、胸闷反复发作18年，又发1个月。

病史：患者10来岁时因扁桃体经常发炎而行摘除术。17岁起有反复游走性关节酸痛，且伴有低热，曾用青霉素水剂和水杨酸制剂治疗；20岁起出现心悸、胸闷。30岁时曾做心脏B超检查，提示二尖瓣狭窄。有颈椎病及胆囊炎病史。

诊查：后颈肩部酸楚疼痛不舒、心悸、胸闷、泛恶、嗳气、肢冷脉细；舌淡红，苔薄白；面有虚浮。

辨证：风寒湿邪痹阻筋骨、经络，脉痹不已，复感于邪，内舍于心，心脉痹阻，久则累及脾肾。脾胃失和，肾之气化功能失司。

中医诊断：痹证，心痹（风寒湿痹）。

西医诊断：①风湿病，风湿性心脏病，二尖瓣狭窄；②颈椎病；③胆囊炎。

治则：祛风除湿，温通血脉。

处方：威灵仙12克　海风藤18克　葛根20克　太子参30克　炒当归9克　鹿角片12克　炒杜仲18克　丹参30克　麦冬12克　炙甘草5克　炒牛膝15克　炒陈皮9克　7剂。

二诊：10月7日。后颈部及肩背部酸楚疼痛明显减轻。有时有泛恶、嗳气；苔薄白。前意续进。上方去当归、牛膝、甘草、海风藤，加姜半夏9克，厚朴12克，炒米仁30

克，红枣 15 克，炒桑枝 20 克。7 剂。

三诊：10 月 15 日。后颈肩背部疼痛酸楚消失，未泛恶、嗳气，尚感口干；苔薄黄。前意出入。

处方：太子参 30 克　麦冬 12 克　枸杞子 9 克　炒枣仁 12 克　制黄精 15 克　赤芍 12 克　川石斛 30 克　葛根 15 克　姜竹茹 9 克　炒杜仲 18 克　炒新会皮 9 克　7 剂。

四诊：11 月 15 日。上药服后诸证皆瘥。3 日前天气变化，又出现心悸、胸闷气憋；肢冷脉细；面浮。拟益气活血、通阳宽胸治之。

处方：太子参 30 克　生白术 9 克　丹参 30 克　郁金 12 克　川桂枝 6 克　薤白 9 克　炒枳壳 12 克　栝楼皮 9 克　苏梗 12 克　桔梗 9 克　生黄芪 15 克　泽泻 20 克　猪苓 15 克　5 剂。

五诊：11 月 20 日。面浮退，胸闷气憋显减，动后尚心悸，寐况欠佳，脉细。仍宗原意。上方去白术、桔梗，加枣仁 12 克，炒新会皮 9 克。7 剂。

药后寐况、心悸均得改善，余症稳定未作。

评析："风、寒、湿三气杂至，合而为痹。""良由营卫先虚，腠理不密，风寒湿乘虚内袭，正气为邪所阻，不能宣行，因而留滞，气血凝滞，久而成痹。"及"病久不去者，内舍于其合也"的演变过程，正是本病例之写照。杨氏对风寒湿痹者强调用温通活血蠲痹，久病以益气养血并施，标本同治，获效皆捷。

2. 益气养阴、清疏活血治疗心痹（心肌炎）

杨某，男，57 岁。初诊：1992 年 3 月 23 日。

主诉：登高后胸闷、气短 3 个月。

病史：感冒发热后出现早搏 3 个月，登高则有胸闷、气短，早搏每分钟 3～4 次，多时每分钟 7～8 次。心电图示：室性早搏。单光子发射计算机断层扫描（ECT）示：无明显冠状动脉供血不足。动态心电图示：8000 多次 / 日，室性早搏。先用慢心律治疗，效不明显而改用心律平，早搏减少，但控制不理想。

原有高血压病史。冬天血压增高，服心痛定、罗布麻片（夏天不服药），血压能维持在正常范围。

诊查：感冒后出现早搏，疲劳后增多，登高后胸闷、气短，起病已 3 个月；舌质红，苔薄；脉细而有歇止。

辨证：素体气阴不足，外邪侵袭，内犯于心，心脉痹阻，气血运行不畅，致脉结代；心气不足，心虚邪伏，而气短。

中医诊断：心痹（气阴不足，心脉痹阻）。

西医诊断：心律失常（心肌炎，冠心病）。

治则：益气、养阴，合清疏活血并施。

处方：太子参 30 克　麦冬 15 克　五味子 6 克　野菊花 9 克　苏梗 12 克（后下）　佩兰 9 克　羌活 9 克　广郁金 12 克　银花 20 克　炒白芍 12 克　丹参 30 克　川芎 12 克　炒枳壳 12 克　10 剂。

二诊：1992 年 4 月 5 日。服前药后，早搏已减少，胸闷气短亦有改善。外感后余邪趋清。上方去野菊花、佩兰、羌活、郁金、银花，加石菖蒲 9 克，炙甘草 6 克，制远志 6 克，青龙齿 30 克，炒枣仁 12 克。14 剂。

三诊：1992 年 4 月 20 日。近又有咽痛、口干，舌质红、苔薄白，脉细、脉律整。复查动态心电图示，24 小时 700 次早搏。服用心律平减少至 100mg / 日。

处方：太子参 30 克　麦冬 15 克　五味子 6 克　甘

草 6 克　石菖蒲 9 克　炒枣仁 12 克　郁金 12 克　银花 20 克　野荞麦根 30 克　枳壳 12 克　川芎 12 克　青龙齿 30 克　炒陈皮 9 克　丹参 30 克　7 剂。

评析：本例气阴不足而夹外感，外邪内犯于心，痹阻血脉使心脉运行不畅致脉结代、胸闷气短。杨氏与浙江医院金宏义教授会诊时均认为患者以往无冠心病史，血压不很高。此次发病是外感后引起心律失常，考虑心肌炎的可能性较大。杨氏用药亦以益气养阴合清解治之。同为心律失常，冠心病心律失常与病毒性心肌炎所致的心律失常，中医的治疗方法不同。此例在清解透邪兼顾益气养阴的治疗下，病情逐渐稳定好转。反过来证实了外邪对心脏的影响，邪清则正安。

（三）胸痹

1. 宽胸通络、活血宁神治疗胸痹（冠心病）

孙某，女，57 岁。初诊：1991 年 11 月 28 日。

主诉：反复胸闷、胸痛 2 年，伴有颈拘急不舒半个月。

病史：患者工作疲劳后常感胸闷及心前区隐痛，时服丹参片，静滴能量合剂，有时亦能缓解。近半月感肩颈部筋拘不舒、胸闷亦起。请杨氏诊治。

诊查：反复胸闷，左胸心前区隐痛，心悸不宁，肩背部筋拘，腰脊怕冷；舌质淡，苔薄黄；脉细弦。

辨证：胸阳不振，阴得乘之，寒邪侵居胸部，痹阻经络，气滞血瘀，扰于心神。

中医诊断：痹证（胸痹）。

西医诊断：①冠心病？②颈椎病？

治则：宽胸通络，活血宁神。

处方：栝楼皮 9 克　川桂枝 6 克　炒枳壳 12 克　苏梗 12 克　郁金 12 克　丹参 30 克　赤芍 9 克　麦冬 12 克　枣仁 9 克　葛根 15 克　龙齿 18 克（先煎）　炒白薇 9 克　降香 9 克　7 剂。

二诊：背部怕冷、筋拘均有改善，尚胸闷不舒、神倦乏力、步履不稳、头部沉重；舌淡，苔薄白；脉细弦。上方去麦冬、赤芍、枣仁、龙齿、白薇，加薤白 6 克，姜半夏 9 克，川芎 12 克。5 剂。

药后，胸闷宽，无心悸，后因工作繁忙，予黄芪生脉饮，继予益心气、宁心神，扶正缓图。

评析：此例素体气虚、胸阳不足，寒邪侵居胸中，痹阻筋脉，气滞血运不畅，瘀滞蕴热而扰心神，故予温通散寒法散胸中之寒邪；活血行瘀逐筋脉之痹阻，兼以镇动悸之心。然温通活血散寒之味，用以中病即止，根本还当扶其气虚之本元，后以益气养心缓调图之。

2. 宽胸化浊、活血宁神治疗胸痹（心肌炎）

邓某，女，30 岁。初诊：1991 年 12 月 24 日。

主诉：反复心悸、胸闷 7 月余。

病史：因反复心悸、胸闷 5 月余，加重 10 天，而于 1991 年 10 月 15 日住院，共住 40 天。住院期间检查：心率 76 次/分，心律不齐，心尖区可闻及 2 级收缩期杂音。心电图示：Ⅱ°房室传导阻滞（文氏型）。抗"O"正常。B 超示：心肌炎。曾用潘生丁、肌苷、ATP、FDP、丹参针、生脉针、地奥心血康、安心酮，以及中药益气养心安神法、炙甘草汤、黄芪生脉饮、安神糖浆等治疗。出院时复查心电图示：Ⅰ°房室传导阻滞，低电压倾向。24 小时动态心电图示：夜间尚有Ⅱ°房室传导阻滞（文氏型）。出院时心率 72 次/分，心律齐。出院后继服益气活血中药，但仍感心悸胸闷，请杨氏诊治。

诊查：目前仍有心律不齐，白天轻、夜间重，心悸心慌，记忆力减退，神倦乏力，梦纷易惊，筋惕肉瞤，口苦涩，舌少馨味，大便干结；舌质淡紫，舌苔黄、根腻；脉细涩。

辨证：痰浊壅阻，痹于血脉及胸宇；湿蕴化热，内扰心神。

中医诊断：胸痹（痰浊壅阻）。

西医诊断：心肌炎。

治法：宽胸化浊，活血宁神。

处方：栝楼皮12克 薤白9克 藿苏梗各9克 石菖蒲9克 厚朴12克 川连3克 蒲公英30克 丹参30克 郁金12克 川芎12克 炒枣仁12克 夜交藤30克 5剂。

二诊：1991年12月30日。心悸胸闷，寐况均有好转，胃纳略增，口味仍苦涩；苔微黄而腻；脉细涩。前意续进，上方去藿香、川连、蒲公英、枣仁，加佩兰9克，神曲12克，炒陈皮9克。7剂。

三诊：1992年1月6日。心悸胸闷轻，纳食时好时差，口味发涩；苔黄；脉细。原法出入。

处方：栝楼皮9克 薤白9克 佩兰12克 川厚朴12克 枳壳12克 葛根18克 丹参30克 郁金12克 川连2克 炒枣仁12克 神曲12克 夜交藤30克 7剂。

药后诸证改善，苔净，纳增而停药。

评析：本例心肌炎，前均用补养之味，然苔腻、脉涩之心悸胸闷，应予化痰浊、理气机、行血脉、祛瘀滞，使痰浊化，气机条畅，血脉和，运行正常，诸恙即迎刃而解。

3. 理气活血、宽胸行痹治疗胸痹（右胸挫伤后遗症）

王某，男，45 岁。初诊：1992 年 2 月 27 日。

主诉：右侧胸闷、胸部隐痛 1 年余。

病史：患者前年 10 月份在洗澡时不慎致右侧胸部挫伤，后用理疗、气功、针灸并内服跌打丸均无明显效果，感觉右侧胸部约乒乓球样大小的部位有气窜动。适逢开会期间，遇杨氏求诊。

诊查：右侧胸部闷胀，有气攻窜，隐痛；舌质淡红，苔薄白；脉细。

辨证：胸部挫伤，胸宇气机不利，气滞血瘀，痹阻于胸。

中医诊断：胸痹（气滞血瘀）。

西医诊断：右胸挫伤后遗症。

治则：理气活血，宽胸行痹。

处方：苏梗 12 克　炒枳壳 12 克　厚朴 9 克　制延胡索 30 克赤芍 12 克　郁金 12 克　降香 9 克　马鞭草 15 克　栝楼皮 9 克　葛根 15 克　广木香 9 克　10 剂。

二诊：服宽胸活血理气之剂后，胸闷隐痛与有气攻窜之症显减；舌淡苔薄白；脉细。仍宗前意。上方去葛根、广木香加姜半夏 9 克，丹参 15 克，橘络红各 6 克。7 剂。

上药服后诸证皆瘥。

评析：患者因胸部挫伤，致胸宇气机失畅、气滞血瘀、痹阻不通，杨氏以理气活血、宽胸行痹法疏通血脉。服药半月余即使已有 1 年多之胸痹得以解除。

（四）心膺痛

1. 宽胸化浊、行气活血治疗心膺痛（劳累型心绞痛）

刘某，男，74岁。初诊：1992年5月9日。

主诉：反复心悸胸闷5年，劳累后心前区疼痛半年。

病史：患者反复心悸胸闷5年，劳累后多发，半年前又因劳累感心前区疼痛而住院。当时诊断为：①冠心病，劳累型心绞痛，心功能Ⅰ～Ⅱ级；②高血压Ⅱ期；③隐匿性糖尿病。检查空腹血糖为6.6毫摩尔/升（118毫克%）；餐后2小时血糖为12.5毫摩尔/升（224毫克%）。心电图示：窦性心律，$Tv_1 > Tv_5$综合征；二级梯运动试验阳性。运动心电图示：①窦性心律；②偶发房早伴短阵房速；③ST-T动态改变（近似缺血型）。胃镜检查示：浅表萎缩性胃炎、十二指肠球炎。动态心电图示：①静息状态下未见节段性运动改变；②二尖瓣轻度反流，左室右壁及室间隔增厚。经颅多普勒示：脑动脉硬化，右侧大脑中动脉局部血流速度增快。用消心痛、心痛定、硫氮䓬酮、双氢克尿噻、都可喜等治疗，症状有所缓解，然未完全控制。出院后仍需继续治疗，请杨氏予中药调理。

诊查：劳累后即感两胸部疼痛，胸背部怕冷异常，神倦乏力，口干，血压偏高；每次心前区疼痛10分钟左右，坐下或躺下能自行缓解，稍一劳累易再发。苔黄根腻；脉弦滑。

辨证：年老心肾已虚，心气不足，推动无力，致气血凝滞；肾之阴阳不充，濡润、温煦功能亦弱；胸阳不振，气血痹阻，又夹痰浊壅塞，不通则痛。

中医诊断：①胸痹（痰浊痹阻）；②心膺痛（气血

阻滞）。

西医诊断：①冠心病，劳累型心绞痛，心功能Ⅱ级；②高血压Ⅱ期；③隐匿性糖尿病。

治则：先拟宽胸化浊，行气活血。

处方：全栝楼 12 克　薤白 9 克　郁金 12 克　川芎 12克　丹参 30 克　葛根 30 克　制延胡索 30 克　炒枳壳 12克　厚朴 12 克　降香 9 克　麦冬 15 克　5 剂。

另配：小苏合香丸 1 瓶，每日 2 次，每次 1 颗，吞服；发作时可嚼碎舌下含服。

嘱：锻炼身体应注意适度，不可做超负荷的大量运动，忌糖，应适当控制饮食，且宜清淡。

评析：冠心病心绞痛，中医辨证综合其病程中的临床表现，病理机制多为本虚标实。心肾之虚为病之本；痰浊、气滞、瘀血为病之标。本例 74 岁老年患者，心肾皆虚，功能减弱，但目前临床所见症征以痰浊痹阻、气滞血瘀之象为主。故先予化浊宽胸、行气活血为法，继之补益心肾，结合行瘀化浊、调畅气机，使脉道充盈、气顺血运。患者还具老年人多病性之特点，高血压、糖尿病等症状虽不甚明显，但治当兼顾。

2. 益心气补肾阳、活血行滞治疗心膺痛（不稳定型心绞痛）

张某，男，63 岁。查房时间：1992 年 5 月 21 日。

主诉：心前区反复缩窄样疼痛 10 余年，再发 11 天。

病史：患者 10 余年前曾有心前区胸骨后缘缩窄样疼痛，伴胸闷、心悸。发作时约 1～2 秒钟，服速效救心丸、硝酸甘油酯片可以缓解。曾住院，诊断为冠心病，稳定型心绞痛，高血压Ⅲ期（血压最高达 26.6／13.3 千帕），糖尿病Ⅱ型

［血糖 15.7 毫摩尔 / 升、尿糖（＋＋＋）］。用消心痛、心痛定、尼莫地平、优降糖等治疗。但自去年起心绞痛发作频繁，多则每天发作 10 余次。11 天前再发而入本院继续治疗。入院检查：心电图正常，眼底动脉硬化Ⅱ°，总胆固醇 4.58 毫摩尔 / 升，甘油三酯 4 毫摩尔 / 升。血糖 9.5 毫摩尔 / 升，血压 18 / 10.6 千帕。给予糖尿病饮食，西药用消心痛、硫氮䓬酮、优降糖片、益多酯、酚氟拉明、脑活素、参麦针。适逢杨氏查房，即请其予中医中药结合调治。

诊查：心悸胸闷时作，心膺痛，口干，时有头晕、头昏，形体略胖，面色不华，尿多症状尚不明显；舌淡红，苔薄白；脉细涩。目前血压 18 / 10.6 千帕，血糖 5.1 毫摩尔 / 升，血总胆固醇 3.95 毫摩尔 / 升，甘油三酯 1.4 毫摩尔 / 升，糖化血红蛋白 5.4%。

辨证：心气不足，面色不华；心失所养，心悸胸闷，甚则心膺作痛。进入老年，五脏皆趋衰弱，心病及肾，心肾两虚；气虚无力推动血液致气滞血瘀。

中医诊断：①心膺痛（心肾两虚，气滞血瘀）；②眩晕（气虚血瘀）；③消渴（肾虚夹瘀）。

西医诊断：①冠心病，不稳定型心绞痛，心功能Ⅱ°；②高血压病Ⅱ期；③糖尿病Ⅱ型；④颈椎病，椎基底动脉供血不足。

治则：益心气补肾阳，活血行滞。

处方：炙黄芪 18 克　党参 15 克　炒杜仲 30 克　丹参 30 克　赤芍 9 克　郁金 12 克　降香 9 克　枳壳 9 克　厚朴 12 克　川芎 12 克　葛根 30 克　石菖蒲 9 克　7 剂。

二诊：1992 年 5 月 28 日。心绞痛未发，血压欠稳定、时高时低，身倦乏力，口干；舌质淡红，苔薄腻；脉细弦。

上方去降香、厚朴、菖蒲，加麦冬15克，五味子6克，制黄精15克，黄芪、党参各改为30克。7剂。

三诊：前方加减服用1个月。糖尿病、高血压病均稳定在正常范围，冠心病心绞痛未发，无心悸、胸闷，大便如常。前意续进。

处方：黄芪30克　党参30克　丹参30克　炒当归12克　决明子30克　制黄精30克　川芎12克　石菖蒲9克　枸杞子12克　炒陈皮9克　生楂肉15克　葛根30克　7剂。

四诊：1992年7月2日。病情稳定，上方续进。

评析：本例冠心病心绞痛（不稳定型）、高血压病Ⅲ期、糖尿病Ⅱ型，具老年人多病之特点。杨氏根据病人久病多虚多瘀的临床征象，结合脏腑辨证，予益心气、补肾阳、理气血、行瘀滞。数诊皆从本图治，病情稳定。

肝系病证

一、肝硬化（腹水）治疗经验

现代医学认为肝硬化是一种由不同原因引起的慢性进行性肝病。早期可出现腹胀、纳呆等较轻的消化道症状，晚期则出现黄疸、腹水、腹壁静脉曲张、肝功能减退和门静脉高压征的各种表现，甚至可有多系统受累的临床表现，并最终危及生命。

肝硬化晚期产生腹水，中医学将之归属于"臌胀"范畴。以"腹大如鼓，皮色苍黄，腹部青筋显露"为特征，因腹部膨胀如鼓而命名。臌胀有"气臌""血臌""水臌"和"虫臌"之别。杨氏认为，以上四臌，气、血、水三者往往互为因果，很难单独加以区别。臌胀非病起于骤，而是逐步形成的。一般而言，臌胀早期，偏重于气与血，臌胀后期则由气滞、血瘀而致水聚（腹水），导致肝脾肿大，日久引起肝硬化腹水。

古代中医学文献中对臌胀的描述比现代医学对肝硬化腹水症状的描述显得更生动形象。《灵枢·水胀》篇载："腹胀身皆大，大与肤胀等也，色苍黄，腹筋起，此其候也。""心腹满，旦食则不能暮食，名曰臌胀。"杨氏认为该论述主要指出臌胀临床常见的主证，其中"色苍黄，腹筋起"，说明臌胀可以出现黄疸，腹部可以有青筋显露，这与"水肿"是完全不同的。水肿以面浮肢肿为主，肤肿、腹水、腹胀程度较臌胀为轻，同时无黄疸、青筋显露等证候。《医门法律》曰："凡有癥瘕积聚痞块，即是胀病之根。"又云："面色萎黄，有蟹纹露……将来血蛊之候也。"此说主要指出肝脾肿大是肝硬化腹水形成主因，如出现蜘蛛痣是肝硬化早期诊断依据之一。《张氏医通》："蓄水成胀，腹上青紫筋见，或见有红缕、赤痕、小水利、大便黑。"是指腹壁静脉曲张，毛细血管扩张及并发上消化道出血。《丹溪心法》："胀大，色黑而腹大。"主要指肝硬化腹水后期所出现的恶液质外貌。据上所述，说明古人对肝硬化（腹水）病因病机、临床证候等已有所认识。

病因病机

饮酒过度或情志郁结或疫毒、虫扰等伤及肝脾，肝失条达，脾失运化，气滞瘀积，脉络失疏，水湿停聚而致臌胀。

辨证分型

关于肝硬化、腹水的辨证分型，众医家各抒己见，颇不一致，有以气血分，有以寒热、虚实分，等等不一，但臌胀相似于肝硬化腹水的认识多数是一致的。杨氏根据长期临床经验，主张按"肝硬化早期"和"肝硬化晚期"进行辨治。他认为这样分型较为简易明了。看起来似乎缺乏辨证，但可在治疗中根据临床证候随证加减，以弥补辨证之缺。分述如下：

1. 肝硬化早期

证候：脘胁胀痛不舒，纳少，神倦乏力，舌淡；苔薄白，或薄黄；脉弦滑。亦可见胸腹面有"红缕""赤痕"，并伴有肝脾肿大。经生化检查及 B 超或 CT 确诊。归属中医"胁痛""癥聚"的范畴。

辨析：多因情志郁结，或饮酒过多，或感染虫毒，或黄疸、积聚等伤及肝脾，使肝脾失调、气血郁滞所致。

治则：疏肝理气，活血行瘀。

常用方：柴胡　郁金　枳壳　当归　丹参　赤芍　延胡索　马鞭草　失笑散　龙骨　牡蛎　降香　绿萼梅　生山楂　鳖甲。

杨氏认为，中医对肝脏的生理认识可概括为"其体为血，其用为气"，"宜条达，忌抑郁"。而肝硬化的病因病机，则是"肝脾失调，气血郁滞"。故以疏肝理气、活血行瘀作为治疗肝硬化的常法。旨在通过治疗，达到散郁化滞、行气活血之效，使肝得疏泄、脾得健运。虽然肝硬化系病久迁延而成，本脏已虚，但早期邪实滞留正气尚存，属虚中夹实之偏于实者，故权衡用药时宜祛邪为主，根据需要可酌予清补之品。切忌用滋腻温补而致邪恋滞重，证情加剧。临床可按兼证之别，分类选用下列药物随证加减或配伍组方。

（1）疏肝理气药：柴胡、郁金、紫沉香、香附、绿萼梅、佛手柑、八月札、枳壳。

（2）活血行瘀药：当归、丹参、降香、苏木、红花、赤芍、马鞭草、延胡索、三七粉、失笑散。

（3）散结消坚药：三棱、莪术、生山楂、穿山甲片、鳖甲、鸡内金、瓦楞子、地鳖虫、金匮鳖甲煎丸。

（4）补益气血药：党参、人参、黄芪、当归、甘草、首乌等。

（5）滋阴养肝药：选一贯煎加味，如当归、枸杞子、麦冬、生地、首乌、萸肉、川楝子等。阴虚血热加丹皮、茜根。

2. 肝硬化晚期（腹水）

证候：腹部膨隆有腹水，腹壁青筋显露，形体消瘦或面色晦黯，乏力，纳少，食入胀甚，尿量减少；舌边紫黯；脉细弦。胸腹颈面出现"红缕""赤痕"。肝功能多数有严重损害，肝质地偏硬。

辨析：肝硬化早期久治不愈，肝脾失调加重，气滞瘀积，脉络失疏，水湿停聚而出现腹水、乏力、纳少、形瘦。此期病程较长、病情较重，久病由肝及肾、膀胱气化不利，而见尿少、面色晦黯，舌边紫黯、红缕、赤痕、蟹爪均为气滞瘀积现象。肝硬化晚期亦属虚中夹实之证。

治则：益气血，养肝肾，疏肝理气，行瘀消水。

方剂：黄芪 当归 郁金 枳壳 生山楂 川楝子 枸杞子 丹参 赤芍 马鞭草 车前草 猪苓 槟榔 鳖甲煎丸。

在选用利水剂时，可考虑以下药物：京葫芦、地骷髅、半边莲、对坐草、冬葵子、车前草、猪苓、泽泻、马鞭草；泻水药选用较缓和而有消胀作用的药物：黑牵牛子、白牵牛子、花槟榔、枣儿槟榔、制商陆；逐水之剂较峻烈，可选用十枣丸或舟车丸。上述两方，前者是泻水之猛剂，后者是泻水结合行气，较为缓和。

杨氏强调，在治疗肝硬化腹水用药时宜注意：

（1）虚中夹实证用泻水峻剂要考虑结合扶正，单纯泻水应慎防虚脱。有时可先服参汤，后服泻水剂，或补与泻同时并进。

（2）在利水、泻水时，应参用温运理气、活血行瘀之味，如上官桂、椒目、阳春砂、广木香、紫沉香、益欢散、镇坎散。益欢散行气消胀为主，镇坎散行气利水为主。亦可酌佐具有活血利水之马鞭草、泽兰、益母草等。

（3）在使用活血行瘀药时，因肝硬化不拘早、晚期，均存在"血瘀"，仅程度上不同，且肝为多气多血之脏，理气活血药的使用，对改善肝脏血液循环颇有好处。单纯用理气消胀药效果不理想。

杨氏曾经治疗因风湿性心脏病，致肝瘀血而出现腹胀者，先后予多种理气消胀药均无效。后增入泽兰、马鞭草、苏木、红花、莪术、丹参，并酌佐官桂以活血通阳利水，腹胀明显减轻。

（4）肝硬化腹水如夹有热蕴（腹腔感染），宜应用清热药，如黄连、黄芩、败酱草、蒲公英、大黄、红藤等，对消胀、行水有较好的协同作用。

（5）肝硬化腹水、脾功能亢进患者常有鼻衄、齿衄等血证，应酌用行瘀药，增入养阴凉血、止血药，如阿胶、茜根、旱莲草、大蓟、大生地、鳖甲等。如消化道出血出现呕血、便血者，可选用白及粉、三七粉、云南白药，甚至用别直参浓煎100～150毫升泡大黄80毫升和匀服用，予扶正、止血、清热三者并顾。

（6）若有肝昏迷前期症状出现，应先发制人，用西牛黄0.3克，1次吞服，每日2次。至宝丹或安宫牛黄丸均可选用。

从预后来讲，肝硬化腹水患者，治疗效果有"阳虚易治，阴虚难疗"现象。主要是利水（泻水）与温运理气、活血行瘀合施，能使"气行水行""血行水利"。而对阴虚有出血倾向或出血患者，由于温运药与活血行瘀药的运用受到限制，故利水功效不理想，预后亦较差。

二、中风诊治经验

杨氏认为，中风发病机制可归纳为肝肾阴虚为病之本，风火痰气乃病之标。故中风治本注重肝肾阴虚，治标着重祛风火痰气。中风有病起急骤，病情多变之特点。治疗上应根据病人是中经络或是中脏腑而有所不同。

（一）中经络

中经络主要表现为口眼㖞斜、唇舌发麻、一侧肢体活动欠利及语言謇涩不清等。

1. 因感受风寒引起的周围性面瘫，主要病变在口、面、眼部，或伴舌体麻木。治宜祛风散寒为主。

杨氏经验方：白附子6克　全蝎6克　制僵蚕12克　蜈蚣3条　羌活9克　蝉蜕9克　防风9克　白芷9克　甘草6克　水煎，分早、晚服。

辨证加减：属风热型，去白附子，加野菊花、板蓝根、木芙蓉；流涎加胆南星6～9克，半夏9克，细辛2克；在恢复阶段用玉屏风散加当归、丹参等调理。

2. 另一类伴语言謇涩，一侧肢体活动不灵活的中枢性面瘫，属中经络之内风，病情相对较重。治则以活血、息风、通络为主。

药用丹参、川芎、赤芍、蜈蚣、全蝎、僵蚕、白菊花、天麻、钩藤、地龙、毛披树根、葛根、生石决明。

血压高加黄芩、牡丹皮、泽泻；痰浊重加半夏、莱菔子、胆南星；便秘加全栝楼、决明子、大黄；有轻度意识障碍及语言謇涩加菖蒲、郁金、远志；指（趾）端麻冷加桂枝、毛冬青、川芎；如脉象细涩、舌淡苔白可加重温通活血药的剂量，以提高疗效。

（二）中脏腑

中脏腑主要症状有语言謇涩、失语、神昏、气粗或牙关紧闭、二便失禁、肢体瘫痪较重等，常遗有后患。中脏腑辨证有阳闭与阴闭之分。临床上以阳闭为多。

阳闭之病因病机为：肝肾阴虚为本，风火痰热之邪上蒙清窍为标。治则：辛凉宣开清热、养阴息风。药用鲜菖蒲、郁金、僵蚕、紫雪丹或安宫牛黄丸、连翘、金银花、栀子、鲜石斛、玄参、麦冬、生地黄、牡丹皮、赤芍、石决明、紫贝齿、羚羊角、犀角。痰浊重加莱菔子、竹沥半夏、化橘红、胆南星。大便秘结加大黄。

若痰浊内闭而肢冷、面色灰白、苔滑腻、脉弦滑、喉间有痰声，属阴闭。其病机为：痰浊壅阻、上蒙清窍。治则：辛开宣窍、息风涤痰。药用：神香苏合丸、胆南星、竹沥半夏、鲜菖浦、郁金、莱菔子、枳壳、苏梗、化橘红、杏仁、赤芍、石决明、紫贝齿、制僵蚕。若症见突然血压下降、汗出、肢冷、脉沉细等，为内闭外脱（痰热内闭、正气外脱），急予回阳救逆，以四逆汤合生脉散，意在回阳之中不忘救阴。并结合清涤痰热之川贝母、猴枣散、天竺黄、竹沥半夏、鲜菖蒲、郁金。生脉散中参用别直参。

（三）中风后遗症

对中风后遗症以治本为主，结合治标。治本以补益气血、滋养肝肾为主；治标以活血化瘀、息风通络为主。后遗症中之瘫痪、肢体活动不灵活，系属气血不足、血脉痹阻。常用方，在补阳还五汤基础上加牛膝、千年健、炒杜仲、炒续断、桂枝。如血压高、阴虚阳亢者，则以养阴潜阳、活血通络为主，药如生地黄、首乌、玄参、麦冬、女贞子、牛膝、地龙、丹参、川芎、红花、牡丹皮、杜仲、豨莶草、牡蛎、葛根、菊花、毛披树根等。后遗症中尚有语言謇涩者，选加远志、菖蒲、僵蚕、郁金、桔梗。

（四）蛛网膜下腔出血

病人有剧烈头痛、呕吐、复视、失语、二便失禁及脑膜刺激症状等；舌质多红而干，或呈黄腻苔；脉弦大、滑等。病机属心火暴盛，肝阳上亢，血随气逆，气血并走于上。治疗以清热泻火、养阴凉血为主，结合息风解痉、辛凉宣窍。

该病的治疗与脑溢血有不同之处，因其主"火盛""阳亢"，属于热证。用药应偏重于清热泻火，如龙胆草、黄连、苦丁茶、菊花、栀子、连翘、金银花；养阴凉血用玄参、麦冬、生地黄、紫草、茜草根、牡丹皮、赤芍、槐米；息风解痉用蜈蚣、全蝎、僵蚕、羚羊角、地龙、钩藤、生石决明、水牛角；辛凉开窍用鲜菖蒲、郁金、安宫牛黄丸、紫雪丹、至宝丹之类；大便秘结用全栝楼、决明子、大黄。应注意慎用温性药物及活血行瘀药。

三、肝系病证案例

（一）臌胀

1. 清热化浊、行气活血治疗臌胀（乙型病毒性肝炎、肝硬化腹水、脾切除术后）

王某，男，60岁。会诊时间：1992年4月23日。

主诉：肝硬化、肝脾肿大、脾功能亢进，行脾切除术后50天。

病史：因患乙肝、肝硬化、脾肿大、脾功能亢进行脾切除术后，伴腹胀、乏力、纳差，住院治疗。入院后检查：血小板 23×10^9/升（2.3万），白细胞计数 3.2×10^9/升（3200/mm³），中性粒细胞0.70，血红蛋白84克/升，黄疸指数8单位，硫酸锌浊度10单位，白蛋白2.9克，球蛋白2.5克，癌胚抗原6.2单位。B超示：腹水少量。西药用能量合剂、氨基酸、氟哌酸，中药用清热疏理、益气养阴药。适逢杨氏查房，即请会诊。

诊查：少气乏力，腹大，胀满，纳呆，口苦而干，面色萎黄；舌质红，苔黄厚腻而糙；脉弦。

辨证：肝脾不和，气滞作胀，血行不畅，术后气血仍郁滞不行，故水停湿阻依然。脾虚湿胜，精微无以生化，故面色不华，少气倦息，舌红苔黄腻、脉弦为湿热内蕴、邪浊壅阻之象。

中医诊断：臌胀（气滞血瘀、湿热内蕴）。

西医诊断：乙肝，肝硬化腹水，脾切除术后。

治则：清热化浊，理气活血。

处方：黄连 4 克　蒲公英 30 克　厚朴 12 克　佩兰 12 克　丹参 30 克　丝通草 6 克　炒新会皮 9 克　炒山楂 12 克　神曲 12 克　鸡内金 12 克　鲜芦根 30 克　炒谷芽 30 克　6 剂。

二诊：药后苔净，精神好转，脉细。上方去通草、蒲公英、鸡内金、山楂，加鲜石斛 30 克，生米仁 30 克，夜交藤 30 克，淡竹叶 12 克。7 剂。

三诊：药后腹胀减轻，口已不干，尚有嗳气泛酸，大便正常，苔黄腻而厚，脉细弦。

处方：厚朴 12 克　黄连 4 克　鸡内金 9 克　炒枳壳 12 克　佩兰 9 克　炒陈皮 9 克　炒谷芽 30 克　蒲公英 30 克　获苓 15 克　姜半夏 9 克　炒米仁 30 克　7 剂。

药后腹胀明显减轻，纳食见增，且有馨味，病情稳定。舌苔黄糙，脉细弦。复查血糖 4.9 毫摩尔／升，血红蛋白 84 克／升，血小板 9.1×10^9／升，血白细胞 3.2×10^9／升，血清白蛋白 2.8 克，球蛋白 2.8 克，甲种胎儿蛋白 3.0 微克／毫升。上方去获苓、鸡内金、米仁，加煅白螺狮壳 30 克，藿香 9 克，炒杜仲 15 克善后。

评析：患者乙肝、肝硬化、脾肿大、脾切除术后，伴有少量腹水。臌胀初起，辨证属气滞血瘀、湿热内蕴。杨氏予清热化浊、理气活血治疗，使病情稳定好转，精神转佳，胃纳增而食有馨味。再用健脾益肾调治善后。

2. 益气活血、疏运利水治疗臌胀、消渴（肝硬化腹水，糖尿病Ⅱ型，糖尿病肾病）

卢某，男，62 岁。会诊时间：1992 年 3 月 21 日。

主诉：口渴多饮 9 年，伴腹胀 9 个月，两下肢浮肿 5 个月。

病史：因口渴多饮 9 年，伴腹胀 9 个月，两下肢浮肿 5 个月，于 1992 年 1 月 16 日入院。患者 1984 年发现多饮多尿，血糖 22.4 毫摩尔／升，服优降糖（剂量不详）后，血糖控制不理想。1989 年服格列齐特（达美康），每次 2 片，每天 3 次，血糖控制在 11.2 毫摩尔／升左右。1991 年改服格列齐特每次 2 片，每天 1 次；降糖舒每次 5 片，每日 3 次，血糖控制在 6.2 毫摩尔／升左右，症状亦有改善。1991 年 5 月因腹胀，作血检：谷氨酰转肽酶 122 单位，乙型肝炎表面抗原（HBsAg）阳性。9 月份起腹胀逐日加重，双下肢水肿，延伸至膝。至今腹胀近 10 个月。入院检查：血糖 11 毫摩尔／升，血钠 57 毫摩尔／升，血钾 0.93 毫摩尔／升，血氯 30 毫摩尔／升。肝功能：总蛋白 5.9 克％，白蛋白 2.2 克％，球蛋白 3.7 克％，肌酐 72.5 微摩尔／升，尿素氮 8.10 毫摩尔／升，血沉 55～78 毫米／小时。谷草转氨酶 42 单位，蛋白电泳：A48.3%，α13.4%，α26.4%，β11.4%，γ30.5%。血清唾液酸 879.8 毫克／升。心电图：轻度 T 波改变。CT 检查示：肝硬化，大量腹水。癌胚抗原 5.1 毫克。住院期间用降血糖、护肝、利尿西药及中药益气疏理活血利水药后，浮肿有所减退，后改五苓散煎服。近日浮肿又起，腹胀明显，请杨氏诊治。

诊查：腹胀脐凸，形体消瘦，下肢肿至膝，腹围 90 厘米，口苦干；苔微黄，舌质红；脉细弦。

辨证：消渴为患，气阴不足，病久不愈，肝脾两伤；肝病郁滞，水湿停聚。

中医诊断：①臌胀（气阴不足，气滞血瘀）；②水肿；③消渴。

西医诊断：①肝硬化腹水（肝硬化失代偿期）；②糖尿病Ⅱ型，糖尿病性肾病?

治则：益气活血，疏运利水。

处方：生黄芪30克　太子参30克　川石斛30克　丹参30克　赤芍12克　马鞭草15克　厚朴12克　炒枳壳9克　广木香9克　猪苓15克　炒楂肉15克　鸡内金9克　车前草30克　5剂。

二诊：服药后，腹胀稍宽。前方去石斛、赤芍、枳壳、车前草，加炒当归9克，炙干蟾皮9克，砂仁6克（杵后下），泽泻30克，海金沙30克（包），麦冬10克，猪苓改30克。15剂续进。

三诊：腹胀渐宽，尿量趋多，腹围78厘米，久坐下肢则肿，胃纳尚可，但食多腹胀；尿量每天2200毫升，大便日行3～4次。血压：19/10千帕。谷草转氨酶35单位以下，硫酸锌浓度5单位，黄疸指数6单位，总蛋白6.1克％，白蛋白3.0克％，球蛋白3.1克％，血红蛋白76克/升，血白细胞 6.2×10^9/升，中性0.65；舌质红、口干；脉细弦。拟益气养阴、活血渗利。

处方：鲜芦根30克（另包）　鲜石斛30克（另包）　太子参30克　生黄芪30克　炒当归12克　鳖甲18克（先煎）　马鞭草30克　冬葵子30克　泽泻30克　丹参30克　鸡内金12克　杏仁12克　地骷髅15克　黄连5克　炒山楂18克　炒枳壳12克　海金沙30克　5剂。

四诊：近日又腹胀，纳尚可，大便亦畅，巩膜似有黄染。

处方：厚朴12克　枳壳12克　枣儿槟榔30克　地骷髅15克　丹参30克　炒当归12克　白蔻仁粉6克（冲）　生山楂15克　茵陈30克　海金沙30包　香橼皮12克　鸡内金12克　马鞭草18克　5剂。

五诊：药后病情稳定，腹围78厘米，胃纳可，大便日行2次，尿量每天2300毫升，黄疸指数7单位，总蛋白72克/升；舌质红，苔薄黄腻；脉细弦。再拟益气扶正、活血渗利巩固之。

处方：太子参30克　生黄芪30克　炒当归12克　丹参30克　枸杞子12克　马鞭草18克　地骷髅15克　厚朴12克　香橼皮12克　猪苓15克　茯苓15克　广木香9克　生山楂15克　鸡内金9克　7剂。

评析：本例肝硬化腹水，属肝脾两伤，气阴不足，气滞血瘀，水湿停聚。连续治疗数月后，谷丙转氨酶转为正常，总蛋白由5.9克%上升至7.2克%，蛋白比例由倒置转为1∶1，腹围由90厘米缩小至78厘米，下肢水肿消失。治疗期间，杨氏以益气活血、疏运利水法为主，后加用清热滋阴药，症状进一步得到改善。由于中西医结合密切配合治疗，故能较早地控制症状，取得满意效果。

（二）黄疸（胆道术后综合征）

1. 清热利胆、理气活血治疗黄疸（胆道术后综合征）

蔡某，男，37岁。初诊：1992年1月13日。

主诉：反复黄疸13年，又发1周。

病史：患者19岁时曾因胃溃疡出血作胃切除术。1979年因腹痛、黄疸作胆道引流术，术后仍时常出现黄疸。B超检查示：胆囊炎胆石症、胆总管结石，诊为阻塞性黄疸。1990年12月作胆囊切除＋胆总管切开引流术，"T"形管引流14天，术中发现上腹部广泛粘连。术后诊断：慢性胆囊炎胆石症，胆总管结石，左肝管结石。病理切片示：慢性胆囊炎。胆囊切除术后，经常发冷发热有黄疸，诊为胆道术后综合征，1周前又发冷发热，出现黄疸，请杨氏诊治。

诊查：自觉发冷、发热，胃纳欠佳，尿黄，大便干，巩膜黄染，体温 37.2℃；舌质红，苔薄黄腻；脉细弦。

辨证：多次手术，术后粘连严重，胆道排泄胆汁径路受阻，胆汁淤积，溢于肌肤而发黄，胆淤郁热，热不得宣达，蕴结助湿，湿热交蒸，阳遏热蕴。

中医诊断：黄疸（术后胆汁淤积）；

西医诊断：胆道术后综合征。

治则：清热利胆，理气活血。

处方：茵陈 30 克　黑山栀 9 克　制大黄 9 克　过路黄 30 克　海金沙 30 克　郁金 12 克　厚朴 12 克　炒枳壳 12 克　丹参 30 克　赤芍 12 克　广木香 9 克　生米仁 30 克　14 剂。

二诊：服药后尿黄已转清，发冷发热除，胃口好，大便正常；舌质红，苔薄白；脉细弦。仍宗原意续进，前方继 10 剂。复查肝功能正常，体温正常。

评析：此例几经胃及胆囊、胆道手术后，腹部广泛粘连，致使胆汁郁滞，排泄不畅，湿热交蒸，热蕴阳遏而寒热往来。治疗除清利湿热外，应重于理气活血行滞。14 剂后症状皆除，但术后粘连严重，尚需巩固，保持胆汁排泄通畅，以防胆汁淤积化热，反复发病，发病次数越多，往往粘连越重，而粘连越重，越易发病，形成恶性循环，应畅通胆道，中止此循环。

2. 活血利胆、清热疏理治疗黄疸（胆道术后综合征）

沈某，男，62 岁。初诊 1992 年 10 月 6 日。

主诉：胆囊切除术后，经常尿黄、目黄 7 年。

病史：患者于 1985 年 2 月作胆囊切除术（术前诊断胆

囊炎胆石症），术后第二年起，如遇感冒、疲劳、进食油腻等均易出现尿黄、目黄，经抗炎、利胆后好转，每年作 B 超均未发现结石，提示总胆管壁厚，总胆管 0.4 厘米，胆道炎。请杨氏诊治。

诊查：因胆石症作胆囊切除术后，外感、疲劳或饮食不慎易出现黄疸，上腹部胀滞不适，浑身乏力；舌红，苔黄；脉弦。

辨证：胆囊切除术后，体质虚弱，外感、疲劳、进食油腻可致胆汁排泄不畅，术后气血郁滞，肝失疏泄，胆汁淤积，肝郁生火，湿热交蒸，胆汁逆溢肌肤而发黄；肝郁气滞，气机不利而腹胀。

中医诊断：黄疸（术后气滞血瘀）。

西医诊断：胆道术后综合征。

治则：活血利胆，清热疏理。

处方：丹参 30 克　赤芍 12 克　炒蓬术 9 克　郁金 12 克　生楂肉 15 克　柴胡 9 克　炒黄芩 15 克　炒枳壳 12 克　茵陈 18 克　过路黄 30 克　海金沙 15 克（包）玉米须 15 克　广木香 6 克　5 剂。

二诊：舌净，脉细弦，诸证如前。原法续进。上方去蓬术、黄芩、枳壳、海金沙，加太子参 18 克，炒当归 9 克，鸡内金 9 克，改赤芍为白芍 12 克。6 剂。

三诊：尿色由黄转淡，大便日行 2 次，腹胀减轻。前意续进。

处方：紫丹参 30 克　太子参 20 克　郁金 12 克　淡竹叶 12 克　柴胡 9 克　鸡内金 9 克　炒米仁 30 克　过路黄 30 克　玉米须 15 克　茵陈 15 克　茯苓 15 克　7 剂。

四诊：近日感口干，苔黄滑根腻，余如常。疏理活血、清热养阴继之。

处方：柴胡9克　郁金12克　丹参30克　炒黄芩12克　蒲公英30克　过路黄30克　海金沙30克（包）玉米须15克　炒枳壳12克　厚朴9克　鸡内金9克　鲜石斛30克　麦冬15克　7剂+7剂。

五诊：复查B超示总胆管0.6厘米，提示为肝内胆管炎、肝内脂质沉淀。口干咽燥皆减，苔黄，脉滑。

带回处方：鲜石斛30克　丹参30克　麦冬15克　柴胡9克　过路黄30克　茵陈12克　川厚朴12克　郁金12克　蒲公英30克　炒黄芩12克　广木香6克　炒枳壳12克　30剂。

评析：本例因胆石症作胆囊切除术后，仍经常出现尿黄、目黄、脘胁作胀、口干乏力等症。杨氏认为术后黄疸多因胆道炎症、胆管狭窄、胆石再生、术后粘连等因素，其病因病理则为热、滞、瘀，故予清热利胆、疏理活血为主，兼顾气阴、调理脾胃，前后7诊，症状明显好转。要求带回中药30余剂续服巩固。杨氏治病强调抓住其病因病机，临证随证加减，灵活化裁，多能获效。

（三）头痛

1.活血息风、解痉镇降治疗偏头痛（血管神经性头痛）

陆某，女，41岁。初诊：1992年3月18日。

主诉：左侧颞部反复胀痛10余年。

病史：患者10多年前因产后受风寒，出现左侧颞部胀痛，每与经行不畅有关，痛甚则恶心欲吐，肢末不温，脉象细弱。2年后作人流再次受风寒，此次头痛发作频繁，程度加重，曾用养血息风、凉血活血药，无明显疗效，而请杨氏诊治。

诊查：左侧颞部胀痛，近日频繁发作，痛甚则恶心，痛与月经周期有关，经行前头痛；舌质淡，苔薄白，舌下瘀筋显露；脉细。

辨证：病从产后及人流后两次受风寒而起，并加剧。病与风、寒相关。风性向上，易侵犯头部，其性主动，使筋脉痉挛；寒主收引，性凝滞主痛，病久入络，血瘀气滞，血脉痹阻，不通则痛加剧。

中医诊断：偏头痛（瘀血头痛）。

西医诊断：血管神经性头痛。

治则：活血息风、解痉镇降治之。

处方：川芎15克　蜈蚣3条　制全蝎6克　丹参30克　制延胡索30克　制白僵蚕12克　刺蒺藜12克　葛根15克　赤芍12克　红花9克　白芷9克　川连3克　吴茱萸2克　姜半夏12克　代赭石15克　7剂。

二诊：此届经来，颞部未明显痛胀，亦无恶心，苔薄白。原法出入。上方去红花、白芷、葛根，加蔓荆子9克，白菊9克，炒陈皮9克，易赤芍为炒白芍12克。7剂。

上方加减服药1月余，再次月经行时已不头痛，连续3月，经来前未痛。

评析：本例偏头痛起病时虽因风寒入侵而起，但久病血瘀。风动阳升，血脉痹阻不通而痛，肝阳动扰清空，肝气横犯脾胃致恶心呕吐。杨氏以活血息风、解痉镇降之法治之，连续3月经行未头痛，后以益气阴、养血脉缓图培本。

2.清肝息风、活血辛散治疗头痛（血管神经性头痛）

汤某，女，19岁。初诊：1992年3月20日。

主诉：两颞部头痛反复发作半年。

病史：近半年两颞部经常作痛，每于疲劳后发作，今来杭请杨氏诊治。

诊查：诉两侧颞部头痛时作、劳后易发；舌质红，苔薄白；脉细弦。

辨证：肝失条达，郁而化火，肝经风阳上扰清空而致头痛；劳倦后风阳乘虚上扰而诱发。

中医诊断：头痛（肝阳头痛）。

西医诊断：血管神经性头痛。

治则：清肝息风，佐以活血辛散。

处方：甘菊花9克　决明子30克　生石决明18克　制白僵蚕12克　制全蝎5克　葛根12克　蔓荆子9克　制延胡索30克　赤芍9克　川芎12克　姜半夏9克　5剂。

后带信来，上方服后头痛减轻，发作次数减少，继服上方15剂后头痛未发。

评析：两侧头角为少阳经行之径，多属肝经风火，清阳不升，风火乘虚上入，又因发病时间不长，谓之暂病。治宜辛散。杨氏以平肝息风、轻清辛散合活血止痛之法，10余剂后痛止未发。后当注意劳逸适度。

3. 息风活血、行痹止痛治疗头痛（椎基底动脉供血不足）。

徐某，女，46岁。初诊：1991年4月6日。

主诉：反复头痛30余年，发作频繁10年。

病史：患者自七八岁起经常头痛，服止痛片能缓解半小时，体质虚弱时易发。近10年发作次数增多，时有胸闷、气憋。去年12月因头痛头晕发作多次且伴晕厥1次，住武义县中医院做检查。心电图示：窦性心动过速，心率100次/分。颈椎X线平片示：第3～7颈椎唇样增生。在武义县第一人民医院作左右心功能同步检测分析示：①冠心病；②有效循环降低；③动脉硬化；④心肌劳损。服黄芪生脉饮、速效救心丸、辅酶A及益气养血镇肝中药等，仍有头顶部鸣响。请杨氏诊治。

诊查：经常前额头痛，颈、腰椎及背部酸胀不舒，右上腹部偶有隐痛，口苦、食少馨味；脉细数。

辨证：肝郁化火，热入阳明经络，久病气滞血瘀，累及脏腑经络。心脉痹阻则胸闷、气血行运不畅，致晕厥、诸筋脉酸胀不舒。

中医诊断：①头痛（阳明头痛）；②眩晕（气滞血瘀）；③心痹（心阳不足）；④脘胁痛（肝气郁滞，肝胃失和）。

西医诊断：①颈椎病，椎基底动脉供血不足；②冠心病，心肌劳损；③慢性胆囊炎；④慢性胃炎。

治则：息风活血、清肝和胃、行痹止痛，佐温心肾之阳。

处方：制白僵蚕9克　川芎12克　川连3克　吴茱萸1克　白芷9克　葛根30克　蒲公英30克　制延胡索30克　威灵仙12克　炒杜仲20克　炒牛膝12克　制川厚朴12克　5剂。

二诊：1992年3月20日，服上药后头痛减轻，腰背酸胀亦有改善。停药未续服。近月来仍感头昏、头痛、胸闷、气短，偶恶心、胸痛、食无馨味、嘈杂、口苦干、两上肢发麻；苔黄糙；脉细。再予理气活血、息风和胃。

处方：炒枳壳12克　郁金12克　丹参30克　川芎12克　制全蝎6克　钩藤12克　白菊花9克　明天麻6克　决明子30克　小川连4克　吴茱萸1克　蒲公英30克　川厚朴9克　炒陈皮9克　5剂。

嘱：避免过度紧张、疲劳。

评析：本例阳明头痛，又夹眩晕、胸闷、脘胁作痛等证，虚实夹杂；"风""火""瘀""虚""热"，兼而有之，病情长达30余年，治疗上既要注意去其诱因，又要针对其病机，综合辨治。以上两诊时间相隔近一载，因路远未能一一复诊，故两诊均属发作期急则治标之例。其后当以标本同治及培本主治。

4.息风解痉、活血宽中治疗头痛（高血压病）

陈某，女，57岁。初诊：1992年5月8日。

主诉：反复头痛头胀5年，又发伴颈肩拘急感半月。

病史：患者反复头痛、头胀、血压偏高已五载，近半月疲劳后又作，伴颈项背部肌肉发胀。近饮食不慎，中脘胀痛。以往饮食不注意、胃脘易于发胀疼痛。今由人陪同请杨氏予以调理，索方带回。

诊查：头痛、头胀，耳鸣，颈项肩背拘急、不舒，脘腹时胀痛；剑突下轻压痛；舌质红，苔薄白；脉细弦。

辨证：肝阳偏亢，上冒巅顶，发为头痛头胀；病久筋脉失养，血行欠畅而见颈肩拘挛；久病脾运失健，气机不利，气滞而脘胀作痛。

中医诊断：①头痛（肝阳头痛夹瘀）；②胃脘痛（气滞血瘀）。

西医诊断：①原发性高血压；②胃炎。

治则：息风解痛，活血宽中。

处方：制白僵蚕12克　决明子24克　白菊花9克　葛根30克　川芎12克　威灵仙12克　丹参30克　杜仲30克　生米仁30克　炒枳壳12克　炒橘红6克　厚朴12克

评析：杨氏认为，中老年人原发性高血压病多有虚瘀夹杂,"风""火""痰""瘀""虚",常兼而有之。应抓住主要矛盾,兼顾其他。本例头痛、头胀、耳鸣,颈拘,侧重肝阳偏亢,治以息风解痉为主,辅以活血补虚之丹参、川芎、杜仲。该例夹有脘胀疼痛,佐理气宽中兼顾,适于整体调理。

5. 息风活血、和胃降逆治疗头痛(颈椎病、椎基底动脉供血不足)

姜某,男,30岁。初诊:1992年5月10日。

主诉:后颈部疼痛、头昏时作2个月。

病史:近2月患者时感后颈部疼痛,有拘急感,头昏,甚则恶心。颈椎X线片示:第5~7颈椎骨质增生。适逢杨氏义诊,要求诊治。

诊查:后颈部疼痛、拘挛,头昏,恶心,神倦乏力;苔薄白;脉弦滑。

辨证:经常低头长时间伏案工作,易压迫血脉致脉道不充,不通则痛而见后颈部疼痛;脑窍失于血液荣养,故头昏;清阳不升,痰浊易于内蕴,碍及胃气,使脾胃升降失司,出现恶心、乏力等症;血不养肝、肝阳偏亢,尤可发为眩晕。

中医诊断:头痛(肝旺血滞);眩晕(肝旺痰阻)。

西医诊断:颈椎病,椎基底动脉供血不足。

治则:息风活血,通络,佐以和胃降逆。

处方:制白僵蚕12克　白菊花9克　葛根30克　川芎9克　丹参30克　炒当归9克　威灵仙12克　赤芍12克　姜半夏9克　炒陈皮9克　炒骨碎补12克　7剂。

评析:因颈椎病引起椎基底动脉供血不足,致头痛、头晕。杨氏在治疗中常予息风解痉、活血通络之法,尤重活血行瘀升发清阳，方中以白僵蚕、白菊息风清肝，川芎、赤芍、丹参、当归活血养血，大剂葛根升清止痉、缓解肌肉痉挛、扩张脑血管，威灵仙通络止痛，骨碎补治肝肾风虚、筋脉拘挛，姜半夏、陈皮伍之则以和胃降逆。全方配伍恰合病机，服之多能明显缓解症状。

（四）眩晕

1.活血通络、清肝化浊渗利法治疗眩晕（高血压病伴心肌损害）

余某，女，45 岁。初诊：1992 年 5 月 5 日。

主诉：反复头晕头昏 10 余年，又发 2 个月。

病史：有高血压史 10 余年，血压波动在 23～28 / 14～8 千帕之间，1 月前因头晕再发加重 1 个月在余杭就诊。检查：血压 25 / 16 千帕，血胆固醇 4.88 毫摩尔 / 升，甘油三酯 2.01 毫摩尔 / 升。心电图示：心肌损害，ST 段及 I、III、aVF、V5 水平低于 0.5。血尿素氮 7.07 毫摩尔 / 升，肌酐 110.5 微摩尔 / 升。曾服羚角降血片、心痛定、复方路丁、丹参片、卡托普利片及中药天麻钩藤饮、芳香化湿药等治疗，但服心痛定时头痛明显，服卡托普利片时尿蛋白（±）。故请杨氏治疗。

诊查：诉头昏头晕，后枕部与四肢时感麻木，口淡且苦，食无馨味；苔黄中根腻；脉细。

辨证：气血瘀滞不能上荣脑窍，血脉痹阻，肢末失养，痰浊内生，蒙蔽清窍，蕴于脾胃。

中医诊断：眩晕（气滞血瘀、脾湿内蕴）。

西医诊断：原发性高血压，高血压性心肌损害。

治则：活血通络，清肝化浊兼以渗利。

处方：川芎 15 克　丹参 30 克　炙地龙 12 克　茺蔚子 30 克　夏枯草 9 克　白菊花 9 克　炒黄芩 15 克　制白僵蚕 12 克　炒莱服子 18 克　厚朴 12 克　泽泻 30 克　车前草 30 克　佩兰 12 克　姜半夏 9 克　5 剂。

二诊：服药后，头晕减轻，血压趋降，测血压 18／12 千帕；后枕与四肢麻木亦瘥，苔腻根薄，纳食见增，脉细弦。再步前意，上方去地龙、茺蔚子、姜半夏，加葛根 30 克，炒楂肉 12 克，马蹄决明 30 克。7 剂。

评析：原发性高血压之病因病机，有风、火、痰、瘀、虚。此例患者，前曾用息风化痰浊以清为主中药，症状未改善。杨氏以症征相参，认为该例高血压病人已有心肌损害，属气滞血瘀为主，脾虚湿腾与风痰上扰为其次，故选活血通络为君，化浊渗利和清肝息风为辅之方法，切合该例病变之病机，效果则显著。

经辨证，每个具体的人，均有其主要症状、主要体征、主要矛盾，抓住主要矛盾，兼顾其他，是杨氏在辨证施治中的一个重要原则。高血压病人有血液粘稠度增高的趋向，瘀及重要脏器，血液供求失衡导致的虚，实乃高血压病的本质。理瘀求本是杨氏治疗高血压的一个开拓型思路和方法。

2. 清肝泻火、活血潜降治疗眩晕（原发性高血压病）

孙某，男，63 岁。初诊：1993 年 6 月 7 日。

主诉：反复头昏头晕 3 年，伴胸闷。曾被台湾大学附属医院诊断为"冠心病""高血压"。平时血压徘徊于 16.7／10.3～10.8 千帕（170／105～110 毫米汞柱）之间。近又感头目昏眩、胸宇塞闷。请杨氏赐方带回调治。

诊查：头昏且胀，胸闷痞塞；形体肥胖；苔黄腻；脉弦劲。

辨证：肝阳上亢，偏于火盛；痰浊中阻，痹于胸宇；清阳不升，肝火上炎，久病多瘀。

中医诊断：①眩晕（肝阳上亢、肝火上炎）；②胸痹（痰浊壅盛、瘀血痹阻）。

西医诊断：原发性高血压；冠心病。

治则：先拟清肝泻火化浊，活血潜降并进。

处方：龙胆草6克　炒黄芩15克　决明子30克　制白僵蚕9克　制全蝎9克　炒牛膝15克　全栝楼15克　炒莱菔子15克　枳壳15克　川芎15克　丹参30克　泽泻30克　30剂。另：羚羊角粉1.5克/日，分2次吞服。

评析：本例台胞为冠心病、原发性高血压患者。症征合参属肝阳肝火眩晕、痰浊瘀滞胸痹。杨氏予以平肝泻火、化浊活血并施。"气有余便是火"，肝火上炎，多由肝气郁而化火所致；肝阳上亢，多由于肝肾阴虚，不能制阳，属本虚标实之证；痰浊、瘀血皆为病理产物，反过来又可致病，故有"百病多由痰作祟"之说，以及"血气不和，百病乃变化而生"之理。因而，先祛其有余病邪，尔后再予滋养肝肾，此为治疗疾病的法则及层次之具体体现。

3.清肝益肾、活血通络治疗眩晕（原发性高血压）

金某，男，55岁。初诊：1993年5月26日。

主诉：经常头昏头胀5年。

病史：患者近几年常感头昏、头胀，血压高达23.9/14千帕（180/105毫米汞柱）。检查：眼底动脉Ⅱ°硬化。B超示：脂肪肝，左室肥大可能。服降压药，血压仍高。请杨氏予以辨证施治。

诊查：头昏、头胀时作，口苦，腰酸；舌质红，苔薄黄；脉细弦。

辨证：肝阳上亢，肝火上炎，上冒巅顶，发为眩晕，并见头胀痛；其舌红、苔黄为火旺之征；腰酸、脉细而弦为肝肾不足、阴虚阳亢之象。

中医诊断：眩晕（肝阳上亢、肝肾亏虚）。

西医诊断，原发性高血压。

治则：清肝益肾，活血通络。

处方：白菊花9克　炒黄芩15克　夏枯草9克　大生地30克　桑寄生15克　炒杜仲30克　炒牛膝15克　川芎15克　丹参30克　炒当归9克　丹皮9克　生山楂12克　泽泻30克　7剂。

二诊：仍头昏头胀，血压21.3/13.3千帕，舌尖红，脉细弦。前意续进。上方去黄芩、当归、桑寄生，加决明子30克，制首乌15克，炙地龙12克。7剂+7剂。

三诊：血压已趋稳定，为12～18.6/12千帕。前意续进。

处方：白菊9克　炒黄芩15克　川芎15克　丹参30克　炒牛膝15克　炒杜仲30克　制首乌15克　丹皮9克　泽泻30克　清炙地龙12克　生楂肉15克　7剂。

四诊：头昏头胀已轻，血压为18.6/12～12.5千帕，脉细弦。上方去白菊，加桑寄生15克，黄肉9克。7剂。

评析：本例高血压患者，体检发现有眼底动脉硬化，左心室肥大可能，血压收缩压与舒张压均较高。中医辨证属阴虚阳亢，重治肝阳上亢、肝火上炎，继又不略其肝肾亏虚、血运欠畅、虚中夹实之一面。杨氏予清肝养肝、活血益肾并施之法，标本同治，使血压逐渐趋于正常。对于高血压患者，除非恶性高血压，杨氏一般主张微调缓降，让人体有一个适应过程，并立足从本治疗。

4.养阴活血、平肝潜降治疗眩晕（原发性高血压）

邵某，男，66岁。初诊：1992年3月21日。

主诉：反复头晕头昏5年，又发3天。

病史：患者有高血压、冠心病房颤史5年。3天前因疲劳又感头晕头昏，测血压27.7/13.8千帕。服心痛定感头痛。请杨氏诊治。

诊查：头晕头昏时作，疲劳及情绪波动时血压易升高，偶有心悸胸闷、房颤发作，近3日感头昏，无房颤心悸；舌红，苔薄黄；脉细不匀。

辨证：肝肾阴亏，肝阳偏亢，风阳升动，上扰清空，发为眩晕；肾阴亏于下，心火妄动于上，以致心悸不安、脉结代。

中医诊断：①眩晕（阴虚阳亢）；②心悸（阴虚火旺）。

西医诊断：①原发性高血压；②冠心病房颤。

治则：养阴活血，佐以潜降。

处方：大生地18克　麦冬12克　白菊花9克　丹参30克　制首乌15克　川芎12克　炒杜仲18克　炒牛膝12克　丹皮9克　决明子30克　生石决明30克　夏枯草9克　7剂。

二诊：血压趋降，今测血压21.8/12千帕，头昏仍有，口觉干，自汗多，苔黄，脉细弦。仍守原意。上方去首乌、牛膝、丹皮、夏枯草、决明子、石决明，加钩藤12克，桑叶9克，生牡蛎30克，泽泻18克，太子参20克，川石斛30克。7剂。

药后头昏减轻，口干瘥，自汗少，血压降至20/12千帕。继进原方巩固。

评析：本例患者疲劳后血压升高，服心痛定则头痛，请杨氏诊治。此次冠心病房颤未发，症状以头晕头昏为主。辨证属阴虚阳亢，故以滋阴潜阳活血法治之，血压随之下降；继又自汗、口干，表现为气阴虚、卫表不固、心火偏旺、汗液外出之证候，遂以气阴并顾，清热敛津，缓则治本之法调理，使气阴复、火归其原。

5.养阴平肝、调脾宁神治疗眩晕（原发性高血压）

徐某，男，55 岁。初诊：1992 年 5 月 27 日。

主诉：头晕 1 周。

病史：患者有高血压及胃病史，平时服复降片，血压基本维持正常；胃脘部不适已有 3 年，去年作胃镜示为慢性萎缩性胃炎。曾服养胃冲剂、三九胃泰、吗叮啉，无明显效果。服胃必治后，自觉症状略有好转，近 1 周疲劳后，又感头晕、胃纳不佳，请杨氏诊治。

诊查：头昏头晕，血压偏高，胃纳不展，寐况欠佳，口苦干；苔微黄根腻；脉细弦。

辨证：劳倦肾虚，肝阴不足，肝阳偏亢，风阳升动，上扰清空发为眩晕；肝阴暗耗，内扰心神而寐况不佳；疲劳内伤，诸证诱发。

中医诊断：①眩晕（肝肾不足，肝阳偏亢）；②痞证（脾胃气滞）。

西医诊断：①原发性高血压；②慢性萎缩性胃炎。

治则：补肝肾，平肝阳，宁心神，调脾胃。

处方：桑寄生 15 克　炒杜仲 30 克　白菊花 9 克　决明子 30 克　炒枣仁 12 克　夜交藤 15 克　川芎 12 克　泽泻 20 克　厚朴 12 克　炒枳壳 12 克　蒲公英 30 克　川石斛 30 克　7 剂。

服药后头晕头昏、寐况皆好转，纳亦见增。

评析：患者工作辛劳，肝肾不足，肝阳偏亢，扰动心神。杨氏予补益肝肾，平肝潜阳，清肝宁心之法调理。药后即能获效。对其胃部不适，胃镜检查结果与服药治疗效果不相符合这一点，认为是由于长期服复降片，对胃影响，引起胃酸分泌过多，刺激胃业而导致溃疡。故服抑制胃酸分泌的胃必治反见舒适；而另一方面，随着年龄的增长，胃腺体可渐趋萎缩。所以出现胃镜与服药效果不相符的现象。杨氏根据中医辨证予清化和胃及扶正顾本兼治，则获相得益彰之效果。

6. 补益心肾、平肝活血治疗眩晕（原发性高血压）

沈某，男，65 岁。会诊时间：1992 年 4 月 9 日。

主诉：因反复头晕、心悸、胸闷 2 年余，再发伴加重 1 周。

病史：患者近 2 年经常头昏，时有心悸、胸闷，检查血压偏高，最高时达 22/14.6 千帕。1990 年 12 月作动态心电图示：间歇性 Ⅱ°窦房传导阻滞、房性早搏。1991 年 12 月作超声心动图示：高血压动脉硬化、冠心病。2 年来头昏、心慌、步履不稳时作，服开搏通、地奥心血康、维脑路通、心脑舒、寿比山、丹参片等，血压稳定，一般在 20/12 千帕左右。1 周前突然出现头晕、视物旋转、恶心、汗出，并有便意，自服眩晕宁，用湿毛巾热敷额部得缓解。住院后检查：血压 21.3/12.8 千帕，血红蛋白 114 克 / 升，血白细胞 4.1×10^9/升，血小板 96×10^9/升。头颅多普勒示：椎基底动脉明显供血不足。心电图示：正常。B 超示：肝多发性囊肿，胆囊炎，脾大，左右肾孤立性囊肿。心脏 B 超示：右室流出道偏大，右室壁肥厚。眼底动脉硬化 Ⅰ ~ Ⅱ°，血总胆固醇 4.97 毫摩尔 / 升，甘油三酯 2.43 毫摩尔 / 升，乙肝三系阴性。

住院期间用西药西比灵、维脑路通、寿比山、开搏通等及清热、息风、益肾、消炎中药,症状依然。请杨氏诊治。

1969年因胃溃疡穿孔行胃大部切除术。1976年患甲型病毒性肝炎。1984年作阑尾切除术。

诊查:经常头昏头晕,此次发作伴有眩晕、恶心,无耳鸣,头晕甚则出冷汗、大便失禁,最近有胸闷、心悸、口干苦,纳尚佳,大便正常,血压偏高(21.3/13.3千帕);舌质红,苔薄白;脉细弦。

辨证:心之气阴不足,不能上荣于脑窍,阴虚则肝阳偏亢,而头昏脉弦;久病累及于肾,阴损及阳,致心肾阳气不足;阴阳两虚,气虚无力运行血脉,气滞血瘀、气滞不畅。

中医诊断:①眩晕(阴阳两虚、气滞血瘀);②心悸(心肾两虚)。

西医诊断:①原发性高血压,动脉硬化;②冠心病,心律失常。

治则:补益心肾之阴阳,辅以平肝活血。

处方:麦冬30克 炒杜仲30克 生石决明30克 丹参30克 郁金12克 鲜石斛30克 天花粉12克 决明子15克 钩藤12克 川芎12克 炒陈皮9克 甘菊花9克 7剂

二诊:服上药后头昏头晕改善,但近2日活动后心跳发生长间歇停搏,自感胸闷、气短,动则气急;舌质红,边有瘀点,苔薄白。24小时动态心电图示:窦性停搏,长间歇最长达2.76秒,24小时中有22次。继以益气阴、温心肾、宽胸活血治之。

处方:党参15克 麦冬15克 枸杞子12克 炒杜仲30克 五味子6克 丹参30克 川芎15克 栝楼皮

12克　薤白9克　广郁金12克　鲜石斛30克　白菊花9克　炒枳壳12克　7剂。

西药用脑活素、FDP等，中药加减继进20余剂。

三诊：辨证加减治疗2个月，病情稳定，未出现明显心悸气短。动态心电图复查：长间歇仅2次/24小时，最长间歇由2.76秒缩短为1.96秒。目前一般情况好，头晕心悸、胸闷气短之症皆未出现，带药方出院休养。

处方：太子参30克　生黄芪15克　麦冬12克　五味子6克　丹参30克　炒枣仁12克　郁金12克　川斛石30克　炒枳壳12克　炒柏子仁12克　川芎12克　炒新会皮9克　炒楂肉15克　7剂。

评析：本例高血压病、冠心病心律失常，曾出现长间歇停搏达2.76秒。临床症状出现头晕恶心、心悸胸闷、气短、出冷汗、便失禁。杨氏认为，此不是肠胃病变所致恶心，乃心气虚弱、无力推动血液、上荣脑窍所致。椎基底动脉供血不足即属斯意。因久病、年老、心肾阴阳皆虚，气血运行不畅，瘀血停滞而见舌边瘀点。杨氏前后几诊，均以补益心肾、调摄阴阳、活血宽胸，使病人症状皆有好转或消除。长间歇停搏由2.76秒减至1.96秒，由每24小时22次减至2次，好转出院。继以调养缓图。1个月后随访复查，P–R间期已在1.5秒以内。

（五）中风

1.息风解痉、清热祛痰、活血通络治疗中风（周围型面神经瘫痪）

高某，男，45岁。初诊：1993年11月15日。

病史：患者左侧颜面麻木，继而口眼㖞斜、言语欠利，病起已 2 周，曾用针灸、服中药（具体不详）治疗，略有好转，未尽愈，左侧面瘫依然，恰来杨氏家，予以诊治继之。

诊查：口眼㖞斜，左侧颜面肌肉松弛，左侧额纹消失，伸舌尚正中，语言欠清；舌红，苔薄白；脉弦。双侧肢体肌力正常，血压尚正常。

辨证：正气不足，络脉空虚，外卫不密，风邪乘虚而入，气血痹阻发生口眼㖞斜，风火痰湿与瘀血诸邪阻闭，脉络失畅，舌肌失灵，故言语欠利。

中医诊断：中风（中经络）。

西医诊断：周围型面瘫。

治则：先拟息风解痉、清热祛痰、活血通络治之。

处方：白附子 9 克　制全蝎 9 克　钩藤 12 克　蜈蚣 3 条　羌活 9 克　野菊花 9 克　制白僵蚕 12 克　丹参 30 克　川芎 12 克　天麻 12 克　炒陈皮 9 克　7 剂。

药后面瘫好转，继服 7 剂而愈。

评析：本例周围型面瘫，因疲劳、正气不足，外邪入侵致风火痰瘀，诸邪阻闭经络而发。杨氏予息风解痉、清火热、祛风痰、行瘀血、通经络之法，使面瘫尽快速愈，以防留下后患。其中野菊花、羌活清热祛风，现代药理研究提示此药有抗病毒感染的作用，杨氏选之与息风活血法风痰之味合用，寓意急则治标，先清邪热。

2. 活血化瘀、芳香开窍、息风通络治疗中风（脑梗死）

马某，男，58 岁。会诊时间：1991 年 8 月 14 日。

主诉：右侧肢体偏瘫 9 天，伴失语 6 天。

病史：因右侧肢体活动障碍 1 天，于 1991 年 8 月 3 日入院。患者入院前一天从上海出差回来洗冷水澡后，即感右上肢活动不利，不能提重物，有麻木感，不能做精细动作，但尚能单独行走。次日右侧肢体活动不利加重，右上肢不能抬举，右下肢行走困难。来院体检：血压16/12千帕，心率64次/分。右侧上、下肢肌力Ⅱ～Ⅲ级。在送入病房途中出现呕吐，吐出胃内容物，无头痛、无眩晕，神志清楚，对答如流。入院后第三天突然右侧肢体偏瘫、语言障碍。入院后第6天又因情绪激动突然失语，肢体瘫痪加重，尿失禁，生活不能自理；舌红，伸舌正中，苔黄腻；脉弦细。

患者半年前曾出现右侧上、下肢麻木，活动障碍数小时后自愈，以后长服阿司匹林、脑通等药物。曾作头颅多普勒检查，提示：左大脑中动脉狭窄。

入院后实验室及各项检查示：血小板（348～374）×10^9/升。眼底动脉Ⅱ°硬化。心脏B超：主动脉硬化，左冠瓣偏厚钙化。肝脾B超：肝门脉偏宽，脾轻度肿大。头颅CT：左颞顶叶、左颞叶豆状核区有多处小片缺血灶。

入院后用丹参、低分子右旋糖酐、尼可林、FDP等静滴，服用益气活血、息风通络中药，症状未见明显好转，请杨氏会诊。

诊查：右侧肢体软弱无力，颜面向左㖞斜，言语謇涩；舌质红，苔黄厚腻；脉弦滑。

辨证：气血郁滞，风痰上扰，痹阻经络。

中医诊断：中风，中经络。

西医诊断：脑梗死。

治则：活血化瘀，芳香开窍，息风通络。

处方：川芎15克　赤芍15克　丹参30克　毛披树根30克　石菖蒲12克　郁金15克　制远志6克　厚朴12克　制全蝎6克　制蜈蚣4条　钩藤12克　葛根30克　炙地龙12克　炒陈皮6克　4剂。

二诊：1991年8月18日。自觉症状明显好转，能自行坐起，左上、下肢肌力改善。上方去钩藤、赤芍、厚朴、陈皮，加制白僵蚕9克，白菊花9克，明天麻6克，炒莱菔子9克。5剂。

三诊：1991年8月23日。上下肢肌力有所提高，今日能发简单音节，心情良好。血压15.3/10千帕。

处方：川芎15克　赤芍15克　丹参30克　毛披树根30克　石菖蒲12克　郁金15克　炒莱菔子9克　炒枳壳12克　制全蝎6克　白菊花9克　制远志6克　清炙地龙12克　炒杜仲18克　炒楂曲各12克　5剂。

四诊：1991年8月28日。病情恢复较好，昨日能顺利讲一句话，右上下肢肌力提高，在搀扶下能行走，右手能上举，但握力仍差。上方去赤芍、枳壳，加杜红花9克，炒当归12克。7剂。

药后语言功能明显改善，能讲简单句子，但口齿欠清，右侧肌力增强，能扶物行走。继善后综合调理出院。

评析：该例患者起病突然，旅途活动后骤以冷水淋洗，性情急躁，而素体有高凝状态，血液黏滞度增高，舌质红、苔黄厚腻，脉弦滑，均属实证之象。故中药治疗应予祛瘀行滞、化浊息风为先，此治实亦即扶正，不宜过早用参芪，防止闭寇留浊，使病情迁延难廖。

3.息风解痉、活血通络治疗中风（脑梗死）

王某，男，51岁。初诊：1991年7月23日。

主诉：左侧肢体活动不利3月余。

病史：3个多月前因左侧肢体软瘫，于1991年4月8日至4月24日在某大医院住院。经头颅CT检查示：右内囊前肢梗死。给予低分子右旋糖酐、脑活素、复降片、阿司匹林、脑复康及光氧紫外线等治疗后，患侧肢体肌力恢复至Ⅴ级出院。出院后继用抗栓丸、尼可林、尼莫地平、脑通等治疗，患侧肢体功能恢复缓慢，且感右侧肩颈部刺痛不适。X线摄片示：颈椎退行性改变（第6、7颈椎间盘变性）。为促进早日康复而请杨氏诊治。

诊查：左侧半身肢体活动不利，颈部牵掣不舒，伸舌尚正，步履蹒跚；舌质红，苔黄根腻；脉弦滑。血压20/14千帕。

辨证：风痰上扰，经络失和，血脉痹阻，经隧不通。

中医诊断：①中风（中经络）；②血痹。

西医诊断：①脑梗死；②颈椎病。

治则：清肝息风解痉，活血舒筋通络治之。

处方：白菊花9克　炒黄芩12克　决明子30克　制白僵蚕9克　刺蒺藜15克　清炙地龙12克　葛根30克　丹参30克　赤芍12克　川芎12克　威灵仙12克　炒桑枝30克　7剂。

二诊：1991年7月30日。左侧下肢活动稍灵活，四肢仍发麻，颈部牵掣不舒，脉细弦。原法出入。上方去黄芩、决明子、刺蒺藜、威灵仙，加川桂枝6克，红花9克，制豨莶草15克，炒牛膝12克，炒杜仲15克。7剂。

三诊：1991年8月12日。颈部拘紧好转，尚头昏，两下肢沉重碍及行路。血压20/14千帕。苔薄黄，脉细弦。上方去桂枝、红花，加槐米30克，决明子30克，桑寄生18克。14剂。

四诊：1991年8月19日。颈部拘紧与四肢发麻均有好转，苔薄黄，脉细弦。前意续进。

处方：葛根30克　川芎15克　地龙12克　丹参30

克　白菊9克　炒牛膝12克　泽泻30克　赤芍12克　制白僵蚕9克　炒杜仲18克　威灵仙9克　决明子30克　炒陈皮9克　7剂。

五诊：1991年8月25日。诸证减轻，舌脉同前，血压18.6/12千帕，血脂偏高。上方去威灵仙、制白僵蚕，加豨莶草15克，楂肉15克。7剂。另配大活络丸24粒，每日1粒，化服。

六诊：1991年9月2日。血压16/8千帕。病情稳定。前方易豨莶草为炒桑枝30克。继进。

七诊：1991年10月28日。上药服1月余，血压稳定，脉细，苔微黄。拟养血活血、祛风通络继之。

处方：丹参30克　制首乌15克　红花6克　丹皮9克　制豨莶草15克　桑寄生15克　炒牛膝15克　炒米仁30克　清炙地龙12克　炒杜仲18克　川芎15克　泽泻30克　白菊9克　炒陈皮9克　7剂。

同时加服华佗再造丸，每次1丸，每日2次。

八诊：1991年11月19日。服药20余剂。左侧上下肢体日趋灵活，血压正常，脉细弦，苔薄黄。拟益气养血、活血通络缓图。

处方：生黄芪20克　炒当归9克　制首乌15克　丹参30克　赤芍12克　红花9克　川芎15克　葛根30克　炒杜仲20克　炒牛膝15克　清炙地龙12克　泽泻30克　夏枯草9克　炒陈皮9克　羚羊角粉1克（吞）　7剂。

九诊：1991年12月23日。又服药月余。左侧肢体活动已基本正常，血压稳定，舌苔薄黄，脉细弦。上方去夏枯草、羚羊角粉、陈皮，加生米仁30克，络石藤15克，山楂12克。西洋参2克。含服。

患者继前方服药至第二年 2 月，患侧肢体功能恢复、血压稳定，停服中药。

评析：该例脑梗死患者，起病时言语失利、皮肤麻木、半身不遂，且头昏头痛，舌质红、苔黄腻，脉象弦滑，血压中度增高，归属中风中经络范畴。弦主肝风，滑主痰湿，舌红为阴虚，素体阴虚，肝阳偏亢，肝阳亢而肝风动，肝风夹痰上扰，流窜经络，痹阻血脉，为本虚标实之证。先以清肝息风解痉、活血通络舒筋治其风火痰湿、气血郁阻之标；继以益气养血、活血通络调其肝肾不足、气血亏虚之本。前后诊治 10 余次，辨证用药注重标本缓急，各有侧重。如肩颈麻木、牵制不舒症状明显，而脉象又细时，不拘阴虚阳亢之素体，在清肝息风解痉基础上少佐桂枝、红花之温通缓解症状，只是寒温药物并用时，剂量、药味的多寡至关重要，视病情辨证，灵活掌握。又如血压高、苔黄腻、脉象弦滑之时，以黄芩、夏枯草、白菊、羚羊角、地龙等寒凉之品清肝息风降压，然人体始终需要维持阴阳平衡。当标实之证得以平息控制之后，本虚之象尚待补益扶正。后期采用桑寄生、杜仲之属，并投大生地、西洋参、当归、黄芪、首乌、丹参等滋阴养肝、益气活血，缓图微调，血压稳定，逐日康复。此例治疗中贯穿的抗高血压治疗，其本质在于维持血液供求的动态平衡，亦即维持阴平阳秘的平稳状态。

4.清肝泻火、息风平肝治疗中风（蛛网膜下腔出血）

应某，女，46 岁。会诊时间：1992 年 4 月 23 日。

主诉：突然头痛伴肢体麻木 10 分钟。

病史：患者前日下午在工作中突然头痛，以前额为甚，呈炸裂样疼痛，伴左侧肢体麻木、左下肢不能行走。当时测血压 22/14 千帕。舌下含心痛定 10 毫克后入抢救室。曾呕吐 3 次，吐出胃内容，呕吐为非喷射状，无抽搐，无意识障碍、尿失禁。心电图示：窦性心动过速，ST-T 无改变，血压 21.3/10.6 千帕，考虑为一过性脑缺血、急性胃炎。入院时体检：体温 37.8℃，神清，语言清楚，对答切题，瞳孔等大（0.25 毫米），心率 103 次/分，两肺清晰，右上肢肌力Ⅳ级，右下肢肌力正常，病理反射未引出。实验室检查：血红蛋白 76 克/升，血白细胞 6.2×10^9/升，中性 0.60，淋巴 0.39，血小板 98×10^9/升。脑脊液：血色、浑浊，泮氏试验阳性，细胞数 172，无细菌。血糖 4.7 毫摩尔/升，血总胆固醇 4.32 毫摩尔/升（166mg%），甘油三酯 1.32 毫摩尔/升，血沉 18 毫米/小时。诊断：蛛网膜下腔出血。曾用甘露醇、止血敏、脑复康、能量合剂、氨苄西林、氯唑西林、吗叮啉、舒胆通等药，并请杨氏中医会诊。

以往无高血压病史，有眼底动脉硬化、胆囊炎病史。

诊查：体温 37.8℃，神清，对答切题，头痛，畏光，恶心呕吐，右侧肢体麻木；舌质红，苔黄腻；脉弦滑。血压 18/9.4 千帕。

辨证：情志不畅，肝经郁火，肝阳暴亢，肝风上扰，血随气逆，气血上扰。

中医诊断：中风（中经络，肝阳暴亢，肝经有火）。

西医诊断：蛛网膜下腔出血。

治则：清肝泻火，养阴凉血，息风平肝。

处方：龙胆草 6 克　钩藤 12 克　白菊花 9 克　生石决明 30 克　大生地 30 克　茜根 30 克　小川连 5 克　连翘 20 克　制白僵蚕 12 克　车前子 20（包）克　泽泻 30 克　制全蝎 6 克　姜竹茹 9 克　7 剂。

羚羊角 2 克，文火另煎 2 小时，每日 2 汁。

二诊：1992 年 4 月 29 日。药后头痛明显减轻，无恶心；舌质红，苔趋净；脉细弦。

处方：生石决明 30 克　决明子 30 克　制白僵蚕 12 克　制全蝎 6 克　白菊 9 克　川连 5 克　川厚朴 9 克　姜竹茹 9 克　泽泻 30 克　车前子 30（包）克　连翘 18 克　淡竹叶 12 克　知母 12 克　炒陈皮 9 克　鲜芦根 30 克　8 剂。

三诊：1992 年 5 月 7 日。甘露醇已减量，头痛时有，大便秘结；舌红，苔黄腻而糙。上方去川厚朴、竹茹、竹叶、陈皮，加钩藤 12 克，炒枣仁 12 克，全栝楼 30 克。3 剂。

四诊：1992 年 5 月 21 日，服前药后病情基本稳定，近 4 天感冒、恶寒、发热、鼻寒，体温 38.3℃，舌苔黄腻中黑，颈软。予清热宣肺疏表。

处方：连翘 15 克　炒黄芩 15 克　知母 12 克　蒲公英 30 克　银花 30 克　炒大力子 12 克。苏梗 12 克（后下）淡竹叶 12 克　决明子 30 克　青蒿梗 9 克　野荞麦根 30 克　3 剂。

五诊：1992 年 5 月 28 日。表邪已解，近 2 日又感头晕、畏光，转侧头晕甚；舌质淡，苔白腻中微黄。予息风平肝潜降。

处方：钩藤 12 克　生石决明 30 克　制白僵蚕 9 克　川连 3 克　全栝楼 12 克　决明子 30 克　白菊花 9 克　姜半夏 9 克　吴茱萸 1 克　天麻 6 克　磁石 30 克 4 剂。

六诊：1992 年 6 月 4 日。5 天前早上突然头昏、抽搐、癫痫样发作 1 分钟后昏迷。大便 4 日未解。舌质红，苔黄糙；脉弦。头颅 CT 示：前额头实质出血。西药用甘露醇、脑活素、氨甲苯酸（对羧基苄胺）、止血敏等。目前神志已清，继以清热养阴、凉血止血。

处方：鲜石斛 30 克　鲜芦根 30 克　石菖蒲 9 克 广郁金 12 克　制白僵蚕 9 克　连翘 20 克　旱莲草 15 克　决明子 30 克　知母 12 克　生地 15 克　茜根 15 克

因患者再次出血，后做手术治疗。

评析：蛛网膜下腔出血再次出血的概率高，有条件时应作手术治疗。发作期间的中医治疗，杨氏采用清泻肝经之火、平肝息风、凉血止血之法，曾一度病情稳定，后又夹感，大便秘结不通，皆宜成为再次诱发因素。中风病人，防止再感，保持大便通畅，亦属治疗护理中的一个重要环节。杨氏在处方中运用大剂量的车前子、泽泻，与现代医学之利尿降压机理相吻合。运用全蝎搜风解痉，是止头痛的要药，但川芎、延胡索类动血之药，白芷止头痛偏燥偏温，茺蔚子动血活血，皆不适宜，故不用。杨氏在治蛛网膜下腔出血之方药中，特别推荐连翘这味药，具凉血止血作用，剂量可达 30 克；据现代药理研究分析，其具有路丁样作用。

脾胃病证

一、胃脘痛的辨治经验

胃脘痛以胃脘部疼痛为主要症状。《内经》："胃脘当心而痛。"指出了胃脘痛的部位。《脾胃论》："饮食不节，寒温不适，脾胃乃伤。""六淫中以伤脾胃致病为最多见"，及《景岳全书》"胃脘痛证多由因食、因寒、因气不顺者，然因食、因寒亦无不皆关乎气。"说明胃脘痛发病与饮食、起居、劳倦、湿邪、七情等因素的关系。这些因素互相影响，引起胃的气机阻滞，乃至不通则痛。

病因病机

情志郁结、肝木犯胃，或饮食劳倦，损伤脾胃，或感受外邪、邪阻气滞，脾胃升降失司，气机不利，不通则痛；或久病脾虚，脾胃虚寒，胃络失养；或瘀血内生，脉络阻滞，胃络损伤，均可致胃脘部疼痛并伴有一系列兼证。

辨证施治

杨氏认为，胃脘痛发病是与饮食、起居、劳倦、湿邪、七情等因素有关。而这几种因素往往相互影响，同时并存，从而导致胃的气机阻滞，乃至不通则痛。根据临床实践，胃脘痛病之始，以寒热夹杂，偏实为多。日久不愈，则以偏寒与虚证为多。对胃脘痛，可辨证与辨病相结合，以证概病，以病分型。临床上胃脘痛以溃疡病、慢性胃炎最为常见。中医分型，因病情有轻重、体质有强弱、病史有长短、医生经验亦不一样，故分型因人而异。杨氏对溃疡病、慢性胃炎的辨证施治简介如下。

（一）溃疡病的辨治

本文溃疡病专指胃及十二指肠溃疡，是一种常见病多发病。临床表现主要呈规律性的胃脘疼痛，伴有嘈杂、吞酸等症状。X线钡餐造影或纤维胃镜检查可确诊。该病初起属阳，虚实夹杂，继则转阴，本虚标实，临床上以虚为多见。如能及时合理治疗，一般预后良好；治疗不当或久延不愈，易出现穿孔、出血等并发症，少数患者亦有恶变转化。治疗常以甘温和中、疏运理气为主。理中，四君是常用之扶中健脾方。但临证则按不同证候，结合体征，灵活立方用药。大致分为"气滞郁热""脾胃虚寒""血瘀"三种类型。

1. 气滞郁热型

证候：胃脘疼痛或脘胀，胸闷，嗳气，恶心，嘈杂，热灼，泛酸，口苦干；苔黄；脉弦滑等。

辨析：本型常因情志所伤，肝气犯胃，胃失和降，或饮食不节，辛辣酗酒，损伤脾胃，致气机失畅。久郁化热，灼伤胃络，气血壅滞，不通则痛。因胃有蕴热，升降失司，气机上逆，故嗳气、泛酸、热灼、恶心、口苦俱现。

治则：疏肝清热，和胃降逆，理气和中。

方剂：经验方。

柴胡4克　郁金12克　苏梗9克　黄连5克　吴茱萸1克　八月札10克　姜半夏9克　枳壳9克　炒白芍12克　延胡索30克　制香附9克　玫瑰花9克　沉香曲9克。

如有嘈杂、热灼泛酸者，止痛药可选延胡索、白芍、娑罗子为主药。不宜用温运止痛之荜茇、荜澄茄、山柰、丁香、桂心等。对酸味药物和曲类药物均应慎用。

2. 脾胃虚寒型

证候：空腹疼痛明显，或夜间作痛，得食或按之痛减，喜甜食，怕冷，常伴四肢指（趾）端冷，神倦乏力；舌多偏淡，苔白；脉细。

辨析：本型多由脾胃素虚，复感外寒或饮食生冷，再伤脾阳，阳虚内寒，以致中阳不振而成脾胃虚寒证。寒气格阳，胃脉受阻，营卫不和，瘀而成胃痛。阳不温煦，胃失濡养而致脘中冷痛或隐痛，喜温喜按喜甘食，周身怯寒，神倦乏力；舌淡，苔白；脉细等证。如病久不愈，中气亏损，脾不统血可出现呕血、黑便之证。

治则：温中健脾，祛寒降逆，抑酸止痛。

方剂：理中汤加味。

133

党参 12 克　白术 9 克　炮姜 5 克　炙甘草 6 克　炒白芍 12 克　黄芪 15 克　制香附 9 克　延胡索 30 克　娑罗子 12 克　陈皮 9 克　玫瑰花 9 克

胃寒甚加桂心；理中汤干姜易炮姜，以防性温动血。

3. 血瘀型

证候：胃脘出现剧痛，继而出血，出血后疼痛反而减轻或痛止，血止后痛又作，伴黑便，严重出血者可见柏油样烂便，面色㿠白，乏力明显，口干，头昏，自汗，血压下降，脉细数。

辨析：久病体虚，脾胃虚弱，气血不足，气虚不能摄血而血溢胃络外，或气滞热蕴，热灼胃络，迫血妄行，或久病气血壅滞胃络，瘀血内生，血不循经而外溢。

治则：根据吐血、黑便情况，辨寒热虚实分别予清热止血、益气摄血、祛瘀生新止血治之。

方剂：①苏木合剂。②独参汤；黄土汤加减。

如呕血鲜红，舌红苔黄，脉弦数，系郁热迫血妄行可用苏木合剂加减：苏木 30 克　紫珠草 30 克　蒲公英 30 克　川连 6 克　制军 9 克　焦栀 9 克　连翘 12 克　仙鹤草 30 克　地榆炭 12 克　白及 9 克　代赭石 10 克。

如脾不统血、气不摄血而致出血色黯，病人面色㿠白、四肢不温、血压下降、脉细数，可先用独参汤益气固脱，继以黄土汤加减益气摄血温脾。

杨氏认为，无论是益气固脱或清热凉血止血，都应根据辨证适佐祛瘀生新止血之品，宜选用三七粉（吞服）、制军粉（吞服）、云南白药（吞服）、代赭石、花蕊石、茜草根、炒蒲黄等。其中大黄一味既有清热，又有凉血与祛瘀作用，不失为一味要药。赭石、花蕊石用于血从上溢之呕血、咯血等。益气固脱摄血用人参，选野山参、别直参、新开河参、边条参、生晒参不等。应根据患者症状和体征，酌情使用。别直参、新开河参性偏温，可酌佐西洋参，以制其温燥。一般常用止血药如紫珠草、苏木、仙鹤草、旱莲草、白及、阿胶、柿霜等，对出血夹阴虚者更为适宜，对有出血病史者，除温热之品慎用外，破瘀之川芎、三棱、莪术、桃仁亦应慎之。

对上述溃疡病之胃脘痛的辨证用药，杨氏认为，中虚胃寒之痛者，如纳食尚可，无明显作胀，苔不厚腻，须加黄芪，因黄芪有补益气血之功，且有生肌作用。胃痛日久不愈，久病入血，黄芪宜与当归、丹参合用。对热灼泛酸、恶心者，黄连与吴茱萸剂量配伍比例为 5：1 或 6：1；如无热灼而泛涎清水者，两者剂量配伍比例为 2：5 或 2：4。如泛酸明显，选加浙贝母、海螵蛸、白螺狮壳、煅瓦楞等；嗳气、恶心明显，加半夏、厚朴、苏梗、生姜；胸闷、脘腹作胀，加郁金、苏梗、枳壳、厚朴、玫瑰花；口苦干，苔黄腻而燥，加鲜石斛、鲜芦根、蒲公英、天花粉、知母等；胃阴不足，加石斛、无花果、麦冬、北沙参等；若苔腻纳少夹湿者，则生地、首乌、萸肉类慎用。清热止血之大黄、蒲公英、连翘、黄连类药用于热甚出血，或呕血、或黑便，效果较好，是属古人所谓"火性炎上，载血妄行"的对因治本疗法。

（二）慢性胃炎的辨治

慢性胃炎包括慢性浅表性胃炎、肥厚性胃炎、慢性萎缩性胃炎等种类。杨氏认为，慢性胃炎中浅表性胃炎、肥厚性胃炎和慢性萎缩性胃炎，其表现的胃脘痛有虚、实之别，前两种以实多见，后者以虚为主。浅表性胃炎可转化为萎缩性胃炎，而萎缩性胃炎的早期常表现为浅表性胃炎，有时两者可同时并见；肥厚性胃炎似为单独病型，很少转化。现将杨氏对肥厚性胃炎和慢性萎缩性胃炎的胃脘痛的辨证施治作简要分述。

1. 肥厚性胃炎

证候：上腹部胀痛，嗳气、泛酸、热灼，纳食减退，口苦而干；苔黄根腻；脉象弦滑。经纤维胃镜检查确诊。

辨析：多属饮食不节成情志郁结等致胃有蕴热，脾虚夹湿，失于健运，气机阻滞，不通则痛。胃热气逆故嗳气、泛酸、口苦、热灼。内有湿蕴，故苔黄根腻，脉弦滑。

治则：清热化湿，健脾和胃。

方剂：经验方。

黄连 5 克　黄芩 12 克　蒲公英 30 克　厚朴 12 克　枳壳 12 克　姜半夏 9 克　佩兰 12 克　吴茱萸 1 克　延胡索 30 克　娑罗子 12 克　炒白芍 12 克。

腹胀甚加白蔻仁粉 6 克（冲服），炒菜服子 12 克；泛酸加白螺壳 30 克，或海贝散；大便秘结加决明子 30 克，全栝楼 30 克。杨氏认为，该病从虚实辨之，一般初起属实为多，久则中焦气机失于健运，虚实夹杂。故初起时治疗宜泻实祛邪为主，宜清宜疏，调理气机；病久则祛邪时兼顾扶正，以护脾土，健运中气为主。

2. 慢性萎缩性胃炎

杨氏认为，慢性萎缩性胃炎的病变过程，因其病程日久，"久病必虚"，故常表现为虚实夹杂、本虚标实的病理状态。本虚是指脾胃中虚："气虚、阳虚、阴虚"；标实是指"气滞、湿阻、火郁、血瘀"。其证有"阳虚"和"阴阳两虚"之异。所谓"阳虚"系"脾胃气（阳）虚"，属"中气虚馁、脾阳不振"；"阴阳两虚"系偏"脾胃阴虚"，属"中虚脾弱、胃阴不足"。上述两类在临证中较为常见，简述如下：

（1）脾胃气（阳）虚型

证候：餐后脘腹作胀伴隐痛，嗳气，纳差，口淡；舌质偏淡，或胖；脉沉细。且多喜酸、喜甘，食后舒适，无泛酸，偶有嘈杂热灼感。胃镜所见，胃壁多数为灰白色或暗红色，红白相兼，属内夹血瘀。

辨析：中气虚馁，脾阳不振，气滞血瘀，胃络失养，脾胃运化功能失常所致。

治则：益气温中，健脾活血。

方剂：理中汤加味。

黄芪 15 克　党参 12 克　炒白术 9 克　炮姜 6 克　川椒 3 克　炙甘草 5 克　乌梅 9 克　无花果 12 克　赤芍 9 克　白芍 9 克　厚朴 12 克　佛手柑 9 克　石菖蒲 9 克　香附 9 克　丹参 30 克。

有嘈杂热灼，去川椒、炮姜，加蒲公英 30 克，吴茱萸 1 克，黄连 5 克；食少难消加生山楂 15 克，鸡内金 9 克等健胃药；腹胀明显加枳壳 12 克，去白术；痛甚加延胡索 30 克

（2）脾胃阴虚型（阴阳两虚）

证候：上腹部隐痛，伴餐后脘胀、嗳气、纳差，或胃中热灼、嘈杂、大便干燥、口干或苦，喜饮水；舌质虽淡，多偏干或苔微黄。纤维胃镜检查确诊为慢性萎缩性胃炎。

辨析：属中虚脾弱，胃阴不足，脉络失养。

治则：益气养阴，和中活血。

方剂：经验方。

黄芪 15 克　党参 12 克　北沙参 15 克　麦冬 12 克　制玉竹 12 克　石斛 30 克　蒲公英 30 克　佛手柑 12 克　炙甘草 5 克　乌梅 9 克　无花果 15 克　炒枳壳 12 克　赤芍 12 克　白芍 12 克　丹参 30 克　延胡索 15 克

杨氏说：萎缩性胃炎为久病虚证。益气、健脾、活血为治疗之共性。黄芪、当归合用益气养血，气血得养，生化有源，有助于腺体分泌。食疗中长期食用羊肉以温养，少佐大蒜、胡椒可刺激胃壁分泌胃酸，有利于萎缩性胃炎的症状改善。

二、痞证的诊治经验

痞证是指心下痞塞、满闷不舒、触之无形、未觉疼痛为主的病证。临床上较为多见，是常见的脾胃病之一。杨氏对痞证的临床辨治有其独到之处。他认为痞证多属胃痞。临床上诸如慢性萎缩性胃炎、胃十二指肠球部溃疡、胃下垂、上腹部手术后粘连、消化不良等疾病均可出现上述主证。虽病似不重，但需辨证正确，治法得当，用药合理尚能解除症状。辨证上有寒热虚实之分，常表现为寒热错杂、虚实并见。治疗上则分别以温清消补治之，予疏理通降、扶正祛邪兼顾。临床一般以实痞、虚痞辨治。

（一）实痞

痞证，在《内经》中或称否、满、否塞、否膈等。杨氏认为，痞证其病位在胃，故亦称胃痞，与肝、脾关系密切。脾主升清，胃主通降，脾以升为健，胃以降为顺，肝主疏泄，调达气机而助脾胃升降。如肝失疏泄、胃失通降、脾失健运，均可以相互影响，使升降气机痞塞或逆乱异常致气滞中满。痞证有虚实之异，实痞，即痞证因邪实所致，以气滞壅塞为主属实证。如张介宾《景岳全书·痞满》称谓："痞者，痞塞不开之谓……凡有邪有滞而痞者，实痞也。"即此意也。

病因病机

情志郁结，肝郁犯胃或邪犯脾胃，湿聚热蕴；或饮食不节，积滞内停均可使气机阻滞、脾胃升降失常，而致胃脘痞塞不舒之证。

辨证施治

杨氏认为，对于痞证临证首当辨别邪之有无。要根据病因病理，患者体质之强弱，症征相参，抓住邪气实的主要矛盾，加以正确辨治。按辨证分型，临床上实痞最常见的有肝郁气滞、饮食积滞和湿阻气逆三种证型。现分述如下：

1. 肝郁气滞型

证候：胃脘痞塞满闷，甚则引及两胁，心烦易怒，或寡欲少语，或时作叹息；舌苔薄白；脉弦。

辨析：情志不和，七情郁结，肝郁犯胃，气机不畅，则胃脘痞满，甚则引及两胁；情志郁结则寡欲少语或时作叹息。

治则：疏肝解郁，理气和中。

方剂：小柴胡汤合左金丸加减。

柴胡　黄连　吴茱萸　姜半夏　枳壳　厚朴　蒲公英　娑罗子　大腹皮　炒白芍　郁金　玫瑰花　鸡内金　陈皮。

有嗳气泛酸者，可加瓦楞子、乌贼骨；便溏者加茯苓、米仁、砂仁、广木香；呕恶、苔腻者，加白蔻仁、姜竹茹。

杨氏认为，此型在辨治时须重问诊，要详辨细问，究其致病之因，治疗当有的放矢。用药时忌用大寒大热之峻剂，宜"木郁达之"，用疏理通滞之辛宣之品。根据气郁易化热上火之特性，故可酌用少量清胃泄热健脾之黄连、蒲公英之品。在配合药物治疗的同时，当耐心做好患者的心理疏解工作，以调摄患者的心态，达到心理平衡，气郁渐消。

2. 饮食积滞型

证候：胸脘痞塞不舒，嗳腐吞酸，或恶心呕吐，脘腹拒按，或大便不畅或秘结；舌苔厚浊；脉弦滑。

辨析：饮食无度，嗜酒失节而损伤脾胃，脾胃升降失司，食入之物不化，食积气滞而致痞满、嗳腐吞酸、呕恶之证。正如《素问·痹论》中所言："饮食自倍，肠胃乃伤。"

治则：消食和胃，理气通滞。

方剂：保和丸合平胃散加减。

炒山楂　沉香曲　姜半夏　厚朴　枳壳　大腹皮　炒莱菔子　莪术　黄连　蒲公英　娑罗子　陈皮　鸡内金。

如腹满，大便秘结，可加大黄、槟榔以导滞通便。如食积夹湿可酌用白蔻仁，泛酸甚加白螺蛳壳。

杨氏认为，饮食积滞所致痞证，病因易辨。治疗用药应明了食积气滞易助湿、蕴热，故在消食药基础上酌用燥湿、清热之品，如黄连、蒲公英、白蔻仁之类。依据脾胃升降之生理特性，宜用黄连、姜半夏辛苦通降及厚朴、枳壳、莪术等理气通滞消积之品。如食积热郁灼阴伤津，口干苔少者，还可加川石斛等生津养液以护胃阴。

3. 湿阻气逆型

证候：胃脘痞塞不舒，伴胸闷不饥，漾漾欲呕，身重倦怠，大便清薄，小便黄浊；舌苔黄或白腻；脉滑。

辨析：素体脾胃虚弱，内湿较盛，夹感风寒湿等外邪未及时治愈或误治伤中，邪入胸膈胃脘，脾胃受损，湿浊内生，而致湿阻气逆为主的痞满之证。

治则：化浊和中，理气降逆。

方剂：藿朴夏苓汤合平陈汤加减。

藿香　佩兰　厚朴　姜半夏　茯苓　苍术　陈皮　广木香　白蔻仁　炒扁豆衣　莱菔子　黄连　佛手柑

如呕恶、嗳气甚，可加旋覆花、代赭石以降逆和中；如脘腹隐痛可加白芍、延胡索以缓急止痛；食少难消加沉香曲、炒谷芽、炒麦芽各等份。大便秘结加栝楼仁、大腹皮以利肠行滞，如胃中怯冷可加用炮姜。

杨氏认为，湿阻气逆型之痞证，常有寒热互结、胃热脾寒之变，故用药宜寒热并用，辛开苦降，以达利中开痞之效。

（二）虚痞

虚痞即痞满之虚证。非因食积、气滞、感受外邪或误下所致，实属脾胃素虚、脾阳不振或久病脾胃呆钝、脾失健运，或实痞久治不愈伤正，表现以正气虚为主的脘腹痞满之证。常见于久治不愈的胃十二指肠溃疡病、慢性萎缩性胃炎以及胃下垂等病人。

病因病机

脾胃素虚或久病伤中，正不胜邪，日益虚衰，脾胃升降功能失司，气机不利而致胃脘部虚满不适，有痞塞之感，并伴有一系列脾胃虚弱之症状。

辨证施治

杨氏认为，实痞之证多属邪气方盛而正气未衰，痞证之虚者则为日久不愈，或时发时止，饮食少进而脾胃虚弱。临床虚痞多见脾胃虚弱，或在此基础上又复感饮食、七情、外邪所伤，而为本虚标实、虚实夹杂之证，或兼有寒热错杂、下寒上热、上实下虚之变证。故在治疗时通补兼施，或先通后补。做到补而不碍气机，疏而不伤正气。虚痞常见脾胃虚弱和中气下陷两型。现辨证如下：

1. 脾胃虚弱型

证候：脘腹痞满不舒，不知饥，喜温喜按，得温得食则舒，四肢不暖，气短乏力，大便溏薄；舌淡苔白；脉沉细。

辨析：多为素体脾胃虚弱，或病后中气不足，或久延不治，中气受损，脾阳不振，胃降失司，中气不运，气机不畅所致虚痞之证。

治则：健脾益胃，理气和中。

方剂：理中汤加减。

党参　白术　炮姜　茯苓　厚朴　陈皮　炒米仁　炙甘草　炒扁豆衣　蒲公英　象贝　枳壳　生姜。

伴纳谷不馨、便溏者，加砂仁、沉香曲；夹湿、呕恶、苔薄腻者，加姜半夏、白蔻仁；口苦而下利之上热下寒者，加黄连、吴茱萸、半夏、木香；泛酸者，选用乌贼骨、白螺狮壳、瓦楞子。

2. 中气下陷型

证候：中下腹作胀，食后尤甚，直立时较平卧时胀滞明显，形瘦，乏力，面色少华；苔薄黄；脉细。

辨析：脾胃不足、中气久虚下陷而致气机失畅、升降失司，故见脘腹作胀、直立时较甚等证；脾胃气虚，故见形瘦、乏力、面色少华、脉细等证。

治则：补中健脾，升清降浊。

方剂：补中益气汤加减。

黄芪　党参　柴胡　升麻　白术　陈皮　当归　厚朴　大腹皮　鸡内金　枳壳。

兼胃热者，加黄连、蒲公英；便溏者，加广木香、砂仁；脘腹胀滞较甚且夹实者，可暂去黄芪、白术以防壅中，先理气通滞，后再补益中气。

杨氏曾治一中虚腹满久治未效者，嘱服别直参，隔日3克。月余，腹满证除，精神饱满。他认为，治痞非皆用理气消滞法。属虚痞者，为气虚脾运失健，肠道运送动力减弱所致。虚者当补，用补益中气之参芪鼓舞胃气，使脾运强健，运送有力，其虚痞腹胀之证亦当自消。

三、脾胃病证案例

（一）胃脘痛

1. 消化制酸、和胃降逆治疗胃脘痛（慢性胃炎、胃溃疡）

汪某，男，30岁。初诊：1991年9月5日。

主诉：反复心窝部疼痛1年，又发作1周。

病史：患者反复出现心窝部疼痛已一载。多因饮食不慎诱发，痛以胀痛为主，时泛恶、作酸。1周前，饮酒后又发作。曾作胃镜检查示：胃溃疡。

诊查：中脘作胀，心窝部按之隐痛，泛酸、嗳气；舌质红，苔黄略腻；脉细弦。

辨证：酒湿内蕴，蕴而化热，饮食伤胃，胃失和降，气机不利，滞而作痛。

中医诊断：胃脘痛（酒湿伤胃）。

西医诊断：①胃炎；②胃溃疡。

治则：清化制酸，和胃降逆。

处方：川连 5 克　吴茱萸 1 克　姜半夏 9 克　厚朴 12 克　浙贝母 15 克　煅海螵蛸 30 克　姜竹茹 9 克　炒枳壳 12 克　炒橘红 6 克　蒲公英 30 克　4 剂。

药后胃脘胀痛除，嗳气泛酸亦少。停药。

二诊：1991 年 11 月 2 日，因饮食不慎，心窝部又疼痛，泛酸、嗳气，咽部不适；舌红，苔黄；脉细弦。予辛开苦降、和中调胃。

处方：川连 5 克　吴茱萸 1 克　姜半夏 9 克　川厚朴 12 克　浙贝母 15 克　乌贼骨 30 克　炒枳壳 12 克　野荞麦根 30 克　蒲公英 30 克　制延胡索 30 克　炒娑罗子 12 克　川石斛 30 克　炒白芍 12 克　5 剂。

三诊：1991 年 11 月 6 日。心窝部疼痛、嗳气泛酸均减，尚有咽部干痛，有黏痰；苔薄黄；脉细。再宗原法，上方去姜半夏、乌贼骨、蒲公英、娑罗子、川石斛，加桔梗 9 克，甘草 4 克，炒大力子 9 克，制白僵蚕 9 克，六月雪 15 克。5 剂。

药后，胃脘痛除，纳可便调，遂停药。

评析：本例系脾胃湿热内蕴，又加饮食不慎。方用郁金、半夏、厚朴、海贝散等清热化湿、和中制酸，选药针对病情，故药后即效，然仍当注意治养结合。

2. 益气扶中、清化和胃、抑酸止痛治疗胃脘痛（十二指肠球部溃疡）

董某，男，50 岁。初诊：1992 年 5 月 10 日。

主诉：反复中脘作胀 10 余年，先后胃出血 3 次。

病史：患者反复胃脘部作胀 10 余年，从 1978 年至 1984 年曾先后 3 次"胃出血"，1980 年曾作胃镜检查示：十二指肠球部溃疡。目前每至后半夜,胃脘部痛胀频发。

诊查:中脘痛胀,尤以后半夜为甚。无泛酸,纳便尚可;苔白腻;脉细。

辨证:中气虚馁,脾失健运,胃有热蕴,气机失畅。

中医诊断:胃脘痛(脾虚夹湿,胃有蕴热)。

西医诊断:十二指肠球部溃疡。

治则:益气扶中,清化和胃,抑酸止痛。

处方:党参12克 炙甘草6克 炒白芍12克 炒娑罗子12克 川厚朴9克 蒲公英30克 玫瑰花(后下)9克 制延胡索20克 沉香曲12克 浙贝母15克 煅白螺蛳壳30克 7剂。

药后中脘胀痛缓解。

评析:患者胃病史已有十余年,3次胃出血。脾胃俱虚,其脾虚夹湿、胃有热蕴。立方补中寓疏,乃虚实矛盾相兼并举时,本标并顾统筹共治之法。

3. 调畅气机、降逆和中治疗胃脘痛(慢性萎缩性胃炎)

金某,女,30岁。初诊:1991年12月19日。

主诉:反复上腹部隐痛10年,伴恶心2个月。

病史:患者反复上腹部疼痛发作、嗳气、泛酸10年。今年10月饮食不慎,腹痛又发作,伴恶心、呕吐3天,在当地住院。胃镜示:萎缩性胃炎。病理切片:胃角慢性轻度萎缩(活动期)伴轻度肠上皮化生。住院2个月,期间用得乐冲剂,胃仙-U治疗,症状无改善,请杨氏诊治。

诊查:中脘胀痛,恶心,纳少,大便干结,寐况欠佳;苔黄根腻中剥;脉弦细。

辨证:饮食失常,脾胃损伤,气机不利,升降失司,胃腑壅遏,致卧不得安。

中医诊断：胃脘痛（气滞郁热）。

西医诊断：萎缩性胃炎。

治则：先拟调畅气机，降逆和中。

处方：厚朴 12 克　姜半夏 9 克　炒枳壳 12 克　吴茱萸 1 克　制延胡索 30 克　川连 3 克　炒娑罗子 12 克　姜竹茹 9 克　炒白芍 12 克　佛手柑 9 克　制香附 9 克　甘草 4 克　炒陈皮 9 克　7 剂。

二诊：药后眠食好转，近日中脘又痛，伴恶心；苔薄白；脉细。原法出入，上方去枳壳、佛手柑、甘草、陈皮，加潞党参 12 克，炮姜 3 克，乌梅 6 克，沉香曲 9 克。7 剂。

三诊：中脘痛减，尚有泛恶，寐况欠佳，头昏乏力；舌尖红，苔黄；脉细。

处方：姜半夏 12 克　蒲公英 30 克　乌梅 10 克　甘草 4 克　吴茱萸 2 克　川连 4 克　制延胡索 30 克　炒白芍 12 克　党参 15 克　炒刀豆子 12 克　川厚朴 12 克　炒枳壳 12 克　炒谷芽 30 克　炒丹参 24 克　炒枣仁 15 克　佛手柑 9 克　7 剂。

药后，恶心、脘痛皆除。

评析：萎缩性胃炎多为虚证，虚中夹实。杨氏先以理气和中降逆，继以益气温中，佐以酸甘化阴、脾胃阴阳寒热并顾，再予益气活血、和胃宁神。始终贯穿治标顾本之原则中。处方先后层次分明，逐渐深入疾病之本质，从根本上缓解病情，改善和消除症状。

4. 健脾和中调胃治疗胃脘痛（慢性萎缩性胃炎、十二指肠球部溃疡）

邹某，男，78 岁。初诊：1992 年 2 月 24 日。

主诉：胃脘部反复不适 3 年，又发作半个月。

病史：患者近3年胃脘部时常不适，去年10月作胃镜检查示：①十二指肠球部溃疡；②胃窦炎。病理切片示：胃窦炎，重度萎缩性胃炎，重度肠化，胃体部轻度萎缩，轻度肠化。特殊染色结果：完全小肠型肠化。近半月胃痛又发作。

诊查：中脘胀痛不舒，嗳气，无泛酸，大便尚正常；苔黄中腻；脉细弦。

辨证：中焦脾胃气机不利，久则脾虚胃弱，脾运不健而胀气，胃失濡养则通降功能失司，胃气上逆见嗳气频发作，气滞不通则痛。

中医诊断：胃脘痛（脾虚气滞，胃失和降）。

西医诊断：①萎缩性胃炎；②消化性溃疡。

治则：健脾和中调胃。

处方：党参15克　生米仁30克　厚朴12克　炒枳壳12克　佛手柑9克　姜半夏9克　乌梅9克　无花果15克　石菖蒲6克　蒲公英30克　生楂肉15克　炒陈皮9克　7剂。

二诊：服前药后嗳气少，痛止。近日矢气较多，天气转凉，中脘尚不适；脉细弦；苔薄黄。再宗原法，上方去生米仁、无花果。加丹参30克，炒白芍9克。7剂。

服药后，前症均改善。

评析：萎缩性胃炎均有中气虚、胃阴不足之共性，故补中益气、酸甘养阴乃治该病之基本法则。党参、甘草、乌梅、山楂、石菖蒲、佛手柑，皆为杨氏常选之味。根据中虚程度，或阴虚有热状况，适选黄芪、白术、黄精、怀山药、扁豆、米仁、茯苓，或川连、蒲公英、黄芩等。久病者，杨氏常用当归、赤芍、丹参类活血养血以改善血运。萎缩性胃炎为慢性病，需较长时间调理，遇饮食不当、劳倦、气郁易诱发，故调养之中，更要注意起居饮食和保持健康舒心。

5. 消食理气，兼以清利治疗胃脘痛、淋证（慢性萎缩性胃炎、尿路感染）

傅某，女，58岁。初诊：1991年9月16日。

主诉：胃脘部反复疼痛5年，又发作5天。

病史：患者饮食不慎即感胃脘部不适或疼痛，无泛酸，平时喜食酸味。曾作胃镜检查为萎缩性胃炎。1周前因尿路感染服抗菌消炎药，5天来又出现胃脘部不适、疼痛。

诊查：脘腹部疼痛，纳食减退，小便欠利，小腹作胀；舌质略偏红，苔薄黄；脉细弦。

辨证：饮食不节，药物所伤，停积化热，气滞作痛。

中医诊断：①胃脘痛；②淋证。

西医诊断：①慢性萎缩性胃炎；②尿路感染。

治则：消食理气，兼以清利。

处方：炒谷芽30克　鸡内金9克　炒枳壳9克　川厚朴12克　炒陈皮9克　川连3克　佩兰9克　淡竹叶12克　车前子30克　炒牛膝15克　炒白芍12克。6剂。

二诊：胃痛轻，纳食渐增，下腹部仍有胀感，尿后能减轻；苔薄白；脉细弦。拟予清利湿热，佐调脾胃。

处方：蛇舌草30克　瞿麦15克　鸭跖草15克　猪苓15克　淡竹叶12克　车前草15克　泽泻15克　川厚朴9克　炒白芍12克　炒谷芽30克　鸡内金9克　炒陈皮9克。7剂。

药后小腹胀感已除，小便亦无热、痛之感。胃脘部痛亦止。

评析：此例萎缩性胃炎患者，常因饮食稍不慎，或因他病服药而损伤脾胃功能。此前伴尿路感染。治疗时，前证先调脾胃，后证重以清热通淋，既遵治病以脾胃为先之法则，又遵急病新邪，当以急则治标之原则，兼顾胃气，使新邪祛而不引动宿疾。

6.清化和中治疗胃脘痛（慢性胃炎、胆囊炎）

黄某，男，41岁。初诊：1991年9月9日。

主诉：反复脘胁胀满半年，又发作半个月。

病史：患者近半年来，饮食不慎或饱腹后即易出现脘胁胀满不舒，甚则疼痛，空腹时则嘈杂泛酸，一直作为胃炎治疗，服胃炎合剂、雷尼替丁等无明显效果。半月前因饮食不节，脘胁又胀满不舒，胃纳减退，精神萎软，自服胃病药（具体不详）无效，请杨氏诊治。

诊查：进食后腹胀加重，中脘偏右及两胁作胀，右胁下轻压痛，嗳气，泛酸，嘈杂，纳呆，晨起口苦而黏；舌质淡红，苔黄中厚腻；脉细弦。

辨证：饮食不节，损伤脾胃，脾失健运，水湿不化，湿与热合，壅阻肝胆，气机拂郁，胃失和降。

中医诊断：①胃脘痛；②胁痛。

西医诊断：①胃炎；②胆囊炎。

治则：先拟清化和中。

处方：川连3克　吴茱萸1克　蒲公英30克　厚朴12克　炒枳壳12克　姜半夏9克　佩兰12克　生米仁30克　浙贝母15克　白蔻仁粉（冲）6克　鸡内金9克　炒陈皮9克　7剂。

并嘱：做肝胆B超检查。

二诊：药后进食腹胀减轻，尚不能饱食，余症有改善，药停十余日，仍有嗳气、嘈杂泛酸；苔白燥；脉细弦。B超示：①有肝内小胆管结石；②胆囊炎；③脾肿大。治予上方去佩兰、白蔻仁粉、米仁，加潞党参 12 克，甘草 5 克，郁金 12 克，海螵蛸 18 克。7 剂。

三诊：嗳气、嘈杂、泛酸之症均减，两胁仍发胀，口苦；苔微黄根腻；脉细弦。疏理清化、抑酸扶中继进。

处方：柴胡 6 克　郁金 12 克　炒黄芩 12 克　炒枳壳 12 克　厚朴 12 克　蒲公英 30 克　丹参 30 克　太子参 30 克　浙贝 15 克　海螵蛸 30 克　制延胡索 20 克　鸡内金 9 克　青陈皮各 6 克　7 剂。

药后两胁胀满显减，纳增，精神好转，未腹痛。

评析：本例因饮食不节致中焦湿热壅阻肝胆，影响肝之疏泄与胆之通降功能，胆汁郁结、排泄不畅，反入于胃。肝胃不和，气郁化火，火郁则热蕴，湿热交阻久则煎熬成石，既成砂石，宜疏利排石。此例为右肝内小胆管小结石，用中药清热疏肝、利胆排石是其首选，然肝木犯胃，扶中和胃，治当兼顾。

7. 清火和胃降逆治疗胃脘痛（慢性浅表性胃炎、十二指肠球部溃疡）

宣某，男，39 岁。初诊：1991 年 12 月 4 日。

主诉：反复胃脘部疼痛 3 年，再发 1 天。

病史：近 3 年中，饮食不慎或疲劳后易出现胃脘部疼痛。曾作胃肠造影示：十二指肠球部溃疡。服制酸药等 3 个月，复查胃镜提示为慢性浅表性胃炎。昨日饮食不当，又感胃脘部疼痛，请杨氏治疗。

诊查：中脘疼痛胀滞，嗳气，口苦；苔黄；脉弦细。

辨证：食伤热蕴，胃失和降。

中医诊断：胃脘痛（饮食伤胃）。

西医诊断：①慢性浅表性胃炎；②十二指肠球部溃疡。

治则：清火和胃降逆。

处方：川黄连4克　蒲公英30克　吴茱萸1克　姜半夏9克　厚朴12克　炒枳壳9克　姜竹茹9克　煅乌贼骨24克　制延胡索30克　炒陈皮9克　5剂。

药后胃脘痛止，嗳气亦除，口不苦，因工作忙，经常外出，5剂后停药。

二诊：中脘痛止，未再泛酸、嗳气，苔黄腻。再宗原法。上方去陈皮、竹茹，加白螺蛳壳30克，广霍香9克。7剂。

评析：本例原有胃病史，消化性溃疡，复因饮食不节、损伤胃络而疼痛，胃失和降，嗳气频升。杨氏以左金丸为主加味，清火理气，降逆抑酸，药后即见效。然而胃病当以养为先，酒食无节仍易再度发作，故嘱忌酒，注意饮食有度，方能避免复发。

8.清化和胃，兼清余邪治疗胃脘痛夹感冒（慢性浅表性胃炎、上感）

屠某，男，62岁。查房时间：1992年4月23日。

主诉：胃脘部疼痛、泛酸嘈杂2天。

病史：患者因发热8天，于4月20日入院。患者发热伴头胀头痛、咽部不适10天。入院诊断：发热待查（上感、病毒感染，其他待排）。住院检查：血白细胞5.4×10^9/L，中性0.62，血红蛋白112克/升，谷丙转氨酶正常，乙型肝炎表面抗原阴性，血沉53毫米/小时，肥达氏反应阴性。X线胸片示：肺部未见异常。药用双黄连3克，每天1次静脉滴注，合中药银翘散加减内服。服药后体温已正常，近2天，感胃中热灼、泛酸、嘈杂。适逢杨氏查房，请杨氏指导诊治。

原有胃病史，曾有胃出血。做胃镜示：慢性浅表性胃炎。

诊查：胃脘部疼痛。热灼感，泛酸、嘈杂；体温36.9℃，舌质红，苔薄白腻；脉细弦。

辨证：外感风热，热伤肺胃，肺得宣泄而热解。脾胃显热仍阻滞不化，故见胃中热灼，饥嘈。湿热遏郁不得宣畅。则气机不利、气滞不通而又诱发胃脘疼痛。

中医诊断：①胃脘痛（湿热遏郁、气机不畅）；②感冒（外感风热、余邪未尽）。

西医诊断：①浅表性胃炎；②上感。

治则：清化和胃，兼清余邪。

处方：黄连3克　吴茱萸1克　蒲公英30克　浙贝15克　煅海螵蛸20克　厚朴9克　姜半夏9克　清水豆卷12克　佩兰9克　淡竹叶12克　银花18克　5剂。

二诊：服前药，舌苔趋净，胃脘部泛酸，热灼减轻，未发热；舌红，苔薄白；脉细。前方加生米仁30克，炒黄芩9克。5剂。

药后上证皆得控制。出院。

评析：本例外感热病，热已退，证见脾胃湿热遏郁。故以清化和胃为主，兼清余邪，使湿化热清，气机调畅，诸证均除。

9.益气健脾、清化和中治疗胃脘痛（慢性浅表性胃炎、十二指肠球部炎）

沈某，男，30岁。初诊：1992年3月21日

主诉：反复中脘嘈杂、夜间疼痛5年。

病史：患者近5年来反复出现脘腹不舒，嘈杂，后半夜疼痛。1991年1月做胃镜示：慢性浅表性胃炎伴灶性肠化，

十二指肠炎（浅Ⅰ度）。1992年2月复查胃镜示：慢性浅表性胃炎（活动）、十二指肠球部炎（浅Ⅰ度）。病理切片：（胃窦小弯）慢性浅表活动性胃炎。曾服雷尼替丁，每次150毫克，每天2次，连服半年，症状未见改善。请杨氏诊后。

诊查：经常中脘嘈杂，纳食减退，每于后半夜疼痛。进食痛减，大便烂，日有2～3次，口淡；苔黄根腻；脉细弦。

辨证：脾胃虚弱，健运失司，湿蕴化热，湿阻则气机不畅，气滞不通则痛。

中医诊断：胃脘痛（脾虚湿蕴化热）。

西医诊断：慢性浅表性胃炎，十二指肠球部炎。

治则：益气健脾，清化和中。

处方：太子参30克　炒米仁30克　黄连2克　厚朴12克　蒲公英30克　姜半夏9克　制延胡索30克　炒白芍12克　浙贝母15克　煅乌贼骨20克　炒娑罗子12克　吴茱萸1克　炒谷芽30克　甘草6克　7剂。

嘱：2汁药均于晚上服完。

药后，后半夜疼痛止，大便日行1次。

辨析：本例慢性浅表性胃炎、十二指肠球部炎，起病5载，辨证属脾胃虚弱，湿遏气滞，湿蕴化热。治疗上采取了相对应的健脾益气、理气和中清热之法。杨氏根据此例患者疼痛多在夜间发作的特点，对服药时间作了调整，2汁均于夜间服完，使药力在疾病发作时间内起作用，提高了疗效。服7剂药后，夜间疼痛即止，因而服药时间的掌握亦不容忽视。

10.益气健脾、养阴清火治疗胃脘痛（慢性浅表性胃炎伴灶性萎缩、十二指肠球部炎）

陈某，男，53岁。初诊：1992年1月14日。

主诉：胃脘部嘈杂不舒十余年。

病史：十多年来经常感胃脘部不适、嘈杂，早上4～5时尤甚，影响睡眠，大便偏烂。先后3次作胃镜检查均示：慢性浅表性胃炎伴灶性萎缩，十二指肠球部炎。因中脘不适，眠食欠安，影响工作，请杨氏诊治。

诊查：晨起中脘嘈杂不舒，寐况差，无嗳气泛酸，口苦而干，大便偏烂，矢气频频，大便日行2次；剑突下压痛；舌质红，苔薄；脉细弦。

辨证：劳倦过度，致脾胃气阴不足，脉络失于温养濡润而拘急作痛。脾运失健，气机不利，气郁日久化火，火扰心神，胃不和则卧不安。

中医诊断：胃脘痛（脾胃气阴不足，气郁化火）。

西医诊断：①慢性浅表性胃炎伴灶性萎缩；②十二指肠球部炎。

治则：益气健脾，养阴清火。

处方：太子参20克　炙甘草5克　炒米仁30克　川石斛30克　黄连3克　吴茱萸1克　炒陈皮9克　广木香9克　厚朴12克　生山楂肉12克　炒丹参20克　7剂。

二诊：服药后前症略有改善，大便仍烂，前意续进。

处方：党参9克　炒扁豆衣12克　炒米仁30克　黄连3克　吴茱萸1克　蒲公英30克　制延胡索30克　炒白芍12克　川石斛30克　佛手柑6克　厚朴12克　炒枳壳12克　炒山楂肉12克。

三诊：上方服10剂后，中脘压痛已除，晨起时中脘仍有嘈杂感，大便尚偏烂；苔黄；脉细。上方去扁豆衣、制延胡索、枳壳，加炙甘草6克，广木香9克，炒陈皮9克，丹参20克，易党参为太子参20克。7剂。

药后诸证皆瘥。

评析：本例常年工作劳倦伤脾，脾气虚，胃阴不足，脾胃失于满养，久病夹有蕴热。杨氏予益气健脾养胃清火之法，调理数月，诸症皆瘥。对萎缩性胃炎，杨氏喜用山楂、乌梅、石斛、扁豆、米仁类，以清火健脾，酸甘化阴调脾胃。

11. 补中健脾、调理气机治疗胃脘痛、泄泻（慢性萎缩性胃炎）

徐某，女，36岁。初诊：1992年4月21日。

主诉：反复中脘疼痛2年，伴大便溏半年。

病史：近2年来，患者中脘部时时作痛。去年12月做胃镜检查示：慢性浅表性萎缩性胃炎。病理诊断：胃窦小弯慢性浅表性萎缩性胃炎伴局部腺体轻度肠化。近半年大便溏、次多。

诊查：中脘时有隐痛，纳少，大便稀，日2~3次，有时腹部胀痛，曾有黑便史；苔薄黄；脉细。

辨证：中焦脾胃虚弱，运化功能障碍，气机不利，气滞作痛，脾虚络脉失于温养，脉络拘急亦隐隐作痛，脾虚运化精微功能失司，水谷停滞，清浊不分，混杂而下，并走大肠，形成泄泻。

中医诊断：①胃脘痛（脾虚气滞）；②泄泻（脾胃虚弱）。

西医诊断：慢性浅表性萎缩性胃炎。

治则：补中健脾，调理气机。

处方：甘草6克　炒扁豆衣12克　炒白芍12克　炒娑罗子12克　广木香9克　厚朴12克　生山楂肉12克　姜半夏9克　浙贝15克　玫瑰花6克（后下）　炒陈皮9

克 5剂。

评析：萎缩性胃炎均有中虚之共性，本例中虚气滞，故予益气补中缓解拘急，兼调气机。

（二）术后腹痛

1. 理气活血通络治疗胃脘痛（胃大部切除术后粘连）

孔某，男，41岁。初诊：1991年10月29日。

主诉：胃切除术后反复腹痛2年。

病史：患者因胃窦炎伴肠化生、十二指肠球部炎，于1989年作胃大部切除术。术后经常腹痛，前半年左右自服消炎药后痛能止，但以后服消炎药或解痉药无明显效果，且腹痛发作日趋频繁。

诊查：胃大部切除术后，脘腹部反复疼痛、作胀，口淡；舌质红，苔腻；脉细弦。

辨证：手术以后脉络损伤，气机不利，血行不畅，不通则痛。

中医诊断：胃脘痛。

西医诊断：术后粘连。

治则：理气活血通络。

处方：炒枳壳12克　厚朴12克　赤芍12克　炒丹参30克　制延胡索30克　广木香9克　炒陈皮9克　大腹皮9克　炒当归9克　砂仁6克（杵后下）炒楂肉15克　路路通10个　7剂。

二诊：脘腹作胀趋宽，尚有隐隐阵痛，腰脊酸楚；苔腻；脉细弦。上方去大腹皮、陈皮、砂仁、路路通，加神曲15克，沉香曲10克，佛手柑9克，太子参20克，炒杜仲15克。7剂。

三诊：服药期间腹痛趋平，但昨日饮食不慎，腹部隐痛又作，口淡，形寒，正力，脉细。原意续进。

处方：厚朴12克　炒枳壳9克　广木香9克　丹参30克　炒白芍12克　苏梗9克　姜半夏9克　炒陈皮9克　制延胡索20克　炒楂曲各12克　砂仁6克（杵后下）7剂。

四诊：药后腹痛已止，近来腹痛、腰膂酸楚、耳鸣、便烂。继以健肿益肾缓调。

评析：此例系术后粘连之腹痛。先清热、继理气、后活血是杨氏治疗术后粘连之三步曲。然临床表现多错综复杂，倘先以清热理气为主，佐以活血；继以理气活血，兼以清热；后期以活血行瘀为主，辅之行气清理。本例介于中期，着重理气活血，使气行血畅而达止痛之目的。

2.理气活血行瘀治疗瘕证（术后粘连）

杨某，男，61岁。初诊：1992年9月5日。

主诉：右侧肾脏术后，腰部胀满2个月。

病史：患者有高血压病史，经查为嗜铬细胞瘤，后经右侧肾手术，血压仍偏高，且感右侧腰部胀满。近来杭州，由人介绍来杨氏处诊治。

诊查：右肾术后，右侧腰部胀满，自感腰胀难忍不舒；右侧腰部皮肤隆出；舌质红，苔薄白；脉细弦。

辨证：手术后气机不利，气滞则血行不畅瘀滞于腰腹。

中医诊断：瘕证（气滞血瘀）。

西医诊断：术后粘连。

治则：理气活血行瘀滞。

处方：炒莱菔子12克　炒枳壳12克　川厚朴12克　佛手柑9克　川芎12克　炒牛膝12克　槟榔12

克 沉香6克 郁金12克 三棱9克 莪术9克 炒杜仲
30克 泽泻30克 丹参30克 7剂。

药后矢气增多，腹胀除，皮肤胀满亦消。

评析：本例术后粘连，腰腹气机不利，气滞血瘀而腹
胀，腰部皮肤胀满。予大剂理气活血药，行滞破瘀，消胀
除满，7剂则使症情明显改善。方药与病因病机相吻，一矢
中的。

3.清热解毒、活血理气治疗肠痈术后（阑尾穿孔腹膜炎
术后腹腔残余炎症）

方某，男，37岁。会诊时间：1992年1月23日。

主诉：转移性右下腹痛17小时。

病史：因转移性腹痛于1991年12月29日入院。入院
时血白细胞12.8×10^9/升，中性0.84，淋巴0.14，单核0.2。
于当日行阑尾切除术，术后20余天仍感腹痛（手术后诊断：
急性阑尾炎穿孔伴局限性腹膜炎）。术后2周B超示：右下
腹实质性占位可能（炎性包块）。曾服中药清热解毒活血药
（大黄牡丹皮汤加减），仍腹痛不止。请杨氏会诊。

诊查：右下腹阑尾术后，仍感腹部疼痛；舌质红，苔薄
白；脉细弦。

辨证：肠痈术后，热毒未尽罢，气机不利，血运欠畅，
肠道功能未得尽复。

中医诊断：肠痈术后（气滞热蕴）。

西医诊断：阑尾穿孔腹膜炎术后腹腔残余炎症。

治则：清热解毒，理气活血。

处方：红藤18克 败酱草30克 蒲公英30克 银花
30克 赤白芍各9克 制延胡索30克 广木香9克 炒枳
壳12克 川厚朴12克 鸡内金9克 大腹皮12克 制军

12 克　香橼皮 9 克　猪茯苓各 15 克　5 剂。

二诊：1992 年 1 月 27 日。服上药，腹痛明显减轻，舌红苔薄，脉细弦。上方去鸡内金、大腹皮、制军、香橼皮、猪茯苓，加川连 4 克，乌药 9 克，淡竹叶 12 克，车前草 30克。5 剂。

药后，痛止，痊愈出院。

评析：杨氏以为，阑尾炎化脓属中医之肠痈，术后余热瘀毒未清，用大黄牡丹皮汤对热证夹瘀较好；如未重视理气的治疗，术后肠道气机不利，肠运未尽复，气滞血不行，加重理气行瘀药，气行则血行、热清、气行、血运通畅，腹痛亦止。

（三）痞证

1. 清化运中、升清降浊治疗痞证（消化性溃疡伴糜烂）

诸某，男，37 岁。初诊：1991 年 7 月 4 日。

主诉：脘腹胀满不舒 1 月余。

病史：患者 6 月初起感脘腹部胀滞不舒，时泛恶，口苦，大便偏烂。6 月下旬作胃镜检查示：十二指肠球部溃疡，胃窦炎伴浅表溃疡，胃底部糜烂。

诊查：脘腹胀满，大便烂。舌质红，苔黄腻；脉细弦。

辨证：胃肠积热，脾运失健，清不升，浊不降。

中医诊断：痞证。

西医诊断：消化性溃疡伴糜烂。

治则：先拟清化运中，升清降浊。

处方：川连 3 克　吴茱萸 1 克　蒲公英 30 克　大腹皮 12 克　枳壳 12 克　厚朴 12 克　制延胡索 30 克　炒白芍 12 克　川石斛 30 克　玫瑰花 9 克（后下）　炒陈皮 9 克

14 剂。

二诊：服药后腹胀宽，口苦、恶心改善，大便尚烂，苔薄腻中微黄。益气健脾，清化和中继之。

处方：党参 15 克　甘草 5 克　炒白芍 12 克　姜半夏 12 克　厚朴 12 克　象贝 15 克　炒枳壳 12 克　制延胡索 30 克　蒲公英 30 克　炒娑罗子 12 克，吴茱萸 1 克　川连 3 克　5 剂。

药后脘腹宽舒不胀，大便尚偏烂，日行 1 次，因工作忙未续进调理，至 9 月下旬曾再度脘胀恶心，继用上药调脾胃，症状缓解。

评析：消化性溃疡属慢性病，需较长时间调养。本例胃实脾弱，由清化运中逐渐向益气健脾法转化，待以根治，治疗中应配合调摄饮食，三分治七分养，饮食有节至关重要。

2. 清热理气、化湿和中治疗痞证（慢性浅表性萎缩性胃炎）

梅某，男，56 岁。初诊：1991 年 11 月 6 日。

主诉：反复脘腹作胀半年余。

病史：患者自今年 4 月份起常感腹胀、吐酸，大便质烂。曾作胃镜检查提示：浅表萎缩性胃炎。病理切片：胃窦胃黏膜慢性萎缩性胃炎（轻）伴肠化（轻），胃体黏膜慢性炎症。胃窦肠化分型呈不完全性大肠腺化生。先后服益气温中疏理药后泛酸减轻，腹胀仍存。于 6 月 20 日及 9 月 25 日，2 次住院治疗，用法莫替丁、胃舒平、胃仙-U 及气滞胃痛冲剂等制酸、保护胃黏膜药，症状依然。请杨氏诊治。

诊查：中脘作胀，进食则胀加剧，胸闷，嗳气，有时脘腹灼热不舒，大便烂；饮食喜酸，如食面粉类反见脘腹不适；舌质红，苔薄腻；脉细弦。胃镜见：球部黏膜轻度充血，表面附有胆汁；第二次胃镜示：浅表性胃炎。

辨证：脾虚胃热，气壅化火。

中医诊断：痞证（胃热夹湿）。

西医诊断：慢性浅表性萎缩性胃炎。

治则：先予清热理气，化湿和中。

处方：川连4克　蒲公英30克　厚朴12克　吴茱萸2克　炒枳壳12克　广木香9克　姜半夏9克　苏梗9克　白蔻仁粉6克（冲）　象贝15克　鸡内金9克　7剂。

二诊：上药服后诸证有改善，因工作忙，未继续用药。近日前症反复出现。且胸脘闷胀、嗳气，胃纳尚可，未吐酸，大便烂；苔薄黄；脉细弦。再宗前法，上方去象贝、木香、白蔻仁粉，加姜竹茹9克，大腹皮12克，炒米仁30克。7剂。

三诊：上方14剂后，胸闷、脘胀日渐趋宽，偶有嗳气，大便仍烂，近两日咽喉疼痛，苔黄，脉细弦。原法出入，上方去鸡内金、大腹皮、米仁，加郁金12克，炒大力子9克，浙贝母15克。7剂。

药后腹胀胸闷、嗳气、咽痛症状均瘥，唯大便烂。继以参苓白术丸缓调。

评析：杨氏分析病情时说：患者有泛酸、胃中热灼感，胃镜见以红白相间为主、球部黏膜有胆汁返流，前曾服参、芪、桂、姜等温热药物，症征相属胃热气壅，故治疗应以清热为主，兼以理气和中。尔后再予益气健脾。尤须注意的是，患者虽有吐酸，然喜酸味，饮食入碱性食物反觉不舒，此症状与胃镜提示胃黏膜有萎缩相符。故不宜用制酸之品，予理气和降即可。

3.清化和中治疗痞证（慢性浅表性胃炎、十二指肠球

部炎）

吴某，男性，58 岁。初诊：1991 年 11 月 5 日。

主诉：反复腹胀 3 年，又发作 1 个月。

病史：患者近 3 年来常感脘腹部作胀不适，饮食不慎易发，近 1 个月中胃脘部又感胀滞、热灼、口苦。在某医院检查胃镜示：浅表性胃炎，十二指肠球炎。病理切片：慢性活动性胃炎伴肠化（胃窦部、胃体）。B 超示：脂肪肝。

诊查：脘腹胀满，有热灼感，嗳气，大便烂；苔黄根腻；脉细弦。

辨证：饮食所伤，湿热内蕴，胃失和降。

中医诊断：痞证（湿蕴气逆）。

西医诊断：慢性胃炎。

治则，清化和中。

处方：川连 5 克　吴茱萸 1 克　厚朴 12 克　象贝 15 克　炒枳壳 12 克　大腹皮 9 克　姜半夏 9 克　蒲公英 30 克　白蔻仁粉 6 克（冲）　炒米仁 30 克　炒陈皮 9 克　7 剂。

二诊：嗳气、热灼感已减，腹胀亦趋宽，大便转正常，脉细弦，原法出入。上方去大腹皮、白蔻仁粉、陈皮，加乌贼骨 18 克，玫瑰花 9 克（后下）。7 剂。

评析：慢性胃炎多为饮食所伤，患者嗜饮酒曲类，酒湿内蕴化热，碍及脾胃，升降失司，脾气不升，胃失和降。治以清热化湿，调畅气机。但终当注意自身饮食有节，护养胃气。

4.清化宽中和胃治疗痞证（慢性胃炎、十二指肠球部炎）

陈某，男性，20 岁。初诊：1992 年 6 月 10 日。

主诉：脘腹作胀 1 个月。

病史：患者近1个月来感中脘作胀不适，大便烂。作胃肠钡餐造影示：十二指肠球部炎。胃镜示：慢性胃炎。曾用温中健脾药，腹胀便烂依然。请杨氏诊治。

诊查：脘腹作胀，嗳气泛恶，肠鸣，大便烂；苔根黄腻；脉细。

辨证：脾失健运，气机不利，上逆而嗳气泛恶，升降失司，清浊不分则大便偏烂，湿胜内蕴化热，影响胃肠功能，运化失常故腹满肠鸣不舒。

中医诊断：痞证（气滞湿阻）。

西医诊断：慢性胃炎，十二指肠球部炎。

治则：清化宽中和胃。

处方：川连3克 厚朴12克 吴茱萸1克 姜半夏9克 炒枳壳12克 广木香9克 大腹皮12克 炒谷芽30克 白蔻仁粉6克（冲） 炒陈皮9克 炒扁豆衣12克 5剂。

二诊：脘腹作胀轻，偶有泛恶，苔黄根腻。再步前意，上方去扁豆衣、木香、蔻仁粉、谷芽，加蒲公英30克，姜竹茹9克，橘红6克，川石斛30克，川连改4克。6剂。

药后泛恶除，脘腹作胀显减，大便成形。

评析：本例素体脾虚，夹湿热蕴阻，致肠胃功能失调，升清降浊与传化失常，此嗳气、泛恶、脘腹胀满、苔黄而腻皆为脾胃湿热、气机不利实证之象。故宜予清化运滞、和中调治，不能急用温补。

5.先清化宽中和胃，后补益心脾治疗痞证、虚劳（慢性浅表性萎缩性胃炎、心律失常原因待查）

张某，男性，35岁。初诊：1992年9月16日。

主诉：反复胃脘部不适14年，又发作1个月。

病史：患者 1978 年起时感胃脘部不适。先后 4 次做胃镜示：浅表性胃炎，萎缩性胃炎。6 天前做动态心电图示：①窦性心律；②偶见房性早搏伴连续 2 次出现；③室性早搏。近月来食入脘腹部又不适。请杨氏诊治。

诊查：食入脘腹胀滞不舒，胃纳减少，口淡恶心，无明显心悸胸闷，自感偶有早搏；苔薄黄根腻；脉细弦。

辨证：病久心脾两虚，脾不健运，运化失常，气机不利而脘胀腹满。心气不足，心脉痹阻，则心神受扰，脉搏节律不整。脾虚夹湿，蕴而化热，湿热阻滞脾胃，前症加重。

中医诊断：①痞证（脾虚气滞夹湿热）；②虚劳（心脾两虚）。

西医诊断：①浅表性胃炎、萎缩性胃炎；②心律失常（原因待查）

治则：先拟清化宽中和胃。

处方：川连 3 克　厚朴 12 克　吴茱萸 2 克　炒枳壳 12 克　佛手柑 9 克　苏梗 12 克　姜竹茹 9 克　姜半夏 9 克　炒陈皮 9 克　炒谷芽 30 克　生姜 3 片。连服 12 剂。

二诊：脘胀恶心俱减，纳渐增，偶尚有早搏；苔微黄薄腻。继益心脾续进。

处方：太子参 20 克　麦冬 15 克　五味子 6 克　制黄精 15 克　炒枣仁 12 克　丹参 30 克　郁金 12 克　青龙齿 18 克（先煎）　青、陈皮各 9 克　川朴 12 克　制远志 6 克　姜半夏 9 克　7 剂。

药后，早搏减少，脘胀恶心皆除。

评析：本例心脾两虚夹有湿热，杨氏先予清化理气调中，继以益气养心、活血宁神。湿化气畅后则能补益心脾。此乃杨氏临床证治原则之一。夹有湿热，腹胀中满之虚劳者，皆以先清疏后补益为法。

6.理气健脾、和胃运中治疗痞证（胆囊术后，返流性胃炎）

陆某，男，47岁。初诊：1992年3月31日。

主诉：食后脘胀伴反复腹泻5年。

病史：患者1987年曾作胆囊手术，术后曾两次胃出血，纳食减退，食后腹胀，且经常腹泻。在日本检查诊断为返流性胃炎。心电图示：预激综合征。苦于上述病证，请杨氏诊治。

诊查：胆囊术后，经常食后腹胀，纳减，易腹泻、头昏、自汗；苔薄黄；脉细。

辨证：术后脾胃虚弱，脾失健运，胃之受纳、腐熟和降功能紊乱，胃腑浊气扰动，清阳之气不展，致心失所养、心气虚弱而汗出、头晕。

中医诊断：痞证（脾胃虚弱）。

西医诊断：胆囊术后，返流性胃炎。

治则：先调脾胃，理气健脾，和胃运中。

处方：厚朴12克　炒枳壳12克　太子参20克　炒扁豆衣12克　炒米仁30克　姜半夏9克　广木香9克　川连4克　吴茱萸1克　郁金12克　鸡内金9克　炒丹参18克　14剂。

药后纳增，腹胀改善。胃镜检查示：萎缩性胃炎。继以益气活血、宽中健脾之剂续进。

二诊：上法服药近50剂，腹胀已宽，胃纳已增，偶寐况欠佳。胃镜复查示：浅表性胃炎，胃窦部轻度糜烂（未见萎缩），苔薄黄，脉细弦。再宗原意。

处方：太子参30克　黄芪12克　川连2克　蒲公英

30 克　制厚朴 12 克　炒枣仁 12 克　甘草 5 克　炒丹参 30克　广木香 6 克　石菖蒲 6 克　炒枳壳 12 克　炒陈皮 9克　7 剂。

评析：本例胆囊术后，胆汁仍郁滞不畅，返流入胃。2次胃出血，平时食入易胀，易腹泻、头昏、汗出。胃镜检查：萎缩性胃炎。杨氏认为此证虚中夹实，虚不受补。胃不受纳，反复泄泻，补则不能收功，故先予疏运和中，调其脾胃，待纳增、腹胀缓解，再逐增补气健脾之味，增其剂量，加强体质，渐去洞泄之虚。服药 50 余剂，胃镜复查未见萎缩。原意巩固。

7. 益气升提、运中清化治疗痞证（胃下垂）

汤某，男，39 岁。初诊：1992 年 4 月 17 日。

主诉：下腹部作胀 6 月余。

病史：患者下腹部作胀已 6 月余。曾做口服钡餐造影示：胃下垂。做钡剂灌肠检查：未见异常。纳食如常。来杨氏家诊治。

诊查：中下腹部作胀，食后尤甚，直立时胀滞明显；苔薄黄；脉细。

辨证：中气不足，无力支撑致胃下垂，气虚升提无力，脾胃气机失利，纳食积滞，脾湿不运而化热。

中医诊断：痞证（气虚下陷）。

西医诊断：胃下垂。

治则：益气升提，运中清化并施。

处方：潞党参 15 克　柴胡 6 克　炙升麻 6 克　炒枳壳 12 克　大腹皮 12 克　川连 4 克　广木香 9 克　厚朴 12克　香橼皮 12 克　红藤 15 克　鸡内金 9 克　5 剂。

二诊：下腹部作胀稍宽，矢气多，诉服药 1 小时后胀即减轻，饮后已不胀，空腹时仍有胀感，大便欠畅，苔微黄，脉细。再宗原意，上方去红藤，加砂仁（杵，后下）6 克。5 剂。

评析：本例腹胀属中气下陷，因胃下垂所致。脾胃气虚，升降功能失司。故杨氏以补中益气升提运中，佐以清化之法治之，理法方药相符则能获效，病久虚甚，故尚需较长时间调理脾胃

（四）泄泻

1. 清热利湿、芳香化浊、疏理行滞治疗泄泻（急性肠炎）

杨某，男，76 岁。初诊：1992 年 3 月 30 日。

主诉：腹痛腹泻伴恶心 2 日。

病史：2 日前患者食海鲜食物后感恶心，腹痛腹泻，不思纳食，浑身倦怠乏力而诊。

诊查：恶心，嗳气频作，肠鸣，腹痛泄泻，日行 4～5 次，口干纳呆；舌质红，苔白腻；脉弦滑。

辨证：饮食所伤，脾胃升降功能失司，传化失常，致恶心、腹泻；湿滞内阻化热，而见苔腻、肠鸣、腹痛。

中医诊断：泄泻（肠胃湿热）。

西医诊断：急性肠炎。

治则：清热利湿，芳香化浊，疏理行滞。

处方：葛根 15 克　炒黄芩 15 克　黄连 5 克　广木香 6 克　藿香 9 克　苏梗 12 克　姜半夏 12 克　吴茱萸 1 克　厚朴 12 克　浙贝母 15 克　鸡内金 9 克　炒枳壳 12 克　炒米仁 30 克　3 剂。

上药服 1 剂后泄泻止，3 剂服完诸症皆瘥。

评析：本例为饮食损伤脾胃、湿滞内阻化热引起泄泻。急性泄泻一般以湿热为多见，湿阻热蕴，故以清化合疏滞。辨证抓住湿、热、滞之要点，获效甚捷。

2.清热解毒、化湿调气治疗泄泻（慢性结肠炎）

张某，女，55岁。会诊日期：1991年10月17日。

主诉：反复腹痛、腹泻6年，加重7个月。

病史：因反复腹痛、腹泻6年，加重7个月，于1991年9月15日入院。患者近7个月来解脓血大便，轻则每日2～3次，重则10余次。曾在上海某医院做X线钡剂灌肠造影检查，提示为慢性结肠炎。当地医院做结肠镜检查亦提示为慢性结肠炎。经抗炎治疗后，2个月来已无脓血便，但里急后重感仍明显，且纳呆腹胀，左下腹压痛，服参苓白术散及益气升提固脱之味后反感腹痛，而服清热解毒药后自感舒服，然前症却无改善，遂请杨氏诊治。

诊查：追问病史，患病已二十余载，近五六年加重，刻下食后饱胀，进甜食尤感不适，纳少泛酸，口燥，但不喜饮，时见左下腹部隐痛，大便烂，日行三四次，里急后重感；较消瘦；舌质红，苔根黄腻；脉细。

辨证：湿热蕴滞肠胃，脾气不升，胃失和降。

中医诊断：滞下（湿蕴肠胃）。

西医诊断：慢性结肠炎。

治则：清热解毒，化湿调气。

处方：红藤12克　白头翁12克　秦皮9克　炒黄柏9克　厚朴9克　黄连4克　炒枳壳9克　葛根18克　广木香9克　鸡内金9克　炒陈皮9克　太子参30克　7剂。

二诊：服上药7剂后，腹痛改善，便次减少，大便时已无滞下之感。刻下口仍干苦，左腹部偶稍有隐痛，大便日行

1次，黏液减少；舌红，苔薄白：脉细。上方去秦皮、黄柏、鸡内金、陈皮，加川石斛30克，制延胡索30克，炒白芍12克，丹参20克。7剂。

三诊：又服7剂后，腹痛止，大便已无黏液，胃中嘈杂、热灼，时泛酸，多进食大便次数易增多：舌质红，苔薄黄中略腻；脉细弦。予健脾和中，辛开苦降法善后。

处方：太子参30克 炒扁豆衣12克 黄连3克 吴茱萸1克 厚朴12克 广木香9克 炒枳壳12克 蒲公英30克 苏梗12克 煨肉果9克 鸡内金9克 山楂炭15克 延胡索24克 7剂。

药后胃中热灼、泛酸好转，大便亦正常，日行1次。继以上方调理出院。

评析：杨氏在分析此病案时说，患者病起虽有二十余载，但大便仍有脓血或里急后重感时不宜用诃子、肉果之收涩药，真人养脏汤方用时无里急后重感。有进甜食不舒之人，用黄芪亦嫌其壅中，但用槟榔治腹胀又易致泄泻，均应慎用。患者体弱消瘦，用药量宜轻，即"小舟不能载重量"当权衡轻重。在三诊时大便已无黏液，则可去白头翁、红藤。食多易泻是谓脾虚，脾胃升降失调。胃中嘈杂、热灼及便烂，属太阴有湿、阳明有热。代表方为苍术白虎汤。胃热以左金丸加蒲公英；热伤津加石斛、芦根、花粉，不用麦冬、玉竹等助湿；健脾用党参、山楂、扁豆衣；健胃用厚朴、枳壳、鸡内金；累及脾肾可用煨肉果；泛酸明显加乌贼骨。本例肠道湿热清理后，以健脾和中、辛开苦降法胃肠兼顾，调理善后。

3.清心平肝解郁、佐以健脾治疗泄泻（慢性结肠炎）

卢某，男，27岁。会诊时间：1991年10月31日。

主诉：大便次数增多伴里急后重感 3 年。

病史：3 年来，患者大便次数增多、每日 3～4 次，多则日行 14～15 次。曾做结肠镜检查，提示为慢性结肠炎。钡剂灌肠提示为胃肠功能紊乱。大便常规检查示：黏液便，偶见少量白细胞。心电图示：窦性心动过缓，低电压倾向。先后用葛根芩连汤及红藤、马齿苋、锡类散等以清为主的中药，经煎汤口服或灌肠治疗，仍无明显效果，遂请杨氏诊治。

诊查：追问病史，有多虑不安史 5 年，忧郁、寐差、自卑，甚而有过自杀念头。近 3 年来反复出现黏液便、里急后重，然无脓血，大便每日 3 次、且矢气频锁，口干，纳可；舌质红，苔薄黄；脉细。

辨证：肝气郁结，心阳偏亢，碍及脾土。

中医诊断：泄泻（肝郁伤脾）。

西医诊断：慢性结肠炎。

治则：木郁则达之，火郁则发之，抑肝扶脾，用清心平肝解郁，兼顾健脾之法治之。

处方：黄连 6 克　炒枣仁 12 克　郁金 12 克　青龙齿 30 克　紫贝齿 30 克　合欢皮 15 克　夜交藤 30 克　石菖蒲 9 克　柴胡 6 克　苏梗 12 克　枳壳 12 克　葛根 30 克
5 剂。

二诊：仍有心烦少寐梦多，唇舌干燥喜饮，大便日有 3 次，质尚烂，且有里急后重感，大便仍带有黏液：舌质红，苔黄而燥。继以清心宁神，调理肠胃继之。

处方：黄连 6 克　炒枣仁 12 克　辰茯苓 12 克　五味子 6 克　麦冬 30 克　龙齿 30 克（先煎）　生石决明 30 克　炒楂肉 30 克　乌梅 12 克　甘草 6 克　石菖蒲 6 克　葛根 30 克　合欢皮 15 克　鲜石斛 30 克　5 剂。

三诊：心烦、头胀、寐况有好转，唇燥亦有改善，大便尚烂，日行 2 次；苔薄黄；脉细。原法出入续进。

处方：黄连 6 克　炒枣仁 15 克　青龙齿 30 克　合欢皮 15 克　红藤 30 克　炒枳壳 12 克　五味子 6 克　郁金 15 克　鲜石斛 30 克　栀子 9 克　淡豆豉 9 克　炒陈皮 9 克　石菖蒲 6 克　炒山楂 12 克　7 剂。

药后大便成形，日行一次。以补中益气方巩固之。

评析：杨氏说：因极度疲劳或精神刺激引起脾胃功能失调，前者易治，后者难调。先用镇静药不能获效，要注重心理因素。心病尚要心来医。要告诫患者从烦恼中解脱出来。另外杨氏还谈及：久泄用收敛药无效的，加用益气药。久病多脱，《内经》："中气不足，溲便为之变。"予益气固脱，升提敛涩，扶正调治。

4.健脾清热，佐以行气治疗泄泻（慢性结肠炎、直肠炎、肛窦炎、直肠松弛症）

朱某，男，40 岁。初诊：1992 年 6 月 3 日。

主诉：大便解而不畅 5 年。

病史：自 1987 年起出现大便次数增多、质烂、解而不畅。1988 年做结肠镜检查提示：结肠直肠炎。病理切片示：距肛门 100、75、35、20 厘米处结肠黏膜均有慢性炎症，诊断为"肠激惹综合征，肛窦炎"。B 超示：肝、胆、脾未见异常。1989 年 11 月做排便造影提示：①盆底肌松弛；②直肠下端前壁轻度前膨；③直肠内套叠（可复性）。B 超示：①左肾囊肿；②前列腺偏大。1990 年复查胃肠钡餐造影（包括小肠），未见异常。纤维结肠镜提示：慢性结肠炎。病理报告：距肛 10 厘米处黏膜慢性炎。曾先后服用过氟哌酸、复方苯乙哌啶、黄连素、胃炎干糖浆、易蒙停和香连丸、脏连丸，以及益气养血、养阴清热、益气升提等中药；并应用过痔疮锭、坐浴等多种治疗方法，效果均不明显。目前伴有腹痛。请杨氏诊治。

诊查：病起于 1987 年尿路感染、血尿以后，大便后尚有便意，脐下小腹部隐痛，大便似解不尽，无脓血；舌质淡红，苔薄白；脉细。

辨证：膀胱湿热侵及肠道，久治未愈，脾气渐虚，不能健运，气机不利，兼有蕴湿化热，病久气陷，脱肛不收。

中医诊断：泄泻（脾虚热蕴、气机不和）。

西医诊断：慢性结肠炎、直肠炎、肛窦炎、直肠松弛症。

治则：健脾清热，佐以行气升提治之。

处方：太子参 30 克　炒白术 9 克　葛根 30 克　炒黄芩 12 克　黄连 5 克　红藤 15 克　炒枳壳 12 克　广木香 9 克　煨肉果 9 克　炒楂肉 15 克　炙升麻 6 克　厚朴 9克　砂仁 6 克（杵，后下）　7 剂。

药后小腹隐痛已显减，大便日行 1 次，质偏烂，大便后便意感不甚明显。前方续进 7 剂。

评析：本例系尿路感染、前列腺炎未愈后侵及肠道，大便泄泻日久致直肠松弛、内套叠与前壁轻度前膨。故解大便后仍有便意。经杨氏辨证，认为属脾虚热蕴，气机不和，予健脾清热、行气升提，兼以敛塞之剂。药后能获效，症状能改善，但要除尽其症，尚需较长时间调治。

5. 清热行滞、健脾止泻治疗泄泻（慢性肠炎）

沈某，女，23 岁。初诊：1991 年 9 月 28 日。

主诉：反复腹痛、腹泻 3 年多，又发 1 周。

病史：患者每于饮食不慎或疲劳、受凉后易腹泻，常伴脐周腹痛、腹胀，泻后腹痛止。病起已三载有余。1周前因食生冷，受凉后又腹痛、腹泻，日行2～3次，质烂不成形，无气秽，泻后腹痛稍得缓解，仍绵绵隐痛。

诊查：腹痛腹泻，日有2次，质偏烂，脐周轻压痛，口苦；苔黄；脉细弦。

辨证：久泄脾虚，又食生冷，肠胃传化失常复泄泻，气机阻滞则腹痛，湿蕴胃肠化热而口苦。

中医诊断：泄泻（脾虚湿蕴）。

治则：清热行滞，健脾止泻。

处方：黄连5克　广木香9克　红藤15克　炒葛根18克　炒枳壳12克　生白芍12克　炒扁豆衣12克　煨肉果9克　炒山楂炭15克　鸡内金9克　制延胡索30克　7剂。

二诊：腹痛、腹泻止，偶有泛恶；舌质淡红，苔薄白；脉细弦。上方加姜半夏9克，姜竹茹9克，炒葛根改为30克，生白芍改为炒白芍12克。7剂。

评析：脾虚久泻夹滞之人，治当权衡虚实，攻补兼施。其清热燥湿苦寒之味，应根据湿热轻重掌握剂量药味之多寡；至于健脾扶中药的选择，在慢性肠炎急性发作时，不宜用参、芪、术、甘草之味重易壅中之品，而以扁豆衣、米仁、茯苓、怀山药等健脾渗湿、清灵之品为佳。

6.益脾养胃治疗泄泻（肠功能紊乱）

许某，女，74岁。初诊：1991年9月28日。

主诉：大便时溏时泻2年，伴舌中裂纹半月。

病史：患者近2年来大便经常溏泻，自服黄连素等止泻药能取效一时，饮食稍不慎，即易腹泻。近半月腹泻又作，服止泻药后，大便转烂，但见口干唇燥，舌中干裂，遂来诊治。

诊查：面色欠华，胃纳尚可，口干舌燥；大便烂，日行3次，色黄，无脓血黏液；舌尖边红，中有裂纹；脉象细弦。

辨证：脾胃虚弱，水谷不化，不能生化精微，气血不足，无以上荣于面，而见面色萎黄不华。久泻伤阴耗律，律液亏少故口干舌裂。

中医诊断：泄泻（脾胃虚弱）。

西医诊断：肠功能紊乱。

治则：益脾养胃。

处方：太子参30克　麦冬15克　五味子6克　生甘草6克　炒扁豆衣12克　川石斛30克　怀山药15克　煨肉果9克　炒枳壳12克　炒陈皮9克　茯苓15克　炒山楂12克　7剂。

二诊：投益气阴、和脾肾之剂，诸症俱有好转，尚存口干舌燥，苔微黄，脉细弦。再宗原意续进。上方去煨肉果，加天花粉12克，茯苓改15克为30克。7剂。

三诊：药后，近日未腹泻，纳食尚可，口干亦减，苔薄白，脉细。再予扶中健脾。

处方：党参12克　川石斛24克　生白术9克　煨肉果9克　炒扁豆衣12克　炒楂肉12克　炒米仁30克　炒陈皮9克　乌梅9克　葛根15克　茯苓15克　7剂。病愈。

评析：此例患者年逾古稀，脾胃虚弱，气阴不足，予益气健脾、养阴生津，使脾运得健能为胃行其津液，胃阴充润则主受纳腐熟水谷。选方用药时，宜益气不壅中，益阴不碍胃。

7. 健脾化湿治疗泄泻（肠功能紊乱）

郑某，男，35岁。初诊：1992年3月25日。

主诉：大便烂，时夹黏液 1 年余。

病史：近十多年来，大便不成形，时夹黏液、无脓血。曾作 B 超检查，提示胆囊息肉。未做肠镜检查。来杭州请杨氏予中药调理。

诊查：面色㿠白，神倦乏力，大便偏烂，时带黏液，眠食尚可；舌质淡，苔白；脉细。

辨证：中焦脾胃虚弱，运化无权，升降失司，清浊不分，混杂而下，并走大肠而泄泻。脾虚精微无以化生，不能荣养肌肤，故面色㿠白，倦怠乏力。

中医诊断：泄泻（脾胃虚弱）。

西医诊断：肠功能紊乱。

治则：健脾化湿。

处方：炒党参 12 克　炒扁豆衣 12 克　炒米仁 30 克　茯苓 15 克　苍术 9 克　厚朴 12 克　姜半夏 9 克　炒枳壳 12 克　炒丹参 30 克　炒陈皮 9 克　广木香 9 克　7 剂。

二诊：服药后大便渐趋正常，乏力改善，尚感右胁不舒，苔微黄而腻，脉细弦。咽干不喜饮。前意出入续进。

处方：炒党参 12 克　茯苓 12 克　生米仁 30 克　炒苍术 9 克　炒白术 9 克　厚朴 12 克　枳壳 9 克　炒陈皮 9 克　决明子 30 克　枸杞子 9 克　石斛 30 克　炒丹参 20 克　7 剂。病愈。

评析：脾胃虚弱，胃肠功能紊乱，兼有蕴湿之象，以参苓白术散为主方加减。其脾气虚而夹肝阴不足，肝脾失调，阴阳失却平衡，故继之以养肝阴、健脾胃，肝脾并调。

（五）嘈杂、吐酸

清热抑酸和中，治疗嘈杂、吐酸症（慢性胃炎、食管炎）

吴某，男，37岁。初诊时间：1992年3月16日。

主诉：胃中嘈杂、泛酸时作1年余，又作1周。

病史：患者近1年多，饮食不节，饮酒后嘈杂、泛酸。1周来又因饮酒，前症再发，且吐出褐红色液体，故请杨氏诊治。

诊查：胃中嘈杂，泛酸时作，饮酒后尤甚，咯出褐红色液体，大便偏烂；苔黄根腻；脉滑。

辨证：忙于应酬，饮食不节，饮酒过度，积热消阴助湿，损伤脾胃，脾运失健，湿浊停滞化热而嘈杂、吐酸。

中医诊断：①嘈杂；②吐酸（胃热证）。

西医诊断：①慢性胃炎、食管炎。

治则：清热抑酸和中。

处方：黄连5克　吴茱萸1克　蒲公英30克　乌贼骨30克　煅白螺蛳壳30克　浙贝母15克　姜半夏9克　姜竹茹9克　厚朴12克　炒枳壳12克　7剂。嘱少饮酒或戒酒。

二诊：药后食管热已除，心窝部尚有热感，纳食佳，苔微黄，脉细弦。再宗原意。上方去竹茹，加炒黄芩9克。7剂。

三诊：食管及心窝部灼热感均趋消失，苔薄黄，原意出入。上方去浙贝母、白螺蛳壳、姜半夏，加淡竹叶9克，炒陈皮9克。7剂。病愈。

评析：酒食所伤，灼伤胃、食管之黏膜，表现为酒湿热证，嘈杂、泛酸。杨氏以清热化湿制酸法和中降逆。其湿热清、泛酸止，对食管、胃之黏膜刺激减少，利于细胞组织的修复。

气血津液病证

一、糖尿病的诊治经验

糖尿病，中医谓之为消渴证，亦称"三消"、"消瘅"。现代医学认为是由于胰岛素分泌绝对或相对不足，靶细胞对胰岛素敏感性下降而引起的全身性疾病。历代医家以《内经》为据，将它分上中下三消而论者较多，以上焦主肺多饮、中焦主脾善饥、下焦主肾尿多区别病位及进行辨证施治。杨氏认为，渴饮、善饥、尿多这三种症状将糖尿病分为上中下三消有失偏颇，因为它们往往是联系在一起的，只是表现程度明显、隐匿而已，不能孤立看待，应综合辨证归纳，简分为"阴虚型"与"阴阳两虚型"。同时，特别强调在糖尿病治疗中控制饮食的重要性，病者应耐心摸索适合自己的饮食方法，持之以恒。

病因病机

糖尿病的病因为素体阴虚燥热、嗜食肥甘厚味、情志失调郁而化火、过服温燥药物损伤阴津耗伤肺胃肾三脏阴液而成消渴。杨氏指出，消渴虽病在肺、脾（胃）、肾，但往往互相影响。肺燥津伤，津液失于敷布，则脾胃不得以濡养，肾精不得滋助；脾胃燥热偏盛，上可灼伤肺津、下可耗伤肾阴；肾阴不足，则阴虚火旺，亦可上灼肺胃，终至肺燥胃热肾亏同存。而"三多"之症相互并见，但肺、脾（胃）、肾三脏中，尤以肾最为关键。若迁延日久不愈，可阴损及阳，肾阴肾阳两虚，或累及五脏，而致阴阳俱衰。正如《全生集》所说："渴者，里有热也，津液为热所耗，故有消渴一证。虽云火热所致，但阴阳气血津液，均为所耗，而成消瘦之证。"

辨证施治

1. 阴虚型

证候：血糖升高，自觉症状可见口干、夜尿多、乏力、易饥、大便结、形体多偏消瘦；舌偏红偏干；脉细弦或数。

治则：养阴清热，滋肾益脾。

基本方：川连5克　天花粉15克　葛根30克　地骨皮12克　桑椹子15克　山萸肉12克　生地30克　怀山药30克　茯苓15克　麦冬15克　郁金9克。

临床应用加减：如患消渴证病程长，久病入血，酌加丹参、红花、川芎、益母草、当归、赤芍等。便秘加全栝楼、决明子；嘈杂加石膏、知母；血压高加丹皮、桑寄生、牛膝；头昏目糊加白菊花、决明子；气虚加黄芪、党参；夹湿暂去生地、山萸肉、麦冬等，加苍术、米仁、佩兰、陈皮、川厚朴；如并发疮疖，加川连、野菊、银花、蚤休、紫花地丁等。

2. 阴阳两虚型

证候：口干不多饮，夜尿多，头昏目花，消瘦乏力，腰酸，阳痿，畏冷；舌质淡；脉细。

治则：滋阴补肾。

基本方：生熟地各15克　麦冬15克　山萸肉12克　桑椹子15克　五味子6克　怀山药30克　制巴戟12克　炙黄芪15克　党参15克。

临床应用加减：阳虚甚者，加淡附片；肢冷不暖者，加桂枝；阳虚水肿者，加猪苓、伏苓、泽泻；心烦者，加川连、龙齿；肾虚腰痛者，加牛膝、川断、桑寄生；脾虚泄泻者，加白术，加重怀山药用量。

转归及预后：糖尿病病位在肺、脾（胃）、肾，常波及心、脑、眼等脏腑组织。早期以阴虚燥热开始，常无典型表现，或症状较轻；病程日久，可导致阴损及阳，而形成阴阳两虚，并有各种变证出现，如心悸胸痹、雀目、痈疽、水肿、四肢麻木、中风偏枯等。最后可因"脾胃气败，肾气大绝"而反见溲少不食、烦躁不安，甚或"阴阳离决，精气乃绝"而昏迷、死亡。

糖尿病的预后，虽病初即见阴虚内热、虚实夹杂之证，但因未损及多种脏腑，一般易治，预后良好；病久多脏腑受损，阴阳气血俱虚，变证丛生，复杂难治，预后较差。因此，在治疗上，杨氏主张应积极地通过养阴清热、益气补肾、调整阴阳等法以阻止病情的恶性循环，控制病情的发展。

二、气血津液病证案例

1.清热生津、滋阴补肾法治消渴（肺肾阴亏）

黎某，男，45 岁

主诉：多饮多尿 2 年。

病史：2 年前，体检发现血糖升高，以后多次复查血糖，空腹血糖最高时达 16.8 毫摩尔 / 升（300 毫克 %）。服甲苯磺丁脲（D860），空腹血糖控制在 7.28～7.84 毫摩尔 / 升（130～140 毫克 %）左右，但口干之症仍存，夜尿多。

诊查：舌质红，苔薄白；脉细。

辨证：素体阴亏，阴虚内热，热淫津涸，口渴引饮。肾阴不足，肾气失固则尿频量多。

中医诊断：消渴（肺肾阴亏）。

西医诊断：糖尿病。

治则：清热生津，滋阴补肾。

处方：川连4克　天花粉12克　麦冬15克　葛根20克　大生地18克　山萸肉10克　怀山药30克　炒桑椹子18克　茯苓15克　泽泻15克　10剂。

嘱平时可进食茯苓粉、怀山药粉、黄豆粉合做成饼，忌辛辣刺激之品、膏粱厚味。

评析：杨氏认为，消渴之证虽分上、中、下三消，但临床多兼而有之，其病机阴虚热淫。本例以上、下消为主证，治疗则以益肺肾之阴为主，兼顾清胃。治糖尿病，桑椹子、萸肉、川连三味为其要药。因三消之治，不必专执本经，但滋其化源，清其燥热，从整体上制约阴虚与燥热这对互为因果的矛盾。

2. 养阴益肾、健脾升津、补气活血法治消渴（肾虚脾弱）

黄某，男，74岁。

主诉：时感口干，多尿3年。

病史：近3年时感口干、多尿，检查空腹血糖均偏高。消食善饥之症不明显。

诊查：形体偏瘦；舌质红、苔薄白；脉细弦。

辨证：年逾古稀，脏腑功能减弱，津液精血皆日趋减少，渐致肾阴亏损，脾气虚弱、气虚液少，血液易凝滞不畅，老年久病多瘀虚。

中医诊断：消渴（肾阴虚，脾气弱）。

西医诊断：糖尿病。

治则：养阴益肾、健脾补气，兼以活血运滞、升津止渴。

处方：大生地18克　麦冬15克（炒）　桑椹子15克　川石斛30克　山萸肉9克　怀山药30克　太子参30克　茯苓15克　丹参30克　赤芍12克　川芎10克　葛根15克　14剂。

二诊：服上药后口干好转，人有精神，上方去石斛、赤芍，加川连4克，郁金12克，桑椹子改为18克，川芎改为12克。续服7剂。

评析：进入老年后，各脏腑功能减弱，腺体分泌减少，老年糖尿病并不少见。《石室秘录》："消渴之证虽分上、中、下，而肾虚以致渴，则无不同也。故治消之法，以治肾为主，不必问其上、中、下之消也"。杨氏对此病治疗所见略同。且老年人气血阴阳均有不同程度的虚损，本例气虚，血行欠畅，辅之以益气健脾，活血行瘀。综观方药，集润肺清胃、养阴增液、补肾活血于一体，正是针对临床症状掺杂、病因病机交错等诸多因素而考虑的。

3.益气养阴、清胃健脾法治疗消渴（中消）

徐某，男，60岁。

主诉：逐渐消瘦伴乏力2年，疲乏加重2个月。

病史：近2年来，患者逐渐消瘦，身感乏力。检查空腹血糖65.1毫摩尔/升（270毫克％），但"三多"症状不明显。曾用达美康、美吡达治疗，血糖控制不理想。目前用正规胰岛素每日24单位，血糖尚在11.8毫摩尔/升（212毫克％）水平，结合中药治疗，用六味地黄丸后大便烂，用香砂六君丸又感口燥。两药合用，因吞入丸药量太多，胃脘部感到不适而停服。2 个月来，全身乏力明显。

辨证：胃阴不足，脾失健运。胃阴虚则生内热，精微损耗太过，人体消瘦；脾气虚则不能为胃行其津液，四肢不得禀水谷之气，肌肉无以充养，四肢倦怠乏力。

中医诊断：消渴（中消）。

西医诊断：糖尿病。

治则：益气养阴，清胃健脾。

处方：生黄芪 30 克　怀山药 30 克　太子参 30 克　桑椹子 15 克　山萸肉 9 克　天花粉 12 克　黄连 3 克　茯苓 30 克　葛根 30 克　五味子 6 克　陈皮 9 克　7 剂。

后又续 7 剂。大便不烂已成形，精神转好，寐况亦可。

评析：本例糖尿病气阴不足，偏于气虚。脾主四肢、肌肉，因脾虚，肌肉无以充养而乏力，精微不能荣养周身则消瘦。曾用养阴药易便烂，用益气药却口燥，治当予气阴双顾。然其又以气虚为主，故方中健脾益气药均用 30 克，并在养阴之中兼升清、合酸敛，以防脾虚滑脱之虑。

4.清胃增液、养阴活血法治疗消渴（中消）

王某，男，71 岁。

主诉：胃脘部有烧心感时作半年。

病史：患糖尿病数年，空腹血糖 10.64 毫摩尔 / 升（190 毫克％），平时服达美康 80 毫克 / 日，尿糖（＋＋＋）。以往"三多"症状不明显，近半年常感胃脘部有烧心感。

诊查：中脘有热灼感，口干；舌红，苔薄白；脉细弦。尿糖（＋＋＋），血糖 10.64 毫摩尔 / 升（190 毫克％）。

辨证：素体阴虚，脾胃积热，胃火炽盛，灼消津液。

中医诊断：消渴（中消、胃热）。

西医诊断：糖尿病Ⅱ型。

治则：清胃增液，养阴活血。

处方：黄连 4 克　川石斛 30 克　麦冬 15 克　蒲公英 30 克　桑椹子 18 克　葛根 20 克　天花粉 12 克　怀山药 30 克　茯苓 18 克　郁金 12 克　乌贼骨 30 克　丹参 30 克 7 剂。

二诊：口干好转，胃中灼热感亦减，舌质红，苔薄，脉细弦。上方去石斛、茯苓、郁金，加黄芪 15 克，决明子 20 克，炒枳壳 12 克，炒陈皮 9 克。7 剂。

三诊：诸症好转，复查尿糖（＋）。上方改黄芪为 30 克。续 7 剂。

评析：杨氏认为，糖尿病患者虽三消不一定俱备，但均以阴虚燥热为主，三消各有侧重。久病或老年常有气阴两虚。故在胃热之症改善之时，即加黄芪以益气，症情好转，又加重黄芪剂量，予气阴并顾。

5.养阴润肺、清胃生津、滋肾补气法治疗消渴（阴亏津涸）

王某，女，70 岁。

主诉：因多饮多尿消瘦 2 年，加重 3 个月而入院。

病史：2 年前患者感口干欲饮，约 1 年中体重下降了约 20 千克，血糖 7.22 毫摩尔/升（129 毫克％）。3 个月前体检，发现空腹血糖 12.82 毫摩尔/升（229 毫克％）。未作正规治疗，曾服过养阴降糖片。入院时空腹血糖 10.53 毫摩尔/升（188 毫克％）。住院期间饮食控制治疗，空腹血糖 10.98 毫摩尔/升（196 毫克％）。用达美康 80 毫克，每日 2 次，空腹血糖降至 6.7 毫摩尔/升（129 毫克％），"三多"症状仍较明显。胃镜检查示：十二指肠球部炎，慢性浅表性胃炎伴糜烂。病理切片示：胃窦部黏膜慢性浅表性胃炎（活动期）

伴小区糜烂。心电图示：窦性心动过缓，低电压，异常Q波。B超示：肝胆未见异常。

以往有慢性胆囊炎、慢性萎缩性胃炎、冠心病史。

诊查：形体瘦弱，口干多饮、善饮，多尿，时有心悸、乏力、胃脘部不适隐痛；舌质红，苔薄白；脉细。

辨证：素体阴亏，五脏柔弱，进入老年期后，五液趋涸致人体干枯；肺燥胃热，心肾亏虚，肾精不足，精不藏气，则气弱形羸。

中医诊断：①消渴（阴亏津涸）；②心悸（气阴不足）；③胃脘痛（胃热阴亏）。

西医诊断：①糖尿病Ⅰ型；②冠心病，心功能Ⅱ级；③慢性萎缩性胃炎。

治则：养阴润肺，清胃生津，滋肾补气。

处方：大生地15克　麦冬15克　黄连5克　川石斛30克　桑椹子18克　萸肉9克　怀山药30克　生黄芪20克　桑白皮12克　葛根30克　炒陈皮9克　茯苓15克　5剂。

二诊：复查空腹血糖为5.4毫摩尔/升（97毫克％）。服上药后，口干、尿多症状亦有改善；舌红边紫黯，苔黄厚腻；上方去生地、麦冬、萸肉、黄芪、陈皮，加丹参30克，川朴12克，全栝楼12克，太子参30克，地骨皮12克，制首乌12克，黄连改为6克，茯苓改为30克。5剂。

三诊：复查血糖5.4毫摩尔/升（96毫克％），大便干结，数日一解，药后大便通畅。

处方：太子参30克　黄芪15克　全栝楼12克　枳壳12克　川朴9克　葛根15克　丹参30克　决明子30克　炒桑椹子18克　川石斛30克　怀山药30克。

评析：本例患者年届古稀，五脏功能俱日趋衰退，气阴不足，津液暗耗。冠心病、糖尿病、萎缩性胃炎皆属老年病，而其一应俱全。杨氏根据病人糖尿病症状最为突出，阴虚为主，肾虚胃热为主要方面，予养阴清胃，佐以益气活血之法控制了糖尿病症状与血糖。期间出现便秘、胸闷等夹痰浊之症征，又在原方基础上佐入理气活血、宽胸涤痰、润肠通便之品。然化浊理气不伤阴，且中病即止，症状一经控制，转以滋养清润，补益气阴。治病中抓住其本质方面，余症灵活加减，而又百变不离其宗，正是杨氏用药稳准、左右逢源的特点之。

附 "养阴降糖片"——消渴之验方

糖尿病是由人体内糖代谢障碍而引起的内分泌疾病，中医学属"消渴"范畴。主要表现为气阴两虚、阴虚火旺及兼有夹瘀等型。"养阴降糖片"是杨继荪主任医师根据中医传统理论慎密组方，经科学方法精制而成的治疗糖尿病的有效药，主要原料为黄芪、党参、枸杞子、川芎、葛根、玄参、地黄。其中地黄、枸杞、葛根养阴生津、止渴；黄芪、党参益气补肺、健脾；川芎、玄参，活血化瘀、清热。诸药合用具有养阴益气，清热活血的作用，能显著改善糖尿病患者的临床症状，降低空腹血糖。一般糖尿病人每日服 3 次，每次 8 片，3 个月为 1 个疗程。

临床治疗 105 例糖尿病患者，总有效率为 74.29%。大多数患者的"三多"症状消失或明显好转，空腹血糖平均值由治疗前的 12 毫摩尔 / 升（215.75 毫克 %）降至治疗后的 9 毫摩尔 / 升（162.99 毫克 %），平均下降 2.95 毫摩尔 / 升（52.76 毫克 %）。使用中未见任何副反应。

养生调摄

健康长寿是人类追求的目标。经过千百年的探索和积累，中医学在延缓衰老、强身养生等方面已有了一系列比较完整的理论和相当丰富的经验。杨氏在这一方面也有很深的造诣。

一、衰老的形、神表现及生理病理特点

人届老年，机体生理自然老化，可出现各种不同程度的衰老征象和退行性改变。

1. 形体改变

《素问·上古天真论》说："七八……天癸竭，精少，肾脏衰，形体皆极。八八，则齿发去。"说明人进入老年期后，精气逐渐虚衰，容颜形体会发生改变。老年人由于"津"不能内及脏腑，外至皮毛，以"温分肉，充皮肤"，而出现毛发稀淡、皮下脂肪减少、皮肤弹性减退；"液"不能注入骨节。髓海无以濡润空窍，填精补髓则出现耳鸣、牙齿松落、骨质疏松、骨关节退行性变及记忆力减退、感觉迟钝等现象。

2. 阴阳失衡

在正常的生理状态下，人体的阴阳始终维系着"阴平阳秘"的动态平衡关系。正如《素问·上古天真论》说："和于阴阳……此盖益其寿命而强者也……"然而，人的年龄一旦跨入中年以后，每易出现阴阳失衡。《素问·阴阳应象大论》说："年过四十，阴气自半也，起居衰矣。"《千金翼方·养老大例》说："人五十以上，阳气日衰，损与日至，

心力渐退，忘前失后，兴居怠情。"这说明人体阴阳失却平衡，任何一方的衰退，均可促进衰老。故《素问·生气通天论》谓："阳气者若天与日，失其所则折寿而不彰。"

3. 脏腑虚损

人体的衰老过程亦即脏腑功能的衰退、老化过程，在《灵枢·天年》篇中有较为详尽的描述："五十岁，肝气始衰，肝叶始薄，胆汁始灭，目始不明；六十岁，心气始衰，善忧悲，血气懈惰，故好卧；七十岁，脾气虚，皮肤始枯，故四肢不举；八十岁，肺气衰，魄离，故言善误；九十岁，肾气焦，四脏经脉空虚；百岁，五脏皆虚，神气皆去，形骸独居而终矣。"然而在病理状态下，有"其不能终寿而死者……其五脏皆不坚"。

4. 精血亏虚

元·朱丹溪谓："人生至六十、七十以后，精血俱耗。""疾以蜂起，气耗血竭。"说明无论是人体正常的衰老过程，或是由于阴阳不能相济引起的阴阳失衡，以及精气不能互生导致的五脏虚损，皆可使人体出现精、液、气、血的亏耗。而精血不足、气液耗损是导致衰老的根本原因。《景岳全书》说："精盛则阳强""阳强则寿，阳衰则夭。"叶天士亦说："高年下焦根蒂已虚。""高年水亏""高年气血皆虚"。

因此，老年人体衰多病，主要是因为气血阴阳、脏腑功能的渐趋衰退，气化不力、血行欠畅、正气不足以达邪，一些病理产物如痰浊饮湿、瘀血等往往容易蓄积于体内，呈现正虚邪实、虚实夹杂的状态，造成多种病证的相继出现。故老年病常有"多瘀""多痰"之说。

二、调养抗衰，保健强身

中医学认为，要延缓衰老，必须重视脏腑功能的调养，同时调节好饮食起居和情绪。

（一）药物调摄

老年人的阴阳、气血以及五脏之虚损，是引起衰老和慢性疾病的病理基础，但是由于这种病理基础是日积月累逐渐形成的，故补阴阳、调气血、疗五脏亦当从本缓图，毋太过与不及。

1. 补阴阳：明·张景岳提出："善补阳者，必于阴中求阳，则阳得阴助而生化无穷；善补阴者，必于阳中求阴，则阴得阳升，而泉源不竭。"因此，补阴时不忘助阳，以防"阴损及阳"，补阳时不忘滋阴，以利"阴生阳长"。

《素问·四气调神论》说："春夏养阳，秋冬养阴，以从其根。"老年支气管炎、哮喘患者"冬病夏治"就是春夏养阳，扶助正气，增强体质，以防御冬冷风寒外邪的侵袭。亦即取《内经》所谓"邪之所凑，其气必虚"，"正气存内，邪不可干"之意也。《内经》有"冬三月为蛰藏，春三月为发陈"的理论。中医"冬令进补"就是期待来春发陈以使体力增强，精力充沛。

2. 调气血：老年人的生理性退化、衰老，与气血不足密切相关。本着"虚则补之，损则益之"，"形不足者，温之以气；精不足者，补之以味"的治疗原则补益气血，同时还当注重调气行血。张景岳云："气之在人，和则为正气，不和则为邪气。"朱氏《丹溪心法·六郁》亦云："气血冲和，万病不生。"故老年人补气血宜补中有疏，气血调畅则能"灌溉经络，长养百骸"，使肌肉、皮毛、筋骨等组织器官得以濡养而延缓衰老。

3.疗五脏：根据《内经》"肾为先天之本""脾胃为后天之本"之说，补肾益脾乃成为防治老年病之大法。

《医贯》中说："五脏之真，惟肾为根。"在老年五脏虚损中，起决定作用的亦属肾气的虚损。张景岳曾曰："先天强厚者多寿，先天薄弱者多夭。"《医学心悟》指出："肾元衰则寿夭。"均强调了肾气损伤对人体衰老夭折的影响。现代医学实验研究亦揭示：肾气虚衰患者，多数免疫功能相应低下，而通过补肾方法可以提高机体的免疫功能。对于肾虚所表现的"水亏其源"之阴虚证和"火衰其本"之阳虚证，其调治多从肾着手，偏肾阳虚者可选用鹿角片、肉苁蓉、巴戟天、补骨脂、仙灵脾、仙茅等；偏肾阴虚者可选用生熟地、制首乌、枸杞子、制女贞、玄参、桑椹子等。肾阴肾阳俱虚者，可根据具体情况分别选用。

李东垣有"内伤脾胃、百病由生"之说，这与老年人由于胃肠功能紊乱而影响全身情况，引起整体虚弱是相一致的。脾胃为气血生化之源，年老脾弱，津液精微生化障碍，后天充养不足，致使各脏日趋虚损，出现形体消瘦，苍老憔悴。故此，调补五脏尤应重视脾胃。

调补脾胃药一般选用路党参、茯苓、炒白术、炒扁豆、炒米仁、怀山药、制玉竹、红枣等，如消化力弱可酌佐山楂、神曲、鸡内金、陈皮等以补疏并施。

在老年人的药物调摄之中，既要重视体质因素，又要注重药物剂量。朱丹溪《局方发挥》中说"血气有深浅，形志有苦乐……年有老弱，治有五方，令有四时"，"君臣佐使，合是数者，计较分毫，议方治疗，贵乎适中"。徐灵胎在

《医学源流论》中亦提出："天下有同此一病，而治此则效，治彼则不效……则以病同而人异也。……年龄有老少，奉养有膏粱藜藿之殊，心境有忧劳和乐之别……一概施治，则病情虽中，而于人之体质迥乎相反。"这就体现了中医辨证施治的灵活性。

（二）饮食起居

《素问·上古天真论》云："上古之人……食饮有节，起居有常，不妄作劳，故能形与神俱，而尽终其天年，度百岁乃去。"说明调节饮食、顾护胃气、起居规律而有常度均可望达到健康长寿之目的。

老年人饮食应在保证机体需要的基础上作适当的控制。不可暴饮暴食、过食膏粱厚味、辛辣生冷，以免伤胃气。饮食调养则按不同情况因人而异，如热病初愈，消化功能薄弱，食宜清淡。若老人体衰食欲不振，或腹胀便溏等，宜先调脾胃，不能随意进补。平时调养，诸如：脾胃疾病常选米仁、山药、扁豆、红枣等；肺胃燥热可选藕粉、百合、鸭梨、白木耳等；心脏疾患则选枸杞子、桂圆、莲子、山楂等；老年糖尿病，饮食控制更为关键，可选黄豆、赤豆等豆类制品，以及山药、萝卜、桑椹、红枣等。朱丹溪说："非善调摄者，不能保全"，"自养则病乃安"。所以，饮食有节，起居有度，重在自我调养。

（三）情志劳逸

《内经》："怒伤肝，喜伤心，忧伤肺，思伤脾、恐伤肾。"指出了情志的违和，亦属致病因素。情志之伤，常碍及脏腑的功能，使气机失调，血行失畅，影响人体的健康。

因而，老人宜保持良好的心理状态，使气机畅行，血脉调和，达到寿登大颐。此外，老年人的活动，力争做到动静结合。华佗创造了"五禽之戏"，意在"引挽腰体，动诸关节，以求难老。"又论及："人体欲得劳动，但不当使极耳。"故运动锻炼和养精蓄锐均是长寿的重要保证。同时，应协调体力劳动与脑力劳动之间的关系，这对保持健康的体魄与维护老人的智力有着不可低估的作用。

总之，延缓衰老是综合性的，益寿保健是多方面的。饮食、起居、情志、运动、气功、药物等各种措施，必须根据每位老人不同的机体状况来决定，以多种方法结合调理，持之以恒、乐此不疲，定能保持"阴平阳秘，精神乃治"的健康佳境，达到防病抗衰与延年益寿之目的。

三、四季调摄与膏滋进补

中医学注重"人与天地相参"的整体观念。杨氏十分强调时令节气对人体的影响，根据四季主气的不同，提出了各季疾病的防治及养生、调摄的方法。尤其是冬日的膏滋进补，以辨证调治、虚瘀并理于缓缓微调之中，是他用于增强机体抵抗力、减少发病机会、保健强身、延缓衰老的常用特色疗法之一。

（一）春日病温早防治

春天，气候转暖，使万物有了生机，但也是各种疾病，尤其是传染病的多发季节。

中医认为，春季阳气升发，主气为风，每易感受风热病邪，其所致的外感热病称之为风温，如流行性感冒、急性支气管炎、大叶性肺炎等；对春季因感受温热病邪所引起的高热、烦渴等以里证为主要特征的急性热病，则称为春温，如重型流感、流行性脑脊髓膜炎等。

风温与春温的各种疾病大多具有不同程度的传染性，并以发病急、传变快、来势较猛为特点，病程中容易化燥伤阴、内陷生变，甚至出现神昏谵语或昏愦不语，以及斑疹痉厥等证，有些还会留下如瘫痪、精神障碍等后遗症。不过大部分病人因早期治疗、治疗得法，大多病程经过顺利，病邪消退亦快。故要避免此类疾病的发生与发展，关键还在于尽早防治。防治的措施主要有两个方面：

1. 无病先防："虚邪贼风，避之有时。"中医历来提倡"治未病"，乐于采用防御外邪侵袭与扶助体内正气两者并举的防病方法。春季病温，从其发病类型上看，有"伏邪"和"新感"两类。前一种是因冬令收藏未固，受寒邪后不立即得病，至春伏气化热而病，即中医经典医著《内经》中所论述的"冬伤于寒，春必病温"的伏邪温病；后一种是因春令太热，外受时邪，感而即发，为明代医家汪石山所提出"不因冬月伤寒"的新感时病。可见春日病温，其发病因素与冬、春季均相关联，故预防工作也应从冬、春两季着手。冬季应注重培本，例如积极的冬季锻炼和冬季进补都能起到增强体质、提高抗病能力等培本作用，从而减少春天的发病机会。春季则应重视预防疾病。

其次，要注意调寒暖、讲卫生。过寒过暖对人体均属不宜。春季，尤其是冬春之交与初春时节，气候寒暖交错，乍寒乍暖，温差很大。对于寒暖失常的气候老年人应适时地增减衣物，勿令太过与不及。温病可通过口鼻等多种途径在人群中传播。其"邪之所着，有天受，有传染。""天受"指空气传播，"传染"指接触感染。春季外出机会增多，更应注意个人和公共卫生。

2. 既病防变：未病先防，既病防变是中医防治疾病的指导原则，强调早期治疗、防微杜渐的重要性。为了防止疾病的发展和传变，罹患各类外感热病的患者，应及早治疗，在医生的辨证施治下，有望获得更快、更好的疗效。

（二）暑夏之季话养生

一年四季，由于气候时节不同，与其相适应之养生保健内容亦各有侧重。暑夏之季，按五行学说分类，归属于五行中之火、土，五气中之暑、湿。暑乃夏天之主气，其性炎热、升散，易耗气伤津。在江南水乡暑令夏季，除气候炎热外，雨量亦较充沛，以致天暑下逼、地湿上蒸，暑热既盛，湿气亦重，从而形成了暑多夹湿的特点。因此，夏日养生就应当充分考虑这些因素。

夏季，老年人要尽可能地避免和减少酷暑烈日直射人体所造成的伤害。服装拟选透气凉爽的蚕丝织物，款式也应简洁宽松，以利体温调节。居住与工作的环境要保持通风干燥，以求清凉，晚间则不宜贪京露宿。空调房间的室温不宜过低，清晨应及时开窗更换新鲜空气。同时，要增强体质，扶助正气，提高人体对暴热、高温、久晴、淫雨等气候异常变化的适应能力。

调整身体机能状态的养生方法颇多，在夏令期间常用的是以清火消暑、益气养阴和醒脾除湿；但也要因人而异。区别体质因素，不仅要凭借各人先天禀赋的异同，还应顾及某些人由于多方面原因引起的某阶段兼夹因素。对体质和兼夹因素的评判应由中医师根据其舌质、舌苔、脉象及各脏腑机能状态的盛衰而作出，从而采取相应的调理措施。如饮食调理，一般素体阴虚或气阴不足者，暑令常用兼有清火消暑作用的凉润食品，如西瓜、冬瓜、绿豆、百合、白木耳等，益气养阴生津的西洋参、生晒参、太子参等，其中西洋参偏于清火养胃生津，后两味偏于益气养阴生津；对于脾虚夹湿者，通常选用兼有健脾除湿作用的食品，如白扁豆、米仁、山药、莲子、赤豆等。若出现明显的口渴喜饮、心烦闷乱、汗出过多、小便短赤、舌红少苔等耗气伤津症状，或表现出显而易见的肢体困倦、食欲不振、胸闷呕恶、大便溏薄、小便短少、脉濡苔腻等脾湿内困征象时，应及时运用中医中药辨证施治，合理调整阴阳平衡，勿使太过与不及。

（三）秋月燥胜宜濡润

秋承夏后，主气为燥。燥属"六淫"之一，其性干燥而最易伤津。中医理论曰："燥甚则干"。秋伤于燥者，无不以机体津液亏耗为主证，出现如咽干、鼻燥、皮肤干枯皱裂、毛发不荣、大便干结、小便短少或咳嗽少痰、无痰、苔干等症状。故前人责之"诸涩枯涸，干劲皲裂，皆属于燥。"

因燥邪淫胜所发之病称谓燥病。有内、外（包括凉、温）之分，亦有上、中、下之别。内燥是指机体内阴津耗损而出现的津亏血燥之证，常因热病后期伤津、失血失水过多或久病精血暗夺、营养障碍所致。外燥则是我们一般所说的秋燥，其特点为有明显的季节性，是于秋季感受外界燥邪而发生的疾病，且必伴口、鼻、咽、唇等津气干燥见证。在外燥证中又因感受秋凉燥气或秋天亢旱燥气的不同而分为凉燥与温燥。大凡立秋以后，湿气去而燥气来。初秋尚热，则燥而热；深秋既凉，则燥而凉。但若天气晴暖，秋阳以曝，虽秋分以后，仍反温燥多于凉燥。就浙江省今秋气候由于夏雨充沛，初秋时节凉意习习，反致深秋气温晴燥暖和，故应根据气候、地理环境灵活辨别。另外在辨燥过程中还有上、中、下之异，是以燥邪由上而下所伤部位的不同而区分。随之也就有初、中、末三期治气、增液、治血三大法之别。因而前人对此亦深有感叹："六气之中，惟燥气难明"。然千变万化，治燥总则为一条"燥者润之"。

燥胜必用润，且以柔润漏养为宜，最忌苦燥。了解这些治疗原则，对秋令防病养生保健不无益处。因秋燥所病虽轻浅，若不合理调治，病邪亦可由上而下、由表入里竭津耗阴、劫铄体液。所以要及早防治。如燥邪伤及肺卫，即秋季上感、支气管炎，可辨证酌用桑杏、银翘类；燥热化火、灼铄肺阴则以清燥救肺；燥热传入阳明，大肠失于濡润出现便秘腹胀者更应采取肃肺润肠或滋阴通下等方法治疗。平时可多食用一些梨、藕、荸荠、百合、木耳等菜果，必要时可选用沙参、麦冬、生地、石斛、枸杞子、首乌、玉竹、女贞子、西洋参、蜂蜜等药品滋养濡润机体。

（四）冬令滋补春发陈

中医学在防病强身、延缓衰老等方面积累了丰富的经验。其中用于"冬令调补"的膏滋药便是颇有特色的一种。膏滋药尤其适宜于中老年人及体弱多病者。

人一旦跨入中年，就易出现阴阳失衡。古典医籍有"年四十而阴气自半，起居衰矣"，"人年五十以上，阳气日衰，损与日增，心力渐退，忘前失后，兴居怠情"之论述。说明人体阴阳失却平衡，任何一方的减退，均显示衰老。倘若疾病缠身，体内的病理代谢产物如痰浊、血瘀等则可相互作祟，导致人体津液不布、脏腑虚损、经脉失养、毛发失荣、机体日益衰颓。故前贤名医张景岳曾提出："人于中年左右当大为修理一番，则再振根基，尚余强半。"膏滋药就是从阴阳失衡为衰老的主要病机，气血亏耗为衰老的必然结果，痰浊血瘀为衰老过程的催化剂等方面着眼，按各人身体禀赋不同，在辨证基础上予以补阴阳、调气血、疗五脏。用综合性的既防病治病，又滋补身体，由多种药物配伍组合，经传统特色加工，再合以选择不同功效的阿胶、霞天胶、黄明胶、龟板胶、鹿角胶等熔化，煎熬成膏。在冬至前后至立春这段进补培本的最好时机中连续服用，缓缓微调，寓补于调摄之中。意在"冬蛰藏"、"春发陈"。冬令进补期待来春发新，使旧枝发新芽，体力增强，精神充沛。

经对近些年来服用冬令膏滋药人群的初步调查，多能在来年收益，且有连年服用，逐年强身之趋势。以往患有疾病的，能减少发病次数，缩短发病时间，缓和发病程度；以往无明显病症的则能以更饱满的精神从事各项工作。随着人们生活水平的提高，作为保健养生、延缓衰老手段之一的膏滋药，已越来越受到人们的青睐。

四、膏滋进补案例

1. 孙某，男，76 岁。初诊：1991 年 10 月 30 日。

主诉：反复胸闷气憋 3 年。

病史：患者近 3 年来有反复胸闷、气憋。体检发现有心律不齐。动态心电图提示有室性期前收缩。血总胆固醇 7.28 毫摩尔 / 升，甘油三酯 1.21 毫摩尔 / 升。心电图示：T 波低平、双向、倒置，劳累后多发，服硝酸甘油片能缓解，平时常服消心痛、潘生丁。未用过抗心律失常药。

时有胃脘部疼痛，曾作 B 超示：胆囊结石，有隐性糖尿病史及前列腺肥大史。

诊查：时胸闷气憋，脘腹疼痛，胃纳可，大便正常，耳鸣，寐欠佳；舌质红，舌下瘀筋不明显；脉细。

辨证：年事已高，劳倦内伤，气阴不足，精血暗耗，心肾亏虚，气滞血瘀。

中医诊断：虚劳（心肾精血不足）。

西医诊断：①冠心病（心肌供血不足）；②胆囊炎胆石症；③隐性糖尿病；④慢性胃炎。

治则：益气阴，养精血，宁心神，行瘀滞。

膏方：党参 200 克　黄芪 150 克　麦冬 120 克　五味子 60 克　生熟地各 120 克　制黄精 200 克　制首乌 120 克　萸肉 100 克　枸杞子 120 克　炒枣仁 100 克　炒杜仲 150 克　制远志 60 克　紫丹参 200 克　广郁金 120 克　川芎 90 克　红花 90 克　炒白术 100 克　泽泻 120 克　炒新会皮 90 克　生楂肉 120 克　红枣 100 克。

阿胶 200 克先炖烊，冰糖 200 克收膏入。

另配小苏合香丸 2 瓶备用，必要时服，每次 2 粒。

评析：膏滋药是传统用以培本补虚、调摄阴阳的一种有效防病养生治病形式，多于冬至起至立春前一段时间服用。患者途径杭州索方备用。杨氏以益气养血、宁神活血之法缓图。

2. 田某，女，68 岁。初诊：1991 年 10 月 30 日。

主诉：反复头晕头昏 3 年。

病史：患者反复头晕头昏 3 年，有尿路感染史，第5、6 颈椎骨质增生。眼底检查示：眼底动脉硬化Ⅱ度。自服维脑路通、复方丹参片、维生素类、首乌粉、杜仲泡煎等。症状仍存，请杨氏诊治。

诊查：头晕头昏、心烦易恼、寐差梦纷、手麻、便秘；

舌质红，苔薄白；脉细弦。血压 17/11 千帕。

辨证：气阴不足，虚阳上越，血行欠畅。

中医诊断：眩晕。

西医诊断：脑动脉硬化，供血不足。

治则：益气养阴，镇潜活血。

处方：党参 12 克　枸杞子 12 克　青龙齿 20 克　紫贝齿 18 克　白菊花 9 克　决明子 20 克　炒丹参 18 克　赤芍 12 克　葛根 15 克　炒柏子仁 9 克　猪苓 15 克　炒楂肉 12 克　炒新会皮 9 克　7 剂 +7 剂。

二诊：服药后自感登楼时觉轻松，头昏、寐况、烦恼均有改善，大便亦不秘结。继以膏方调养。

膏方：党参 250 克　黄芪 150 克　炒当归 120 克　制首乌 150 克　枸杞子 120 克　生熟地各 120 克　葛根 150 克　炒杜仲 150 克　炒丹参 180 克　炒柏子仁 120 克　川芎 120 克　白菊花 90 克　生楂肉 120 克　赤芍 90 克　制黄精 150 克　炒枣仁 100 克　紫贝齿 150 克　决明子 150 克　红枣 100 克　炒陈皮 90 克

阿胶 200 克先炖；白糖 200 克，收膏入。

按：此例系脑动脉硬化、供血不足之眩晕，并有颈椎病，故眩晕时发作、上肢麻木。又气虚易感，阴虚而津血不足、心烦、便秘。杨氏以补益气阴、潜阳宁心、活血通络之法整体调治，培本治标，改善症状，且期达康复益寿之目的。

评析：杨氏分析认为，本例心悸、眩晕，乃左（肝胆心）胜太过，右（肺脾肾）降无权，建议加强重镇药、清心除烦、息风潜降，经调治数诊，心悸心烦、头昏少寐之症蠲。同时杨氏注重活血通络药的应用，浊邪阻塞、血脉瘀滞，并予"磁药颈枕"作颈部疗法。强调了内外治结合的行瘀通痹法，增强了疗效。

3. 张某，男，80 岁。膏方门诊：1991 年 12 月 2 日。

病史：1982 年行胃大部切除术（胃溃疡），术后体力渐复。有关节炎病史，遇阴雨天或天气变化时易发作。适值冬令，欲调摄阴阳平衡。

诊查：精神尚可，形体略显瘦长，刻下关节未痛，时感口干；舌质红，苔薄白；脉细。眠食均可。

辨证：气血偏虑，阴液不足。

中医诊断：虚劳。

西医诊断：胃溃疡术后。

治则：补益气血，滋阴养液。

处方：党参 300 克　黄芪 300 克　炒白术 150 克　炒当归 100 克　生熟地各 180 克　枸杞子 120 克　制黄精 180 克　制首乌 150 克　制玉竹 150 克　炒丹参 300 克　黄肉 100 克　麦冬 150 克　生楂肉 120 克　炒陈皮 100 克　广木香 90 克　炒牛膝 120 克　炒桑椹子 100 克　红枣 200 克。

阿胶 200 克；冰糖 300 克，收膏入。

评析：本例年过古稀时行胃大部切除术，老年气血复元缓慢，且现已年届耄耋，阴液更亏。"年过四十，阴气自半"。八十高龄，阴分自显不足。冬主藏，为进膏滋最适宜时节，益气血，养阴液，培本养身，达延年益寿之目的。

4. 铁某，男，75 岁。膏方门诊：1991 年 12 月 2 日。

病史：工作劳累偶有胸闷，有时咳嗽，胃纳可。心电图示：ST–T 改变。血压 17.3～18.6/12 千帕。冬令之际，欲予调治。

诊查：精神可，形体略胖，偶胸闷、咳嗽、口干，纳可，大便日行 2 次、质中；舌质红，苔中略黄腻；脉细。

辨证：心脾两虚，气阴不足。

中医诊断：虚劳。

西医诊断：冠心病。

治则：益气健脾、养阴宁心，佐宽胸活血。

处方：黄芪300克　党参300克　炒白术200克　怀山药150克　制黄精200克　枸杞子150克　天麦冬各150克　益智仁90克　五味子80克　丹参350克　川芎90克　红花50克　葛根150克　炒杜仲180克　广木香90克　炒楂肉120克　炒陈皮90克　制远志60克　红枣150克。

阿胶200克，冰糖400克，收膏入。

评析：劳倦虚烦，脏腑功能渐衰。心肺气虚，咳久伤脾，致心脾两虚。"虚者补之""损者益之""衰者彰之"，为疗虚大法。杨氏于补益之中理气活血，乃行中有补、补中有动、宁心神、健脾胃、行气活血，微调缓图。

5.张某，男，62岁。膏方门诊：1991年12月2日。

病史：有慢性萎缩性胃炎及慢性咽炎病史。饮食稍不慎易出现胃脘部不适，大便偏干，咽常干燥、音嘶，工作劳累易显腰酸乏力。入冬适于调治。请杨氏赐方进补。

诊查：偶有干咳，音色欠扬，形体偏瘦，口干，胃脘部时不适，大便多干结；舌质红，苔薄少；脉细。

辨证：气阴虚弱，精血不足，肺胃失养。

中医诊断：虚劳（气阴不足）。

西医诊断：①慢性萎缩性胃炎；②慢性咽炎。

治则：益气血，养肝肾，补肺胃。

处方：党参250克　黄芪200克　炒当归150克　制首乌150克　大熟地180克　枸杞子160克　麦冬150克　炒桑椹子150克　山萸肉100克　制黄精150克　制玉竹100

克　炒白芍 100 克　炒狗脊 150 克　潼蒺藜 120 克　清炙
甘草 60 克　炒白术 150 克　炒楂肉 120 克　炒陈皮 100
克　红枣 150 克

驴皮胶 200 克，龟板胶 200 克，冰糖 500 克，收膏入。

评析：患者素体气阴偏虚，咽为肺系、肺阴虚则虚火上
炎，而常感咽部不适，甚至干咳。胃阴不足则受纳腐熟功能
失司，胃肠干燥不润。脾胃为后天之本，气血生化之源，胃
液亏少，碍及气血生化，致精少血虚、肝肾失养。故杨氏予
益气血、养肝肾、补肺胃，整体调补，冀来春发陈。患者经
几载调理，收益匪浅。

6. 朱某，男，70 岁。膏方门诊：1991 年 12 月 2 日。

病史：因食管溃疡，去年 2 月行贲门、胃大部切除术。
术后近两载，易泛酸、呃逆。人体消瘦。当值冬令，恳请赐
方调补。

诊查：形体消瘦，平卧时易泛酸，纳可，大便尚正常；
舌质红，苔薄白；脉细。

辨证：术后气血亏虚，胃逆失和。

中医诊断：呃逆，虚劳（气血不足）。

西医诊断：贲门胃大部切除术后。

治则：冬令调补当益气血，佐以和中降逆。

处方：党参 200 克　黄芪 200 克　炒白术 120 克　熟地
120 克　炒丹参 150 克　制黄精 150 克　怀山药 100 克　枸
杞子 100 克　麦冬 120 克　制玉竹 150 克　姜半夏 100
克　川连 30 克　吴茱萸 20 克　乌贼骨 120 克　广木香 90
克　煨肉果 100 克　葛根 100 克　炒陈皮 90 克　红枣 150
克　生姜片 40 克

阿胶 200 克，黄明胶 200 克，冰糖 500 克，收膏入。

评析：患者行贲门胃大部切除术后，上失括约，主要分泌胃酸的胃窦部尚存。因术后胃之体积缩小，故遇饮食不慎，平卧时胃酸易于上泛；又由于纳食减少，气血生化来源不足，及创伤需复元修复而见形体消瘦，冬令之际，恰与标本并顾，调气血，降胃逆，调补缓图，促使逐渐康复。

7. 沈某，男，54 岁。膏方门诊：1991 年 12 月 4 日。

病史：有冠心病及前列腺炎病史。反复心悸、胸闷，时有早搏（房性）。心电图：ST 段改变，曾见 T 波低平。经常腹胀，大便不正常。冬令时节，欲调整修复，觅方调养。

诊查：面色欠华，时心悸不宁，有早搏，双目干涩，腹部经常发胀，大便时干时烂，小溲欠畅；舌质红，苔薄黄；脉细。

辨证：心血不足，不能上荣于面，内濡心窍，肝血不足则目窍失养。脾运失司而腹胀，大便正常，脾虚气陷见少腹坠胀，尿滴沥。

中医诊断：心悸，虚劳（心脾两虚）。

西医诊断：①冠心病；②胃肠功能失调；③前列腺炎。

治则：益气健脾，养血宁心，濡荣诸窍。

处方：党参 250 克　黄芪 200 克　炒白术 120 克　熟地 150 克　丹参 200 克　制黄精 150 克　炒枣仁 120 克　枸杞子 120 克　麦冬 200 克　五味子 60 克　制远志 60 克　广木香 90 克　煨益智仁 100 克　萸肉 90 克　制玉竹 150 克　炒枳壳 100 克　猪苓 120 克　泽泻 150 克　红枣 150 克。

阿胶 200 克，鹿角胶 200 克，冰糖 500 克，收膏入。

评析：本例重在益气健脾，以资生血之源，而升下陷之气。兼以养血宁心，适入猪苓、泽泻利湿降浊，使清升浊降，诸窍得以荣养。

8.陈某，女，60 岁。膏方门诊：1991 年 12 月 13 日。

病史：有冠心病、高血压病及糖尿病史。时有心悸、胸闷，头晕头昏，大便秘结，皮肤瘙痒。际于冬令时分，欲予调补养身。

诊查：疲劳后有心悸胸闷，寐况不佳，工作紧张时尤甚。血压偏高（22.4/12.6 千帕），控制饮食，血糖基本正常，全身皮肤均有瘙痒，遇热痒加剧，大便干结，数日一行；舌质红，苔薄白；脉细弦。

辨证：气阴不足，心失所养，阴虚内热，阴血暗耗，血脉瘀阻，不能上荣诸窍。

中医诊断：①心悸；②眩晕。

西医诊断：①冠心病；②原发性高血压；③糖尿病。

治则：益气养阴，活血宁神，滋肾养肝。

处方：党参 300 克　黄芪 300 克　大生地 200 克　萸肉 100 克　制黄精 150 克　枸杞子 120 克　郁金 150 克　制首乌 200 克　炒枣仁 150 克　丹参 250 克　川芎 150 克　桑寄生 150 克　决明子 150 克　白菊花 150 克　泽泻 150 克　炒枳壳 120 克　生楂肉 120 克　炒陈皮 100 克　炒杜仲 150 克　炒牛膝 150 克　红枣 150 克。

龟板胶 200 克，木糖醇 250 克，膏收入。

评析：本例气虚不足，心失所养，肝肾阴虚，阴损及阳。故以大剂参、芪及丹参、郁金、川芎、牛膝等益气活血，与龟板胶、杞菊地黄等滋肾养肝为伍。并选寄生、杜仲既补肾阴肾阳，又具降压之功，兼以决明子、炒枣仁等清肝宁神。此膏方综合病人素体因素及病变涉及脏腑部位而辨证选用药，配伍严谨，剂量多寡均经细酌，几载服用能使患者保持较旺盛的精力从事繁忙紧张的工作。

9.黄某，男，48 岁。膏方门诊：1991 年 12 月 11 日。

病史：患者年届中年，工作负担较重，无任何明确病史，只感疲劳。为能保持充沛精力欲予调摄阴阳平衡。

诊查：精神可；舌质红，舌薄白；脉细弦。

辨证：气阴偏虚，劳倦伤神。

中医诊断：虚劳（气阴偏虚）。

治则：益气养阴，补心肾。

处方：黄芪 300 克　党参 300 克　丹参 250 克　制首乌 150 克　大生地 150 克　制黄精 150 克　枸杞子 120 克　茯苓 120 克　楂肉 150 克　萸肉 100 克　葛根 120 克　泽泻 150 克　炒杜仲 150 克　炒陈皮 100 克　制玉竹 150 克　红枣 100 克。

阿胶 200 克，冰糖 250 克，收膏入。

评析：冬令滋补，膏方调摄作为一种养身手段非一定有病者享用。中医有治未病的观点，当阴阳偏颇，先于调整，阴平阳秘，精神乃治。人到中年，必予修理一番，冬进补，来春精力更充沛，利于身体强健，工作干劲倍增。

10.袁某，男，49 岁。膏方门诊：1991 年 12 月 10 日。

病史：有胆囊炎病史。B 超示：慢性胆囊炎、胆结石。血检：血糖4.5毫摩尔/升，血总胆固醇4.03毫摩尔/升（155毫克%），甘油三酯2.4毫摩尔/升（216毫克%）；肝功能：谷丙转氨酶正常，白蛋白4.1/球蛋白2.4。冬令之际，欲请赐方调治。

诊查：右胁下时胀滞不舒，口干，大便偏烂；舌边尖红，苔薄白；脉细弦。

辨证：脾不健运、胃肠传化失常致大便烂，脾虚不能化生精微、气血来源不足，肝血虚而血不养肝、肝气郁滞、胆汁排泄不畅，久经煎熬，结成砂石。

中医诊断：①虚劳（脾虚肝胆郁滞）；②胁痛。

西医诊断：慢性胆囊炎、胆石症。

治则：益气健脾，养肝血，疏郁滞。

处方：党参250克　怀山药150克　炒扁豆100克　茯苓100克　炒白术200克　生熟地各150克　制黄精150克　制玉竹150克　麦冬150克　萸肉100克　丹参200克　炒白芍100克　王不留行90克　生芡实150克　生楂肉120克　广木香60克　炒陈皮90克　红枣120克。

阿胶200克，冰糖250克，收膏入。

评析：本例胆囊炎胆石症，临床表现主要以脾虚为主，故重益气健脾，兼以养肝疏郁。杨氏认为中医治病，贵在辨证。不能就西医的病名、就病论病，辨证论治才是中医的精髓。

11. 邓某，女，48岁。膏方门诊：1991年12月9日。

病史：平素用脑过度，工作繁重，时感精力、体力渐不支，偶头晕、腰酸。恳请调养强身。

诊查：面色欠华，形体略显消瘦，时头晕，纳可，腰酸；舌质淡红，苔薄白；脉细。

辨证：肾精不足，不能上充于脑而眩晕，肾主骨，腰为肾之府，肾虚则腰膝酸软。

中医诊断：虚劳，眩晕（肾精不足）。

西医诊断：用脑过度。

治则：益气养血，补肾精，充脑窍。

处方：党参300克　黄芪300克　炒当归150克　制首乌150克　生熟地各200克　制黄精150克　枸杞子150克　炒丹参200克　广郁金150克　炒白术90克　炒杜仲

150 克　萸肉 120 克　制玉竹 200 克　生楂肉 150 克　广木香 90 克　炒陈皮 90 克　红枣 150 克。

阿胶 200 克，冰糖 400 克，收膏入。

评析：本例为科研工作者，肩负多项科研任务，常夜以继日，耗伤精血。《灵枢·口问》说："上气不足，脑为之不满，耳为之苦鸣，头为之苦倾，目为之眩。"《灵枢·海论》说："髓海不足，则脑转耳鸣。"冬令进补，重在益气补肾、充养精血。又考虑，脑力劳动者多久坐，易致气滞血瘀，故兼以理气活血、疏行血脉。补中有疏、静中有动，利于补养吸收，效增一筹。

12. 钱某，男，76 岁。膏方门诊：1991 年 12 月 11 日。

病史：来者虽年近耄耋，工作辛劳，脑体劳动均属繁忙，但仍无明显病痛，精力亦尚充沛，然随年岁增长，与工作需要，欲借冬令进补之际，调补强身，以保持充沛精力献身事业。

诊查：老年貌，精神佳，思维灵敏而健谈；舌质淡红，苔薄白；脉细。

辨证：随年龄增长，人之气血、精力、脏腑功能趋于衰退，其趋必然。

中医诊断：虚劳（五脏气血趋虚）。

西医诊断：老年人功能趋衰。

治则：益气血，养肝肾。

处方：党参 300 克　黄芪 250 克　生熟地各 150 克　制黄精 150 克　制玉竹 150 克　枸杞子 150 克　麦冬 150 克　萸肉 90 克　炒杜仲 120 克　广郁金 150 克　丹参 200 克　生楂肉 150 克　炒枳壳 100 克　炒新会皮 90 克　红枣 150 克。

阿胶 200 克，冰糖 500 克，收膏入。

评析：本例年高虽无明显疾病，然作为学术权威人士，著书立说，脑力与体力劳动均较繁重，随着年龄的增长，老年人多趋气血虑、肝肾亏。故以益气血、补肝肾、行气活血、培补本元，冀强身健体。

13. 汤某，男，51 岁。膏方门诊：1991 年 12 月 13 日。

病史：患有萎缩性胃炎、气管炎及前列腺炎。有时上腹部隐隐作痛、咳嗽发作时均较剧烈，少腹经常胀痛，大便正常。血检甘油三酯 2.97 毫摩尔/升（270 毫克%）。冬令欲予调治。

诊查：餐后胃脘部时隐痛，受凉后易咳嗽，少腹时胀；舌质红，苔薄黄；脉细弦。

辨证：肺气虚，卫表不固，易受外邪侵袭，胃阴不足，受纳腐熟功能失司。肾亏则膀胱气化不利。

中医诊断：虚劳（气阴不足）。

西医诊断：①萎缩性胃炎；②慢性支气管炎；③前列腺炎。

治则：补肺胃，滋肾阴，兼以化痰通利。

处方：党参 300 克　黄芪 300 克　炒白术 150 克　制玉竹 150 克　天麦冬各 150 克　炒当归 150 克　枸杞子 150 克　生熟地各 120 克　制黄精 150 克　丹参 200 克　炙甘草 60 克　青陈皮各 100 克　桔梗 120 克　炒白芍 150 克　制百部 120 克　姜半夏 120 克　枇杷叶 120 克　广木香 90 克　制香附 120 克　制延胡索 150 克　生楂肉 150 克　车前子（包）100 克　泽泻 180 克　红枣 150 克

阿胶 200 克，冰糖 400 克，收膏入。

评析：膏方集防病治病、补养保健于一身。既补其不足，又泄其有余。本例取方回去加工。杨氏嘱：上药共浸没于紫铜锅内1日，煎3汁取液去渣，每汁前1小时左右，集3汁药液和匀过滤。浓煎成滴水成珠状。另烊阿胶、冰糖用陈酒250克，隔水蒸使溶化。遂将已溶化之胶倾入已浓煎之药液中搅拌、收膏，贮于瓷瓶、瓦罐或搪瓷容器中，放阴冷处或冰箱内。服法：每次1～2匙，早晚各一次（约15～30毫升）。注意事项：遇感冒、发热、腹泻时暂停服，愈后可继服。服药时可用温开水冲服。忌食刺激性食物。

14.蒋某，男，58岁。膏方门诊：1991年12月13日。

病史：餐后易腹胀，进甜食泛酸。曾作胃镜示：浅表性胃炎。冬令时分欲调治。

诊查：饱食后脘腹胀滞，进甜食易泛酸，晨起口干，纳尚可，大便正常，平时畏寒喜暖，手足欠温；舌质淡，苔薄白；脉细。

辨证：中虚脾弱、阳气不运，则食后腹胀、泛酸、怕冷；脾气虚，胃阴不足，津液不能上承故而口干。

中医诊断：痞证（脾胃气阴不足）。

西医诊断：浅表性胃炎。

治则：益气健脾，养胃制酸。

处方：党参300克　黄芪250克　制黄精150克　川石斛90克　制玉竹150克　厚朴120克　熟地180克　防风90克　枸杞子150克　天麦冬各150克　蒲公英150克　炒枳壳150克　煅白螺壳120克　广木香90克　煅乌贼骨120克　炒新会皮100克　浙贝母120克　炒杜仲150克　红枣100克　炒当归150克　丹参200克。

阿胶200克，冰糖400克，收膏入。

评析：本例以补养脾胃，调中制酸法为主。制成膏方，缓缓图治，寓补于治理之中。健脾运、益胃阴、行气养血通脉，暖肢足之末。整体局部并顾，增强疗效，改善症状。

15. 胡某，男，51岁。膏方门诊：1991年12月13日。

病史：1970年起感胃脘部时痛，当时检查示：十二指肠球部溃病。1978年时胃脘痛减少，但常感腹胀、口干。胃镜示：萎缩性胃炎（胃窦部）。1983年10月胃镜复查同前诊断。目前进入冬令欲予调治。

诊查：纳食不多，稍多食胃脘部即作胀，寐况欠佳、口干、便秘；苔黄根腻；脉细弦。

辨证：气阴不足，胃之受纳腐熟功能减弱，胃不和则卧不安，脾气失运纳少，胃肠液少便秘。

中医诊断：虚劳（脾胃阴虚）。

西医诊断：萎缩性胃炎。

治则：益胃健脾，滋阴润肠。

处方：党参300克　麦冬200克　川石斛120克　制玉竹200克　大生地200克　枸杞子150克　五味子60克　黄芪300克　炒当归150克　黄肉100克　炒桑椹子100克　全栝楼120克　炒枳壳150克　决明子120克　炒柏子仁100克　厚朴100克　生山楂150克　丹参200克　炒陈皮120克　佛手柑60克　红枣150克。

阿胶200克，冰糖400克，收膏入。

评析：此例萎缩性胃炎属脾胃阴虚、中气不足类型，饮食少，不能生化精微，津液来源欠丰。杨氏予养胃阴、扶胃气，滋阴而不腻，补中但不温燥，兼以润肠胃、宁心神，胃和而卧安。

16. 王某，男，65岁。膏方门诊：1991年12月19日。

病史：有慢性结肠炎、脑梗死及顽固性失眠病史。长期依赖安眠药方能入睡。肠镜检查示：慢性溃疡性结肠炎，在距肛门 13 厘米、25 厘米处各有一溃疡，黏液脓血便。经中药及激素灌肠后有好转。经 B 超提示：肝硬化。头颅 CT 示：脑梗死。适值冬令，欲于调治。

诊查：时有黏液脓血便，瘵劣，面色黯滞，左侧颜面肌肉松弛，左侧鼻唇沟略变浅，口角略向右侧㖞斜，伸舌尚正中不偏；舌质红，苔薄黄腻；脉弦。

辨证：湿热滞于肠中，脉络受损，下痢赤白，迁延日久，气滞血瘀；又长期服安眠药，血行缓慢，经络痹阻，颜面麻木，口角㖞斜。

中医诊断：①湿热痢；②中风（中经络）；③少瘵。

西医诊断：①慢性溃疡性结肠炎；②脑梗死；③顽固性失眠；④肝硬化。

治则：益气健脾、清化湿热、活血行瘀，兼以宁神敛津。

处方：党参 250 克　黄芪 250 克　炒白术 120 克　红藤 100 克　老鹳草 100 克　川厚朴 100 克　丹参 200 克　炒枣仁 120 克　煨益智仁 100 克　炒石莲肉 100 克　煨诃子 120 克　怀山药 150 克　枸杞子 120 克　制玉竹 120 克　熟地 150 克　炒楂曲各 100 克　煨肉果 120 克　广木香 9 克　红枣 150 克。

黄明胶 120 克，阿胶 120 克，冰糖 400 克，黄酒 250 克，收膏入。

评析：膏方对身患多种疾病的整体调摄亦是十分适宜的。患者湿热痢，日久脾气虚弱，久痢津伤正气脱、津液亏加重；服安眠药，血脉缓行凝滞而痹阻经络。杨氏予益气健脾敛涩，与清化行瘀解毒并施，多方配伍，方中胶类取健脾益胃之黄明胶（霞天胶更佳，惜于缺）合养血益阴之阿胶，互补共奏健脾养血之功，处方组合甚恰病机，药之调理功效亦佳。

疑、难、重、顽、杂病证

运用敛法治疗难治病证的经验

中医药治疗难治病证具有一定特色。在"久病多瘀"、"久病多虚"、"怪病多痰湿"的理论指导下，"祛瘀"、"补虚"、"蠲痰"等法已成为治疗多种顽症痼疾的几项颇具力度的法则，一直相传沿袭。近些年来，笔者通过继承整理杨氏的学术经验和临床揣摩，逐渐深刻体会到敛法在许多经久不愈的难治病证治疗中，起到画龙点睛之作用，其运用价值不容忽视。

由于难治病证已经过多种方法治疗，反复辗转而难愈。患者常呈现一派虚象或虚中夹实之征象。在辨证治疗中多以补益气血、调摄阴阳及攻补兼施等方法为治，往往能获得一些疗效，然而值得注意的是，有相当一部分病例在加用敛法之后，疗效则大大提高，似提示"久病多脱"现象的存在。此就杨氏运用敛法治疗难治病证的验案例举一二，分述于后。

1.益气敛塞愈水肿（胃肠蛋白丢失综合征）

皮某，男，62岁。初诊：1991年7月26日。

主诉：因下肢浮肿5年，加重3年，于1991年4月16日入院。患者有胃脘部胀滞不适及慢性泄泻史40年，1979年曾患急性黄疸型肝炎，平时每日饮白酒150克，近5年出现下肢浮肿，先后在各级医院住院治疗，诊为"肝硬化"，"低蛋白血症"，均予对症处理。1990年下半年在上海某医院住院诊断为低蛋白血症：①蛋白丢失性胃肠病；②Menetrie病（巨大胃黏膜肥厚症）。经每周输注1~2次白蛋白，支持疗法及抑制胃液分泌药物治疗后浮肿有好转，来本院作中西医结合进一步治疗。入院后检查：血清总蛋白31克/升（3.1克%），A/G为13克/18克，乙肝三系阴性，谷氨酰转肽酶35单位/升。胃镜检查见：整个胃腔黏液较多，黏膜皱襞粗大，胃液内蛋白含量增高（8.2克%双缩脲法），提示：十二指肠球部炎，慢性肥厚性胃炎。胃肠造影示：胃黏膜巨大肥厚症。B超示：胃巨襞壁症。经应用西药法莫替丁、645-2和每周1~2次白蛋白输注支持疗法，以及中药益气养血滋阴利水剂等治疗3月余，病情依然，而请会诊。

诊查：面色苍白轻浮，两下肢浮肿至小腿部，口干欲饮。大便烂，日行2次；舌质略红，苔薄白；脉细。血清总蛋白27克/升。

辨证：脾气虚弱，中阳不振。气虚不能摄纳，阳虚不能化气，气不化水，水邪泛滥，水湿停滞，郁久化热。

中医诊断：水肿（阴水），气阴两虚。

西医诊断：低蛋白血症，胃肠蛋白丢失综合征。

治则：补气益脾、敛固塞流，佐以清化。

处方：黄芪20克　煨益智仁12克　怀山药30克　煨诃子12克　赤石脂30克　煨肉果15克　乌贼骨30克　浙

贝母 30 克　炒白芍 15 克　白及粉 3 克　川连 3 克　吴茱萸 1 克　蒲公英 30 克　川厚朴 12 克　焦楂曲各 9 克。

嘱停服法莫替丁、654-2，停止输注白蛋白及支链氨基酸、脂肪乳剂、能量合剂等。

二诊：服上药 14 剂及停用西药后，口干消除，大便成形，两下肢仍浮肿。上方去焦楂曲、贝母，黄连改 4 克，加无花果 12 克，米仁 30 克，猪苓 15 克，茯苓 15 克，广木香 9 克。

三诊：续服上药 14 剂后，纳便均正常，两下肢浮肿亦趋退，肿至踝上部，前方去蒲公英、木香、怀山药，加甘草 4 克，生白术 12 克，丹参 30 克。

四诊：又续服 14 剂后，两下肢肿至踝部，舌质淡红、苔薄，脉细，去米仁、煨肉果，加当归、黄明胶。

处方：黄芪 30 克　炒当归 9 克　炒丹参 30 克　煨诃子 12 克　赤石脂 30 克　益智仁 12 克　猪茯苓各 15 克　无花果 15 克　炒白芍 12 克　黄明胶 12 克（另包，烊煎）　炒陈皮 9 克　厚朴 12 克　川连 4 克　白及粉 3 克（吞）　生楂肉 15 克

五诊：续 7 剂，病情稳定，但踝以下仍有水肿，未尽退，予加别直参另煎，每日 3 克，川桂枝 6 克，加强益气温通。

六诊：又续 14 剂，两下肢浮肿尽消，前方去桂枝，继服 1 个月，两下肢未再浮肿。

会诊后共服药 2 月余，使双下肢浮肿已 5 载之顽疾，在停止输注白蛋白等药情况下竟获告愈，出院时血清总蛋白 40 克 / 升（4.0 克％），出院带药续进缓图，随访近 1 年，患者精神好转，面色渐红润，纳便如常，两下肢均无浮肿。

评析：引起水肿之病因较多，但不外乎阳水、阴水两大类。本案虽属阴水范畴，然与常见之阴水又有不同之处。杨氏善于审证求因，融会现代医学来认识该罕见病的病理，将西医之因胃黏膜过度增生，大量白蛋白自巨大肥厚的胃黏膜外漏丢失引起低蛋白血症所导致的水肿，与中医气虚不能摄纳之理论结合起来，从局部微观和整体宏观上作统一综合分析，以益气敛塞之变法配合活血温通药治愈难治性水肿，这种广开思源、别具一格的辨证思路可为医者所借鉴。

2. 健脾涩肠治飧泄（肠道菌群失调胃肠功能紊乱）

包某，女，79 岁。患有高血压，冠心病 20 余年。近因记忆力障碍 1 周入院。住院期间并发肺部感染，较长时间运用了大量广谱抗生素，但当肺部感染控制之时，却出现腹痛腹泻、恶心呕吐等症。先后曾用香连丸、菌痢冲剂及苦寒清热化湿之剂，病情未见好转，大便每日 4～5 次，恶心呕吐、水谷难入。

诊查：时见患者精神萎靡，口干少津，唇舌糜烂，小便短赤；舌质红绛，光剥无苔；脉象细数无力。大便常规检查：黏液便，大便培养阴性。

辨证：脾胃升降失司，气阴两伤。

中医诊断：泄泻（脾虚阴伤）。

西医诊断：胃肠功能紊乱。

治则：以益气养胃、和中健脾，兼以敛涩、清补并施。

处方：太子参 30 克　川石斛 24 克　麦冬 10 克　葛根 12 克　炒扁豆衣 12 克　茯苓 15 克　川连 5 克　山楂炭 24 克　乌梅 9 克　淡竹叶 12 克。

服药 3 剂，大便次数减少，小便转清，呕吐止，胃气渐苏。5 剂后泻止纳增，调理而愈。

评析：上例系肠道菌群失调、胃肠功能紊乱所致泄泻。杨氏根据其年高久病体虚的特点，认为该患者素体多病，复受外邪入侵，前用大量广谱抗生素及服苦寒清热之品，热邪虽渐清，但已碍及脾胃、耗损气阴，致中焦斡旋失司，清气不升、浊阴不降，故治疗中宜重视益气生津、清热敛涩之剂本标兼顾。因药中肯綮，其效亦捷。

3.苦辛酸敛治呃逆（近端胃大部切除术后顽固性呃逆）

朱某，男，70岁。

主诉：因顽固性呃逆3年而入院。

诊查：患者于3年前曾行近端胃大部切除术，术后每日有呃逆发作，时轻时重，泛吐酸水，饮食减少，大便数日一行，体重逐渐下降。屡用和胃降逆、通腑下气、辛开苦降法治疗，遍服半夏、厚朴、旋覆花、代赭、承气、左金及理中益胃、丁香柿蒂汤等无显效，仍是呃逆频频、泛酸少食、形体消瘦、面色苍白；舌红，苔白；脉细。

辨证：属术后胃气上逆，失于和降。

中医诊断：呃逆（胃失和降）。

西医诊断：术后综合征。

治则：继以苦辛酸敛，调畅气机。

处方：川连3克　吴茱萸2克　乌梅12克　生白芍30克　制延胡索20克　川厚朴12克　炒枳壳12克　姜半夏12克　丹参30克　太子参30克　制大黄6克（后下）　炒刀豆子12克　生姜4片　红枣10枚。

服药20余剂，呃逆止，恶心除，无嗳气，纳食增加，调摄数月未作。

评析：此例因胃切除术后，胃之形态在解剖学上发生了改变，脾胃功能亦受影响，升降失司。又由于进食少、吸收差，人体日趋消瘦。《景岳全书·呃逆篇》："致呃之由，总由气逆。"胃逆有气上冲，予镇逆降气药投之。一是增强其胃肠蠕动功能，二是通调气机，前先予益气健脾合降逆止呃药物并进，扶正疏理尚属正治，故亦能减轻或缓解一些症状，但不能尽除。杨氏分析，患者呃逆、泛酸，除脾胃功能升降失常以外，与胃之上端失于括约亦相关联。胃肠蠕动中产生的气体不能回降，总体量减少的胃酸反而上泛。故使用逆流挽舟法，在前法基础上予苦辛合酸敛，服后竟获良效。

杨氏用敛法加佐治愈难治病证的案例尚多，稍加注意不难看出，临床上以摄敛之法辅佐治疗的疾病所涉系统更广。如病毒性心肌炎、冠心病导致心律失常之心气虚散不敛；慢性支气管炎、肺心病所致喘息不宁之肺肾虚弱，失于摄纳；消化性溃疡致胃酸分泌过多之泛酸腹痛、脾胃虚寒；顽固性失眠中因肾水不足、真阴不升、心火独亢而心悸多梦、虚烦不得眠，以及淋证中之劳淋、带下中之脾虚、消渴中之肾亏，乃至慢性肾炎持续性蛋白尿，无不以加佐敛摄之品而增效。然应注意的是，在运用敛法所治之病中几乎都有"虚"之特点，且隐含有"因虚趋散趋脱"之因素。故而"补虚敛固"常成为与其相应的有效治则。

以治慢性肾炎持续大量蛋白尿为例，治则中益气健脾温肾是为培本缓图，而在此基础上加佐的敛精固肾塞流则能起到推波助澜、促使病情向好的方向加速转化的作用。因此，凡在临证中遇到如《灵枢·决气》篇中描述的"精脱者耳聋；气脱者目不明；津脱者腠理开，汗大泄；液脱者属屈伸不利，色夭，脑髓消，胫酸，耳数鸣；血脱者色白，夭然不泽，其脉空虚，此其候也。"精津气血因虚而脱出现的证候，皆可根据"虚者补之"、"损者益之"、"衰者彰之"的治疗原则，补益虚损，并不忘"脱者固之"，适当加佐敛精固脱之法，疗效往往能更胜一筹。

4.敛精活血愈下消（继发性抗利尿激素异常症）

袁某，男，40岁。门诊：1992年10月21日。

主诉：尿多，伴全身乏力一年余。

病史：患者曾于1990年12月罹患重症肝炎，出现腹水，服双氢克尿噻、安体舒通、氨苯蝶啶、速尿等3月余。去年夏天起尿量增多，最多时达每日21000毫升。体重由70千克减至50千克。曾请杨氏诊治，用补气扶中、益肾敛塞法治疗，尿量已明显减少。继请杨氏诊治。

诊查：尿多，全身乏力。口虽干但不渴饮，时流涎，面色晦黯；舌淡，苔薄根腻；脉细。目前尿量日行2500~3000毫升。尿蛋白微量、红细胞0~3个，24小时尿蛋白200毫克%，形体消瘦。

辨证：重症急黄，传变迅速，病情急重，所幸抢救挽回，又因腹水用多种大剂量利尿药，久则致肝肾功能衰微。肝病及脾，脾气亦虚，脾肾不足，精气亦随之而泄。病久气血瘀滞故而面色黯滞而晦。精泄脾虚无以荣养周身，则见形体消瘦。

中医诊断：消渴（下消）。

西医诊断：继发性抗利尿激素分泌异常症。

治则：扶中益肾敛精，酌佐活血化湿之味并进。

处方：太子参30克　生黄芪30克　炒苍白术各9克　益智仁10克　淡苁蓉12克　炒覆盆子12克　制巴戟9克　萸肉9克　桑螵蛸12克　丹参30克　生龙牡各30克　厚朴9克　7剂。

二诊：1992年11月23日。服前药后自我感觉好，继以益脾肾，佐以和胃化湿。上方去苁蓉，龙牡、巴戟、萸肉，加炒桑椹子15克，枸杞子12克，炒当归12克，改太子参为党参15克。7剂。

三诊：1992年12月5日。尿量趋减，流涎有改善，仍步原意续进。前方去陈皮，加炒楂曲各12克，赤芍12克。7剂。

四诊：1992年12月14日。病情日趋好转，仍予益气、活血、补肾为主，续进。

处方：黄芪30克　炒当归12克　赤芍12克　益智仁9克　桑螵蛸12克　覆盆子12克　萸肉9克　党参15克　丹参30克　制巴戟9克　制苍术9克　炒杜仲15克　炒楂曲各12克　7剂。

五诊：1992年12月22日。两腮颊部肌肉较前丰满，尿量已减少至每日1000～1500毫升。舌净，脉细。原意增损继进。

处方：生芪30克　炒当归12克　丹参30克　菟丝子15克　潼蒺藜12克　补骨脂15克　萸肉9克　枸杞子9克　制巴戟9克　益智仁9克　仙灵脾30克　炒楂曲各12克　益母草15克　陈皮9克　7剂。独宿2个月。

评析：本例因重症肝炎出现腹水而用多种利尿剂，久则肝肾功能日见衰减，肝病又及脾气虚弱，致脾肾两虚、精气外泄，清浊混杂而下。杨氏予益脾气、温肾阳、敛精液，兼以理气活血行滞，调治数月，尿量正常，形体渐丰，趋向复原，并嘱独宿补虚，以早日康复。

肝胆重、顽病证治疗经验

1.清热泄浊、宣窍行瘀法愈急黄（急性黄疸型肝炎——暴发型）

张某，男，30岁。初诊：1977年9月。

主诉：因发热、全身出现黄疸5天，住入省内某医院。检查后诊断：急性黄疸型肝炎（暴发型），经西医治疗3天，病情仍急进，急邀会诊。

诊查：全身皮肤深度黄染，面色晦黯，体温38℃，神沉嗜卧，胸闷、恶心，腹胀，口干，喜饮不多，3天未进食，尿量少，色深黄，大便5天未下；苔微黄，根厚腻，口秽重；脉弦滑。肝功能检查：黄疸指数208单位，硫酸锌浊度12单位，谷丙转氨酶800单位，白蛋白36克/升，球蛋白36克/升。超声检查有轻度少量腹水。

中医诊断：黄疸，阳黄（湿热内蕴）。

西医诊断：急性黄疸型肝炎（暴发型）。

辨证：热毒偏盛，湿浊内蕴，邪入心包。

治则：清热解毒宣窍，化湿泄浊行瘀并施。

处方：（1）安宫牛黄丸上、上午各1颗化服。

（2）连翘15克　银花30克　川连5克　茵陈30克　黄芩15克　虎杖30克　制军9克　莱服子15克　川厚朴12克　海金沙30克　佩兰12克　鸡内金12克　滑石15克　枣儿槟榔连壳打30克。

用鲜芦根60克与鲜茅根150克煎汤，代水煎药及代水饮。

二诊：两天中连服煎药3剂，体温降至37.3℃，恶心止，大便赤下，稍思进食，神沉嗜卧消失；腻苔较薄。原方去安宫牛黄丸，去大黄、枣儿槟榔，加黑栀，续服 5 剂。

三诊：热尽退。复查黄疸指数 100 单位，谷丙转氨酶 600 单位。

处方：黄芩 15 克　黑栀 9 克　虎杖根 30 克　马鞭草 15 克　海金沙 30 克　川厚朴 12 克　鸡内金 9 克　岩柏 12 克　滑石 15 克　竹叶 15 克　郁金 12 克　佩兰 12 克　生米仁 30 克　鲜芦根 40 克

服 7 天后复查黄疸指数 30 单位，谷丙转氨酶 100 单位以下，以后仍然以清热利湿健脾和胃之剂调理而愈，共服药 35 天，黄疸指数、谷丙转氨酶及白、球蛋白比率均转至正常。

2. 化瘀通阳法治愈黄疸日久不退（迁延性肝炎）

陈某，男，56 岁。初诊：1974 年 11 月。

主诉：黄疸指数持续不降 5 个月。患者 5 年前患甲型病毒性（简称甲肝）肝炎，经治 2 个月而愈，1974 年 6 月复感甲肝，黄疸指数 88 单位，谷丙转氨酶 600 单位。当时体温 37.7℃，自感乏力，纳食减退；苔黄滑根腻。按湿重于热予宽中化湿、清利退黄治疗达 1 月余，症状消失，黄疸指数降至 13～15 单位之间。余症如常，继用益气活血利湿之味服药 1 月余，虽无自觉症状，但黄疸指数仍有 14 单位。谷丙转氨酶正常。

诊查：面色晦黯，舌质淡苔白，脉细。

辨证：久病入血，气滞血瘀；久病气虚，气虚阳损。

中医诊断：黄疸，阴黄（湿瘀交阻）。

西医诊断：迁延性肝炎。

治则：活血化瘀，益气通阳。

处方：地鳖虫 9 克　失笑散 15 克　丹参 24 克　留行子 12 克　制军 4.5 克（同煎）　黄芪 24 克　炒当归 12 克　马鞭草 15 克　甘草 4.5 克　苍术 12 克　茵陈 30 克　淡干姜 4.5 克

二诊：服药 20 剂，黄疸指数降至 10 单位，但阳虚症状明显，怕冷、肢冷、舌淡胖、苔白、脉沉细。上方去制军加淡附片 6 克。

续服 20 剂后黄疸指数 3 次复查降至 7 单位以下。

3. 疏利肝胆、泄热通腑法治愈阻塞性黄疸（胆囊炎、胆石症）

李某，女，38 岁。

主诉：右上腹部痛 20 余天，伴发热，巩膜及全身皮肤黄染。在当地医院检查：黄疸指数 150 单位，谷丙转氨酶 80 单位。血白细胞 $15.7 \times 10^9/L$，中性 0.84。尿三胆：胆红质强阳性。拟诊："阻塞性黄疸"①胆囊炎胆石症；②胰头癌？转某肿瘤医院作超声等检查后未予住院，前来本院门诊。

诊查：全身黄疸明显，呈灰黯色，体温 38.2℃，皮肤瘙痒，口苦干喜饮，稍多饮即恶心，甚则呕吐，尿色深黄，大便秘结 7 天未下（1 周以前大便呈灰白色）；舌质红，苔黄糙厚腻；脉弦数。

辨证：属肝胆气滞，湿热壅阻之热重型。

中医诊断：黄疸（湿热内蕴热重型）。

处方：柴胡 12 克　生大黄（后下）12 克　黄芩 15 克　枳壳 12 克　姜半夏 12 克　吴茱萸 1 克　川连 5 克　生楂肉 15 克　佩兰 12 克　茵陈 30 克　郁金 12 克　炒莱菔子 15 克　川厚朴 12 克　生白芍 15 克　生姜 4 片　鲜芦根 50

克（生煎代水） 玄明粉9克（分冲）。

二诊：3剂后大便已下，大便色仍灰白，由于腑气得以通降，胀满恶心俱减，仍给原方。生大黄减至9克，玄明粉减至6克，连续3剂。

三诊：大便每日得下，便色略转黄，原方3剂。

四诊：便色转黄，腻苔渐退，恶心止，并能进食。去玄明粉，生大黄易制大黄6克。

2周后复查血白细胞计数为正常，黄疸指数降至24单位，谷丙转氨酶正常；尿三胆：胆红质弱阳性。续以调理，前后40天，黄疸指数正常而获愈。

评析："黄疸"在中医文献中，有指病而言，有指证候言，其含义与现代医学相同，都是指皮肤、巩膜黄染的一类疾患。

上述3例黄疸证治验案中，例1病起仅5天，黄疸迅速加深，并有发热、神沉嗜卧等症，具有发病急骤、来势凶猛、传变快的特点，如《外台秘要》："因为热毒所加，故卒然发黄。心满气喘，命在顷刻"之描述，即指外感发黄阳黄之重证，这与急性黄疸肝炎暴发型症状相符。此案有热毒之邪上蒙清窍之趋势，乃属温病中之邪入心胞；并见胸闷、恶心、口秽重、腹胀、便秘之湿浊内蕴，脾胃和降失调，腑气不行之证，病情急进，内外交阻，若热毒内盛，继耗营血，则有进一步引起风动、瘀热相搏之虑。杨氏在治疗此例时既重视清热解毒宣窍，又不忽视化湿泄浊行瘀，两者并顾，迅速控制了病情。

例2为原有肝病史复感，病程长，其黄疸初期退黄较快，但继之徘徊在黄疸指数十几个单位，持续难降。对新、老病复加者，应考虑久病入血，与热毒之邪郁于血分，故在清热宽中利湿基础上加活血凉血之药，如马鞭草、益母草、泽兰、茵陈、赤芍等，故宜早用活血药。后虽用益气活血法，但已出现气虚损阳、阳虚血滞之症状，因而非用化瘀通阳法，则黄疸指数停滞不下。杨氏对此例治疗，在辨证基础上切中病因采取多种治法，以化瘀通阳为主，结合清热利湿、益气养血、健脾和中综合考虑，使迁延半年之久、持续不降的黄疸降至正常，故活血化瘀必须结合辨证，才能获效。

例3属急性胆囊炎、胆结石引起阻塞性黄疸。为里、实、热证，病在肝、胆、胃、肠，病理机制是脏腑气机阻碍、肝胆气滞、湿热壅阻、腑气不通。其诊断明确，辨证击中要害，故用疏利肝胆、泄热通腑而收效。杨氏临证善权衡病情、病势，对病重急者重剂急投，病势稍缓则洞察入微，用药丝丝入扣、层次分明，遂能取良效也。

4.疏肝健脾、活血行瘀法治烦热胁痛（乙型病毒性肝炎）

陶某，男，19岁。初诊：1992年5月10日。

主诉：两胁不舒，全身有烘热感半年。

病史：患者自感两胁不舒，时胀已半载。稍动即全身有烘热感。曾作乙肝三系检查（HBsAg 1：28，HBeAg 阳性，抗–HBc–IgM 阳性），碱性磷酸酶92单位/升，总蛋白82克/升，白蛋白47克/升，球蛋白35克/升，谷丙转氨酶180单位/升。经多方治疗，谷丙转氨酶始终未降。适逢杨氏为"希望工程"义诊，特前来求治。

诊查：两胁胀滞不舒，大便烂；稍动全身即有烘热感；苔薄黄，根微腻；脉弦滑。谷丙转氨酶180单位/升。

辨证：湿热蕴结于肝，肝络失和，气机不利。肝失疏泄故胁痛，久则肝病及脾，脾虚运化失司；脾运不健而见大便烂；肝经湿热、内郁不达则感浑身烘热；邪郁于肝，日久气滞血瘀。

中医诊断：胁痛（肝脾失和，气滞血瘀）。

西医诊断：乙型病毒性肝炎。

治则：疏肝健脾，清化透达，活血行滞。

处方：柴胡5克　炒枳壳9克　赤芍9克　炒白术15克　炒米仁30克　炒黄芩12克　制川厚朴12克　青蒿9克　淡竹叶12克　绿萼梅9克　广郁金12克　平地木15克　丹参20克　7剂。

二诊：1992年5月21日。服药后诸症有改善。右胁尚有热灼、胀感，苔黄。原意出入，上方去枳壳、白术、青蒿、绿萼梅、平地木，加蒲公英30克，川石斛30克，麦冬15克。7剂。

三诊：1992年5月28日。右胁热灼感已有改善。前方去蒲公英、川石斛、麦冬，复加炒枳壳9克，平地木15克，茵陈15克。7剂。

四诊：1992年6月4日：纳可，右胁之胀痛已明显好转，时略有隐痛。谷丙转氨酶复查80单位/升，总蛋白79克/升，白蛋白45克/升，球蛋白34克/升，硫酸锌浊度6单位，再予清化活血疏肝继之。

处方：炒黄芩15克　丹参30克　赤芍12克　广郁金12克　柴胡5克　茵陈15克　海金沙30克　平地木15克　生米仁30克　炒新会皮9克　鲜石斛30克　鲜芦根30克　7剂。

五诊：1992年6月11日。眠食俱可。近日稍有咽痛，苔黄。仍宗前意。

处方：炒黄芩 15 克　野荞麦根 30 克　银花 18 克　玄参 12 克　鲜石斛 30 克　丹参 30 克　六月雪 15 克　平地木 15 克　茵陈 15 克　生米仁 30 克　佩兰 9 克　炒陈皮 9 克　7 剂。

六诊：1992 年 6 月 19 日。第二次谷丙转氨酶复查 65 单位／升。尚有口苦、苔黄、舌尖边红、脉细弦。仍宗原意。上方去野荞麦根、玄参、石斛、六月雪、平地木，加决明子 30 克，川厚朴 12 克，炒楂曲各 12 克。7 剂。

七诊：1992 年 6 月 25 日。舌质红，苔薄白，脉细。谷丙转氨酶复查 30 单位／升。清化活血健脾继进。

处方：炒黄芩 15 克　茵陈 18 克　银花 18 克　丹参 30 克　虎杖根 30 克　赤芍 12 克　生米仁 30 克　佩兰 9 克　海金沙 15 克　淡竹叶 12 克　生甘草 5 克　决明子 30 克　7 剂。

八诊：1992 年 7 月 2 日。肝功能已正常。诸症俱好转。舌红，苔薄白腻，根黄腻；脉弦滑。前意继进。上方去银花、虎杖根、海金沙、淡竹叶、生甘草、决明子，加郁金 12 克，川连 2 克，姜半夏 9 克，改赤芍为炒白芍 12 克。7 剂。

九诊：1992 年 8 月 19 日。谷丙转氨酶两次正常。HB-sAg 转阴性。继以益气养阴，疏理活血。

处方：太子参 30 克　丹参 30 克　枸杞子 9 克　海金沙 15 克　米仁 30 克　炒陈皮 9 克　炒黄芩 12 克　7 剂。

十诊：1992 年 9 月 13 日。谷丙转氨酶多次检查正常。乙肝三系检查：HBsAg 两次阴性。

患者告知已进某大学就读，近 2 日有咽部不适，舌红、苔黄腻。予宣肺利咽，健脾活血。

处方：杏仁 6 克　浙贝 15 克　桔梗 9 克　姜半夏 9 克　苏梗 12 克　炒黄芩 12 克　生米仁 30 克　川厚朴 12 克　丹参 30 克　郁金 12 克　赤芍 12 克　7 剂。

评析：患者乙肝三系阳性，谷丙转氨酶 180 单位 / 升。多方治疗未效。心急如焚。高考渐近，体力不支，体检又成问题。欣闻杨氏义诊，一早候诊，首位就诊，以后跟踪继诊，竟使谷丙转氨酶与 HBsAg 均转正常。多次复查无误。后进入高校学习。对此病例，杨氏以疏肝健脾、活血行瘀，兼以清化之法，使该学生完全康复，后以益气养阴、疏理活血巩固。所获效果令该生及家长终生难忘。

心悸重、顽病证治疗经验

1. 温阳活血、益气和营法治心悸（冠心病、陈旧性下壁心肌梗死、高度房室传导阻滞）

房某，男，76 岁。初诊：1985 年 5 月 5 日。

主诉：反复心悸胸闷，于 1985 年 5 月 2 日入院。3 年前心悸胸闷发作时，心电图检查提示为陈旧性下壁心肌梗死、高度房室传导阻滞。诊断为：冠心病，严重心律失常。经治好转，尔后心悸胸闷反复发作，脉搏 45～48 次 / 分。近 5 天劳累过度而又发。入院检查：精神欠佳，心率 44 次 / 分，心律不齐，早搏 8～10 次 / 分；舌质淡，苔白；脉象迟缓结代。血压 16/10.6 千帕。心电图示：Ⅱ度房室传导阻滞，莫氏型（2：1 传导），结性逸搏，室性早搏，房性早搏伴室内差异性传导，左室外膜高电压，心肌损害。入院辨证为心气不足、血脉瘀阻，投保元汤合丹参加减，服药 3 剂后，心悸有所减轻，但心率反而减慢，每分钟 36 次。作超声心动图示：房室传导阻滞，而邀会诊。

诊查：神情倦息，面色㿠白，心率 36 次 / 分，肢末不温；舌质淡，舌体胖边有齿印，苔白；脉沉细迟结。

辨证：心气不足，心肾阳气亦已式微。

中医诊断：心悸（心肾阳虚）。

西医诊断：冠状动脉硬化性心脏病，陈旧性下壁心肌梗死，高度房室传导阻滞。

治则：温通心肾之阳，兼以益气活血和营。

处方：淡附片 9 克　川桂枝 12 克　黄芪 15 克　党参 30克　丹参 30 克　麦冬 9 克　生地 9 克　黄精 12 克　炙甘草6 克　川芎 15 克　桃仁 9 克　枳壳 12 克

二诊：服 5 剂后，诸证好转，心率增至 60 次 / 分。心电图复查：窦性心率，偶有房性早搏。原方继进 5 剂。

心悸、胸闷等症状续减出院，前后未用西药，继以前方善后。随访半年，病情稳定。

2.通阳活血、祛风蠲痹法治心悸（风湿性心脏病、心房纤维性颤动）

陈某，女，49 岁。初诊：1983 年 12 月 5 日。

主诉：心悸 10 余年。曾被诊断为风湿性关节炎、风湿性心脏病、阵发性房颤。

诊查：近来心悸阵作，甚则怔忡不安，胸闷，四肢关节肿痛，畏寒，面浮跗肿，小溲短少；苔薄白；脉弦细而促结。心电图示：心房纤颤。

辨证：痹证日久，反复感邪，渐致心阳不振、心脉瘀阻。

中医诊断：心悸（心痹）。

西医诊断：风湿性心脏病，心房纤维性颤动。

治则：通阳宽胸，祛风活血。

处方：桂枝 6 克　全栝楼 12 克　丹参 30 克　大生地 30 克　鬼箭羽 15 克　威灵仙 12 克　防己 12 克　泽泻 30 克　川芎 15 克　米仁 30 克　炒杜仲 30 克。

二诊：上方连服 1 个月后，心电图检查无房颤出现，胸闷心悸症状均减，关节肿痛亦轻，小溲增多，跗肿消退，唯面部尚有轻浮，大便干结；舌苔白腻；脉来细弦，已无结代。前法继进。

处方：桂枝 9 克　川芎 18 克　丹参 30 克　全栝楼 12 克　青皮 12 克　泽泻 30 克　茯苓 30 克　太子参 30 克　炒杜仲 30 克

后根据患者来信诉：上方药间断服 5 年之久，阵发性房颤迄今未出现，关节肿痛亦有明显好转。

评析：前后 2 例心悸，前者以虚为主，后者以实为主，其病因不同，病机亦异，然终致心阳不振、血脉瘀阻。一例为风湿性心脏病，有阵发性房颤，系从痹证发展而来。《素问·痹论》指出："风寒湿三气杂至，合而为痹"；"脉痹不已，复感于邪，内舍于心，而成心痹"。血脉瘀阻，致心脉不畅、心神失宁，故见脉促结、心动悸。杨氏以王清任将逐瘀活血与祛风除湿药物结合运用的方法，治拟通阳活血、祛风蠲痹。此乃心悸怔忡、风湿瘀证双顾之法；并注重守方久服，以达如王清任所说："周身之气通而不滞，血活而不瘀，气通血活，何患疾病不除。"另一例为冠心病，严重心律失常。患者年高气弱，属心气不足，不能鼓动血行。心阳不振，不能温通血脉，致心血瘀阻，脉来迟缓结代，且 3 年来反复发作，心气日虚，累及肾阳，故立方用附、桂、参、芍药等温阳益气和营，伍川芎、桃仁、丹参活血化瘀，佐麦冬、生地、黄精养阴以助心用，即张景岳所谓："善补阳者，必于阴中求阳，则阳得阴助而生化无穷也。"

3.清热祛痰、益气养阴兼以摄纳治喘证、心悸（高血压心脏病、房颤、心源性哮喘、肺部感染、肾功能不全）

孙某，男，70岁。会诊时间：1991年10月17日。

病史：因动则气急、胸闷4年，伴咯粉红色泡沫痰2天，于1991年8月3日入院。患者发现高血压病5年，近4年常感胸闷，动则气急。今年3月起咯粉红色泡沫痰，先后2次住院治疗，出院后又发作。血检：血白细胞 $4.1 \times 10^9/L$，中性0.68。胸部X线示：肺纹理增多、主动脉型心脏。心电图示：ST-T改变，左室肥厚伴劳损，室性异位激动，部分短串室速。心脏B超示：室隔中部缺血性改变，左心功能重度障碍。二尖瓣、三尖瓣轻度返流存在，心律失常。血气分析：pH7.4，二氧化碳分压（PCO_2）5.19千帕，氧分压（PO_2）15.56千帕，碳酸氢根离子（HCO_3^-）19.4毫摩尔/升，碱剩余 -3.7毫摩尔/升。先后用西力欣、氟嗪酸、心律平、地高辛及中药宣肺养阴活血之剂，与百合固金汤口服液等，药后大便烂、时腹泻，症状控制不明显，请杨氏诊治。

诊查：气急不能平卧，以后半夜为甚，胸闷、心悸、咳痰不畅，无粉红色泡沫痰，痰色白黏，两下肢略浮，大便烂；舌质红；脉细促。血气分析：pH7.329，二氧化碳分压4.44千帕，氧分压16.6千帕，碳酸氢根离子17.7毫摩尔/升，碱剩余 -6.6毫摩尔/升。

辨证：气阴两虚，心气不足，气运失畅，肺郁痰蕴，蕴而化热致肺失肃降，通调水道功能失司，水气凌心则心悸、气喘，久病累及脾肾。

中医诊断：①喘证（气阴不足、肺肾两虚）；②心悸（水气凌心）。

西医诊断：①高血压心脏病；②房颤，心源性哮喘；③肺部感染；④肾功能不全。

治则：先拟清热祛痰，益气养阴，摄纳肾气并施。

处方：炒黄芩15克　鱼腥草30克　野荞麦根30克　桔梗9克　枇杷叶12克　甜葶苈子9克　太子参30克　麦冬15克　五味子6克　生甘草6克　竹沥半夏12克　紫石英30克　炒扁豆衣12克　丹参30克　3剂+3剂。

药后咯痰松，气急改善，大便日行1次，尚能成形。后继以益气健脾，佐清肺活血法，调理数剂出院。

评析：杨氏在分析该例时说：咳喘与肺、脾、肾、心有关。咳逆痰多为肺失宣降，脾虚生痰，久则肾气亦虚。但肺心病之喘逆，首先要畅通呼吸道，喘息尚能渐平，此不全与肾不纳气相关联。上例气急、喘息与心脏有关，治疗时要清涤痰热与益气活血法并施。久病脾肾虚弱者尤应注意。如患者舌红、口干、烦躁、痰粘、咽干，小青龙汤之细辛开上、炮姜温中，五味子摄下，对其证显太温而不适宜；然用养阴药易致泄泻，久泻及肾，故应避免用滑肠之品，如生地、桑白皮、杏仁、苏子等。但用温肾阳、实脾土之四神丸亦嫌过温。遂取火土合德之意，选扁豆、茯苓、怀山药之轻灵健脾药，与补肾纳气药配伍。在选摄纳药时，亦当辨之，紫石英、灵磁石等为摄，补骨脂、煨肉果等为纳。杨氏用药，时时注重紧扣病机，整体辨证与局部归经选药相结合，多能获效。

求因明本、标本兼顾治顽难病证的经验

1.补肾行瘀泄浊法治水肿（慢性肾炎、慢性肾功能不全、尿毒症早期）

王某，男，53岁。会诊时间：1991年12月14日。

病史：反复浮肿乏力10年，夜尿增多6个月，突然少尿3天。患者10余年前无明显诱因而出现眼睑及双下肢浮肿、伴乏力。曾在台湾就诊，谓之"肾脏病"（具体检查及诊断不详）。失予治疗。至6年前，多次测血压偏高，最高达24/17.3千帕。长期服可乐宁片，血压控制在20～17.3/13.3～12千帕，时伴心悸、胸闷。去年10月份体检发现血肌酐500微摩尔/升，尿素氮10.06毫摩尔/升。当地医院诊断为慢性肾衰竭，予可乐宁、潘生丁、氢氧化铝及中药。血肌酐波动于470～490微摩尔/升。今年下半年出现夜尿增多，收住入院。

入院检查：血肌酐450微摩尔/升，尿素氮15.49毫摩尔/升，尿酸330微摩尔/升。血气分析：pH7.399，二氧化碳分压（PCO_2）4.12千帕，氧分压（PO_2）2.09千帕，碳酸氢根离子（HCO_3^-）19.2毫摩尔/升，碱剩余−4.4毫摩尔/升，内生肌酐清除率0.324毫升·秒$^{-1}$/1.73米^2（ml·s^{-1}/1.73m^2）。24小时尿蛋白定量0.56克。B超示：①弥漫性肾病；双肾缩小；②右肾上缘囊肿；③慢性胆囊炎；④肝内回声改变。X线胸片示：心外形见主动脉球稍宽，心胸比例在正常范围。心肺无重要病变。心电图示：①低电压倾向；②窦性心律。入院后用可乐宁、潘生丁、硫糖铝片、心血康、安定、速尿、丙酸睾丸酮及中药（生大黄30克，淡附片 10 克，生牡蛎 30 克）保留灌肠，以温肾泄浊。内服：佩兰 10 克，米仁 15 克，姜半夏 10 克，六月雪 30 克，生军 6 克（后下），丹参 10 克，炒白术 10 克，淡附子 6 克。用药后，近 3 天见尿少，然仍感腹胀、恶心，而组织大会诊。

会诊讨论意见：

某主任：患者入院以来用大黄附子牡蛎灌肠及内服清化泄浊中药后，自觉症状无变化，感脑鸣、精神差、舌苔趋净。痔疮出血用消痔灵后血止，昨起加补肾益气合大黄治疗，苔又转黄腻，脉细弦。自某饭店回来后尿少已 3 天。中医辨证有三个矛盾：①肾虚；②湿浊内蕴；③瘀血。处理方面：单一泄浊，考虑身体太虚，是否采用混合治疗，至于 3 天尿少的几种因素尚需想到某饭店暖气充足、汗液分泌增加。肾区 B 超示两肾大小仅 6 厘米 ×7.3 厘米 ×7.8 厘米，有明显萎缩。测定肌酐，最近为 344.76 微摩尔 / 升，台湾测为 442 微摩尔 / 升，或 353.6 微摩尔 / 升以上。体重未减少反增加；服降压药后血压偏低，尿量减少。饮食方面，目前保证热量、营养及蛋白质的补充。尿少选择速尿利尿。

杨氏：主张采用传统医学与现代医学相结合的措施，中西医共同观察配合综合治疗。

诊查：①望诊方面：面色灰黯已 1 年余（过去红光满面）为血瘀征象，久病多瘀，观苔黄腻根厚糙（以往酒量多），为湿热舌苔，应禁食酒类、膏粱厚味，但目前味觉尚好、喜饮水。②问诊：近半年来时恶心、腹胀，乃胃失和降。眠食与大便无殊。③切诊：因 3 天来尿量减少，两下肢有轻度浮肿；脉象细弦。

辨证：标实本虚。标是湿、热、瘀；本是气虚、肾虚。

中医诊断：水肿（肾气虚夹瘀浊）。

西医诊断：慢性肾炎，慢性肾功能不全，尿毒症早期。

治则：益气补肾，化湿泄浊，行瘀利水，疏补并用（有痔疮出血时，不宜灌肠）。

处方：生黄芪30克　杜仲30克 冬虫夏草6克（另炖）　炒当归12克　川连5克　厚朴12克　炒莱菔子12克　姜半夏12克　制大黄6克　丹参30克　泽兰15克　猪苓15克　泽泻30克　车前草30克　防己12克　生米仁30克　5剂。

某教授：诊断确立，面色黧黑，肾虚时间长，腰酸10余年。目前为肾虚、血瘀、气虚；其苔腻肢肿，有湿浊内停，以湿重为主。治疗原则：益气补肾渗湿。药用黄芪、当归益气养血，合白术、米仁健脾利湿。因血小板减少，有便血，化瘀药宜缓，大黄量宜小。同意杨氏的治疗原则，西医加支持疗法，予中西医结合。

某主任：未到肾阳虚的地步，还是不用附子。治疗同意杨氏意见。

某教授：患者气虚血滞，以往嗜酒，苔糙腻微黄，偏于湿，脉细劲。用药以本为虚、以标为实，补消并用。大黄用制大黄，加防己，用黄芪防己汤。

以上按发言先后顺序记录。

上药服10剂后，苔净，尿量略有增多。上方改黄芪40克，冬虫夏草12克，去莱菔子，加茯苓15克，续服。12月30日复查血肌酐为360微摩尔/升，尿素氮7毫摩尔/升。出院。

以后几度飞抵杭州，由杨氏、某教授、某主任会诊调整治疗，病情基本稳定，精神好转。以益气补肾、行瘀泄浊法为主，拟多张处方交替服用。

二诊：1992 年 4 月 7 日。夹感咳嗽，眼睑轻浮，并有前列腺炎。予开宣肺气，通调水道，清宣利水。

处方：野荞麦根 30 克　炒黄芩 20 克　鱼腥草 30 克　杏仁 12 克　车前草 30 克　炒大力子 12 克　桔梗 12 克　猪苓 20 克　泽泻 30 克　川芎 15 克　苏梗 12 克　银花 20 克　佩兰 10 克　5 剂 3 日服，求其速愈。

三诊：1992 年 4 月 10 日。肿退，咳少，痰尚难以咯出；苔黄腻；脉细弦。刻下乃肾虚夹湿热，再予清宣化湿、活血补肾。

处方：杏仁 12 克　桔梗 12 克　桑白皮 12 克　车前草 30 克　银花 30 克　丹参 30 克　川芎 15 克　黄芩 30 克　杜仲 30 克　泽兰 15 克　川厚朴 12 克　生军 6 克（后下）　浙贝母 20 克　泽泻 30 克　5 剂。

四诊：1992 年 4 月 20 日。咳止。继以益气补肾。

处方：生芪 30 克　炒当归 15 克　淡苁蓉 15 克　枸杞子 12 克　炒枣仁 12 克　炒杜仲 30 克　丹参 30 克　川芎 15 克　制厚朴 12 克　制军 9 克　益母草 15 克　泽泻 30 克　炒柏子仁 12 克　5 剂。

另：冬虫夏草 9 克，枸杞子 12 克，生晒参 10 克，炖服。

五诊：1992 年 4 月 24 日。返台赴美，精神好转，欲携方回归继调。

处方：（1）黄芪 30 克　炒当归 12 克　炒杜仲 30 克　炒牛膝 12 克　丹参 30 克　川芎 15 克　益母草 15 克　丹皮 9 克　淡苁蓉 12 克　全栝楼 12 克　萸肉 9 克　制军 12 克　5 剂。

另：冬虫夏草 6 克，枸杞子 12 克，生晒参 12 克，每日煎服。

补气补肾补血，活血化瘀，利尿通便。

（2）黄芪 30 克　生白术 9 克　茯苓 30 克　炒杜仲 30 克　丹参 30 克　川芎 15 克　泽兰 15 克　炒牛膝 15 克　萸肉 9 克　仙灵脾 12 克　仙茅 15 克　全栝楼 12 克　丹皮 9 克　制军 12 克　泽泻 30 克　5 剂。

饮茶能利尿、降压。可多饮茶。

评析：本例台胞患慢性肾炎、慢性肾功能不全、尿毒症早期，由几家医院的医学专家会诊，综合治疗，杨氏作中心发言，并提出基本中医中药方案，予益肾泄独、疏补并施，明显改善了患者的自觉症状，血液生化指标亦有一定好转。血肌酐由 500 微摩尔／升降至 390 微摩尔／升、350 微摩尔／升。因慢性疾病需要一个治疗过程，患者携方带回台湾、美国等地服用，精神好转。杨氏提出治病辨证，要打破框框，开发思路，结合现代药理研究，有时能获得意想不到的效果。如用葛根、白芍、制延胡索治疗神经性呕吐，海螵蛸、牡蛎含钙量高，能缓解血磷增高等。他既根据传统辨证，但又不拘泥于此，而是善于不断向纵深发展，探索微观辨证的方法，从而提高诊疗效果。

2. 补益气血、健脾温肾治愈痿证 1 例（重症肌无力）

单某，女，20 岁。初诊：1984 年 11 月 13 日。

主诉：四肢逐渐瘦软无力 2 月余。经神经科诊断为"重症肌无力"。

诊查：症见手指无力握笔写字，下午走路常易跌倒，右眼皮下垂，倦怠嗜睡；苔薄白；脉沉细。

辨证：气血不足，脾虚肾亏。

中医诊断：痿证（脾肾两虚）。

西医诊断：重症肌无力。

治法：益气养血，温补脾肾。

处方：炙黄芪 15 克　炒当归 12 克　炙甘草 6 克　丹参 30 克　红花 9 克　川芎 12 克　白菊花 12 克　枸杞子 12 克　制黄精 15 克　制玉竹 15 克　桂枝 6 克　鹿角片 15 克

二诊：前方药连服 3 周后，四肢无力、嗜睡倦怠已有好转。原方续进。

三诊：继进 7 剂后，右眼皮复常，能举手梳发，步履较稳，胃纳稍差，口淡，苔薄白；脉沉细。原方去白菊花、甘草、红花，加制巴戟肉 9 克，甜苁蓉 9 克，制苍术 9 克，炒米仁 30 克。续服。

评析：重症肌无力，以手足弛软无力为主症，属中医痿证之类。其中上睑下垂，中医称之"上胞下垂"。综合病情，属脾肾两虚、气血不足，故治用补益气血、健脾温肾，以期肌肉筋骨得其所养，而渐趋恢复。

3. 健脾运，清湿热，治愈休息痢（慢性菌痢）

高某，女，57 岁。初诊：1984 年 3 月 9 日。

主诉：腹痛、里急后重、脓血便反复发作 5 年。每于进食生冷或受寒后诱发。经某医院诊断为"慢性菌痢"。多次服用白头翁汤、葛根芩连汤、黄连素等有小效。

诊查：刻诊大便日行 4～5 次，均为脓血便，腹痛隐隐，里急后重，胃纳显减，倦怠乏力；舌淡，苔白腻；脉来细弦。大便常规检查：白血球（＋＋）、红血球（＋＋）、脓球（＋＋）、黏液（＋＋＋）。

辨证：痢疾日久，脾阳虚弱，湿热滞留肠道，虚实相间，寒热错杂，属休息痢。

中医诊断：痢疾（休息痢）。

西医诊断：慢性细菌性痢疾。

治则：应以益气健脾、清化湿热为主。

处方：炒潞党参 12 克　炮姜 6 克　炒扁豆衣 12 克　煨肉果 6 克　炒枳壳 12 克　川连 5 克　山楂炭 30 克　炒黄芩 12 克　槐米 15 克　广木香 6 克　制川厚朴 12 克　炒白芍 12 克　老鹳草 15 克

二诊：服上方药 3 剂，大便脓血与次数均减，里急后重亦轻。唯脘腹仍有胀感，大便时腹部隐痛。上方去槐米，加煨葛根 15 克。继进。

三诊：服上方药 7 剂后，大便日行一次，无脓血及黏液，腹痛、里急后重消失，胃纳如常，苔薄腻。原方加红藤 15 克。继服 7 剂。

尔后以益气健脾之香砂六君调理而愈。

评析：本例为慢性菌痢，病程日久，脾胃受损，每为外邪或饮食不慎而诱发。治疗中分清标本缓急、邪正虚实。发作期用补中寓清、寒温并举之法；休止期则用益气健脾以培其本，药证相符，取效甚捷。

4. 活血通腑法治愈腹痛（术后肠粘连）

例 1，胃大部切除术后肠粘连。

方某，女，60 岁。初诊：1983 年 6 月 2 日。

主诉：胃大部切除术及肠粘连松解术后，右侧腹胀腹痛年余，曾用糜蛋白酶等治疗乏效。

诊查：目前腹部胀痛日趋加重，纳减，便结，舌下瘀筋明显；苔根黄腻；脉象弦滑。

辨证：术后气机不畅，气滞血瘀。

中医诊断：腹痛（偏于气滞）。

西医诊断：胃大部切除术后粘连。

治则：先拟疏运气机，活血通腑。

处方：枳壳 12 克　降香（后下）9 克　制香附 12 克　青陈皮各 9 克　路路通 9 克　制延胡索 18 克　丹参 30 克　郁金 12 克　赤芍 12 克　留行子 12 克　花槟榔 9 克　生大黄 9 克后下。

二诊：服药 1 周后，腑气已通，腹胀腹痛减轻，渐思纳谷，黄腻之苔趋退，脉弦滑。原方去槟榔、郁金、路路通，加当归 12 克，蒲公英 30 克，生大黄改制大黄（量同前）。

三诊：前方药服 14 剂，大便日行 1 次，腹胀消失，尚有隐痛，胃纳日增；苔微腻；脉弦滑。再拟活血行瘀，疏运理气，继进。上方去降香、青陈皮，加蓬术 12 克，广木香 6 克。

四诊：上方药连服 1 月，腹胀腹痛消失，胃纳复常，大便日下；苔薄白；脉细弦。续以益气扶中，行气活血，调理善后。

处方：生黄芪 15 克　太子参 30 克　炒当归 12 克　丹参 30 克　炒白术 9 克　赤芍 15 克　留行子 12 克　广木香 6 克　枳壳 9 克　青陈皮各 9 克　制川军 6 克　生楂肉 15 克　红枣 15 克

上方药继服 1 月后停药，随访 2 年间，腹胀未发作。

例 2，胆囊切除术后粘连。

朱某，男，37 岁。初诊：1983 年 6 月 6 日。

主诉：1965 年、1971 年曾先后作胆囊手术，术后反复右上腹痛。

诊查：术后右上腹部经常作痛，痛连肩背，伴明显胀气，口苦纳减，泛恶，便秘，时有形寒发热；苔黄；脉弦数。曾以糜蛋白酶等治疗无效。

辨证：术后气机不畅，肝胆郁热，瘀热交阻。

中医诊断：胁痛（肝胆瘀热）。

西医诊断：胆囊切除术后粘连。

治则：先拟清热利胆，活血通腑。

处方：柴胡9克　炒黄芩15克　制大黄9克　过路黄30克　马鞭草30克　蒲公英30克　枳壳12克　制延胡索30克　赤白芍各15克　广木香9克　炒蓬术12克。

二诊：服药7剂后，右上腹部疼痛显减，腹胀亦轻，形寒身热除，渐思饮食，苔脉如前。原方去吴茱萸、川连、过路黄，加炒当归12克，丹参30克，王不留行子12克，桃仁9克。

三诊：继进药14剂后，右上腹疼痛续轻，腹不胀，大便已得，日行1次，纳增而有馨味；苔薄白；脉弦。原方去延胡索，加潞党参15克。

四诊：又进药14剂后，腹部痛胀均消，纳谷复常，大便尚见偏干。以下方调理善后。

处方：太子参30克　丹参30克　炒当归12克　炒白术9克　柴胡9克　马鞭草30克　制大黄9克　枳壳12克　炒蓬术12克　赤芍12克　留行子12克。

评析：腹部术后粘连，多属气滞血瘀之证，但临床表现不一，故治法亦异。例1偏重气滞，治以理气为主；例2肝胆郁热较盛，则以大剂清泄为急。杨氏临证处方用药紧扣病机，故常能愈顽症痼疾、沉疴大病。如治例1腹部胀痛便结，先以疏达气机活血通腑为法，俟腑气一通，胀痛消除后，转以益气扶中，理气活血巩固善后；例2因痛胀伴形寒发热，故用大柴胡汤加减，重用马鞭草、蒲公英、过路黄、延胡索，药后腹部痛胀明显减轻，寒热亦除，续以益气养血、活血化瘀调理而愈。

高年虚实夹杂多病性的调治经验

1. 健脾补肾、活血益肝兼以清化调治中风、虚劳证（原发性高血压病、脑血栓形成、老年性痴呆、糖尿病）

张某，男，77 岁。出诊时间：1992 年 8 月 29 日。

主诉：患者近些年来先后有 2 次大的脑血栓，2 个月前再次中风，被诊为"脑血栓形成"。原有高血压、糖尿病史。血压最高达 26.6/16 千帕，空腹血糖 7.2 毫摩尔/升（128 毫克%）、餐后血糖 13.4 毫摩尔/升（240 毫克%）。服台湾自带西药，血压稳定在 16/10.6 千帕。体检时诊断有老年性白内障、老年性痴呆。此次回大陆疗养治病。特请杨氏予调治。

诊查：神情呆滞，反应迟钝，不能对答言语，右侧半身不遂，能吞咽，被动饮服流质，二便失禁，大便偏烂；舌质红，苔黄腻；脉弦。

辨证：肝肾阴虚，肝阳偏亢，风痰流窜经络而致半身不遂；气阴不足，津液亏少，不能荣养周身、脑窍、四肢百骸。故神气衰败，精神萎靡，精气不足，肌肉衰痿。久病血瘀气滞。

中医诊断：①中风后遗症（肝肾阴虚、血脉痹阻）；②痿症（脾胃虚弱）；③虚劳（脾气虚、肝阴亏、肾精不足）。

西医诊断：①原发性高血压病；②脑血栓形成；③老年性痴呆；④糖尿病Ⅱ型。

治则：益气健脾、养肝补肾，兼活血行瘀。

处方：黄芪 15 克　怀山药 30 克　茯苓 15 克　炒米仁

30 克　炒桑椹子 18 克　黄肉 9 克　炒杜仲 30 克　丹参 30 克　广郁金 12 克　川芎 9 克　葛根 15 克　川连 5 克　炒新会皮 9 克　5 剂。

二诊：1992 年 9 月 7 日。药后神清反应仍迟钝，但精神尚愉快；舌质红、苔薄白，脉细。尿糖阴性。仍予原方继续 7 剂。

三诊：1992 年 11 月 18 日。上方服 2 月余，精神、反应均有较明显好转，坐位，能简短会话、对答切题，略有轻咳，大小便已趋正常，舌质淡红，苔薄白；脉细弦。血糖 5.6 毫摩尔／升（100mg%），血压 16/9.3 千帕。伸舌自如；进食半流质。前意出入续进。上方去怀山药、黄肉、川芎、陈皮，加桑白皮 12 克，橘红 6 克，橘络 6 克，石菖蒲 9 克，炒楂肉 15 克。10 剂，带回。

评析：本例台胞系中风后遗症、老年性痴呆、糖尿病、高血压病多种疾病患者。回大陆治病调养。杨氏根据其气阴两虚、肝肾不足、久病瘀血痹阻之病机予补益气阴、养肝滋肾、行瘀活血，且效不更方，守方 2 月余，使患者从呆不识人、二便失禁之状况，恢复至能对答切题、大小便趋常，由躺为坐之境况，堪称不易。后病情稳定，血压、血糖正常，返回继续调理。

2. 滋阴润肺、养心宁神，佐以清宣调治高年虚秘、少寐、夹感证（老年习惯性便秘、失眠、上呼吸道感染）

夏某，男，92 岁。初诊：1992 年 9 月 23 日。

主诉：经常口干便秘，寐况欠佳多年，痰多半月。

病史：政治运动中曾被关押 9 年，因受刑致两下肢不能行走，但仍作诗写文章。近些年来常感口干，偶有心悸、寐差、便秘。此次因来杭州捐画，半月中感痰多，咯吐欠畅。

特请杨氏予中医中药辨证调治。

诊查：坐位于轮椅中，形体偏瘦，牙齿尚坚而未脱，思维清晰，口觉干，痰多色白，咯吐欠畅，寐况欠佳，大便秘结；舌绛少津；脉象细弦。

辨证：高年阴虚津亏，不能润养周身、五脏六腑、四肢百骸，胃津少则口干，心失所养而时心悸，心阴不足，神不潜藏故寐况欠佳，脾不能为胃行其津液，四肢不得禀水谷之气，筋骨肌肉日见痿弱，肠液亏少、便秘难下，高年易见肝肾之阴亏于下，虚阳上越，肝阳偏亢。故见脉细弦，近日肺失宣而脾不运，则痰多，咯吐不爽。

中医诊断：①虚劳（阴虚精亏）；②便秘（阴血虚少）；③少寐（阴亏火亢）；④感冒（外感风寒）。

西医诊断：①失眠；②便秘；③上感。

治则：先拟养阴生津、宁神润肠，佐清宣。

处方：北沙参 18 克　麦冬 15 克　川石斛 30 克　炒枣仁 12 克　夜交藤 15 克　杏仁 9 克　橘红 6 克　竹沥半夏 9 克　决明子 30 克　鸡内金 9 克　炒谷芽 30 克　5 剂。

二诊：1992 年 9 月 28 日。口干好转，痰仍多，寐况欠佳，舌脉如前，再宗原意。上方去麦冬、沙参、夜交藤、杏仁，加丹参 15 克，太子参 15 克，川贝 6 克，陈皮 9 克。5 剂。

三诊：1992 年 10 月 4 日。口干瘥，痰亦少。咳已畅，纳尚可，大便趋润，舌仍光，脉细弦。再予养阴生津化痰继之。

处方：南北沙参各 18 克　麦冬 15 克　川石斛 30 克　太子参 18 克　丹参 15 克　杏仁 9 克　竹沥半夏 9 克　桔梗 6 克　鸡内金 9 克　炒谷芽 30 克　炒陈皮 9

克 炒枣仁 12 克 5 剂。

另配西洋参每日 6 克，炖服。

四诊：1992 年 10 月 8 日。咳少，尚有少量痰，寐况可。大便已偏烂，舌质红、苔少薄，脉细弦，步原意出入。上方去太子参、枣仁、陈皮，加炒米仁 15 克，楂肉 10 克，炒橘红 6 克。5 剂。带回。

评析：患者高龄九十有二。文人雅士多阴虚体质，肝肾阴亏，心脾两虚，夹风寒束肺。杨氏先予养阴生津、宁神润畅，兼清宣化痰，继以益气养阴、健脾化痰调治，症情改善。

3. 益气养阴、健胃润下治虚劳、痞证（冠心病阵发性房颤、肠功能紊乱）

吴某，男，70 岁。会诊时间：1991 年 11 月 21 日。

病史：房颤发作数月，但心悸胸闷症状不甚明显，便秘 7 年。平时用黄芪生脉饮合番泻叶冲服后能解大便。目前服地高辛、氨酰心胺、消心痛、心痛定等，房颤仍未控制，近 1 周来，食入嗳气、腹胀。请杨氏综合治理。

诊查：形体偏消瘦，语气低弱，气不得续，脘腹胀气，嗳气频升，矢气则舒，大便干结；舌质淡红，苔薄白；脉结代。

辨证：素体气阴两虚，心气不足，营运不畅，脉结代、中气不足、语声低弱、溲便为之变，脾胃升降失和。

中医诊断：①虚劳（气阴不足）；②便秘（气虚阴亏）；③痞证（胃失和降）；

西医诊断：①冠心病阵发性房颤；②肠功能紊乱；③慢性胃炎。

治则：益气养阴，健胃润降。

处方：太子参 24 克　炒白术 9 克　制黄精 15 克　麦冬 15 克　川石斛 30 克　丹参 30 克　五味子 5 克　生楂肉 12 克　鸡内金 9 克　枳壳 9 克　炒新会皮 9 克　决明子 30 克　7 剂。

二诊：1991 年 12 月 7 日。上药服 7 剂后，诸症略有改善，但继之受凉感冒、咳嗽、发热，经用西药后，热已退，精神软弱，用白蛋白静滴后有好转，刻下纳谷不馨、腹胀、口干、无泛酸，大便用番泻叶后 1 日 2～3 次。昨晚胸闷用硝酸甘油舌下含服缓解。心电图示：房颤率，心率 70 次／分左右。舌质红，略黯，苔少，脉结代。拟益气养阴，活血健胃继之。

处方：太子参 30 克　丹参 24 克　麦冬 15 克　赤芍 12 克　五味子 5 克　杏仁 9 克　生楂肉 15 克　炒枇杷叶 12 克　鸡内金 9 克　川石斛 30 克　炒新会皮 9 克　谷麦芽各 30 克　7 剂。

三诊：1991 年 12 月 14 日。腹胀、口干好转，未胸闷，胃纳增；舌苔薄白；脉结代。上方去赤芍、五味子、杏仁、枇杷叶，加制黄精 15 克，红枣 10 克，生米仁 30 克，冬虫夏草 5 条另炖服。7 剂。

四诊：1991 年 12 月 23 日。药后房颤率转为窦性心率。2 天前行颈部（右侧）肿块切除术，术中麻醉时心率曾慢至 40 次／分，术后仍为房颤率，用西力欣、地塞米松治疗。目前胃纳好，面色偏红，但盗汗明显，脉结代。予益气养阴敛汗。

处方：生晒参 10 克（同煎）　生黄芪 12 克　麦冬 15 克　五味子 5 克　生白芍 20 克　桑叶 9 克　穞豆衣 15 克　浮小麦 18 克　丹参 30 克　生楂肉 15 克　炒陈皮 9

克 炒谷芽 30 克 西洋参 4 克（另泡服）5 剂。

五诊：1991 年 12 月 30 日。服上方汗出减少，诸症趋好转。前方续进 5 剂。

六诊：1992 年 1 月 4 日。又 5 剂后汗出已止，胃纳好，精神佳。肿瘤病理切片报告："腮腺囊肿"。继以益气活血，养阴健胃续之。上方去桑叶、五味子、生白芍、浮小麦，加制黄精 15 克，赤芍 9 克，川石斛 20 克，红枣 10 个。5 剂。

评析：该患者术前房颤、便秘、语声低弱，一派气阴不足之虚象，又逢外邪侵袭、感冒。经杨氏调治后曾转为窦性心率，精神转好，手术经过顺利，而后补气阴缓调。此中治房颤、便秘、盗汗，均不离益气养阴治本之主旋律。

痹证与湿阻诊治经验及验案

一、痹证与痛风诊治特色

（一）痹证

痹证是因感受风寒湿热之邪引起的以肢体关节疼痛、酸楚、重着以及活动障碍为主要症状的病证，具有渐进性和反复发作的发病特点。前人有将痹证分为痛痹、着痹、行痹；或以五脏所主之五痹：气痹、肉痹、血痹、筋痹、骨痹等。杨氏总结了前人的经验，结合临床实践，将痹证分为急性发作期的风寒湿痹与慢性期的虚痹。

病因病机

杨氏以为，痹证的发生，与体质盛衰、气候条件、生活环境等有密切关系。由于患者素体虚弱、气血不足、腠理空疏，以致风、寒、湿、热之邪易于入侵；既病之后，亦无力驱邪外出，使邪得以逐渐深入，留连于筋骨血脉而为痹证。阳虚者卫外不固，易为风寒湿邪所伤。"风寒湿三气杂至，合而为痹"。然杨氏认为。此三气并非一气一痹，乃三气杂合，一邪偏胜。阴虚体质者，阳气偏胜，脏腑经络先有蓄热，复遇风寒湿邪客之，热为所郁，气不得通，久之寒邪化热，或感受湿热之邪而为热痹。痹证病久不愈，或素体气血不足，脾肾之阳素亏，以致气血周流不畅，血停为瘀，湿凝为痰；痰瘀互结，阻闭经络。

总之，痹证的发生，一般以素体虚弱为内因，风寒湿热之邪为外因。初起以邪实为主，病位在肢体皮肉经络；病久则多属正虚邪恋，或虚实夹杂，病位深入筋骨或脏腑。

辨证施治

1. 急性发作期（风寒湿痹）

证候：肢体关节、肌肉疼痛。风气胜者，走注四肢历节，痛无定处；寒气胜者，痛处固定，剧痛如刺；湿气胜者，肢体沉重，肿胀而痛。舌质淡，苔白腻；脉濡缓。

治则：祛风、散寒、逐湿，兼以温经通脉。

正如《医宗必读》论治痹所言："治行痹者散风为主，御寒利湿，仍不可废。大抵参以补血之剂，善治风者先治血，血行风自灭。治痛痹者散寒为主，散风燥湿，似不可缺。大抵参以补火之剂，非大辛大温，不能释其凝寒之害也。治着痹者，利湿为主，祛风解寒实不可缺。大抵参以补脾气之剂。盖土强可以胜湿，而气足自无顽痹也。"

基本方：羌独活各15克　苍术15克　生米仁24克　秦艽9克　威灵仙12克　川桂枝6克　当归12克　白芍12克　白芷6克　炒陈皮9克。

临床加减：痛甚者加淡附片、乌药、细辛、姜黄、白芷；湿重者加重苍术、桂枝剂量；苔白滑腻者加草果、厚朴、干姜。

2. 热痹

证候：肢体关节疼痛，痛处红肿灼热拒按，兼有发热、口渴、心烦；舌质红，苔黄燥；脉滑数。

治则：清热解毒，活血通络。

基本方：柴胡6克　虎杖根30克　知母12克　黄柏9克　秦艽9克　黄芩12克　晚蚕砂（包）12克　制白僵蚕12克　葛根30克　鲜芦根30克　忍冬藤15克　丹参30克。

（二）痛风

痛风在发作期的症状类似热痹，因此杨氏将其归类于此。

1. 急性期

证候：痛有定处，红肿热痛，浑身壮热；舌质红，苔薄腻或黄燥；脉滑数。并伴有血尿酸和尿尿酸增高。

治则：清热解毒，活血通络。

处方：防风12克　苍术9克　黄柏12克　知母12克　秦皮12克　忍冬藤30克　徐长卿30克　花槟榔12克　苏叶6克　川芎12克　王不留行12克　晚蚕砂（包）20克　泽泻30克　炒莱菔子12克。

杨氏在痛风治疗上除重视药物外，尚强调调理饮食结构，以减少发作机会。

2. 慢性期（虚痹）

证候：筋脉骨节酸痛不已，筋惕肉瞤，面色少华，乏力短气，自汗，肌肉瘦削；舌淡，苔白；脉细数。

治则：益气养血，疏经通络。

处方：党参15克　黄芪15克　当归9克　川芎9克　白术12克　牛膝15克　石楠叶15克　姜黄9克　川桂枝6克　大生地20克　细辛3克　威灵仙12克

临床加减：喻嘉言特别强调痹证日久、关节变形、僵硬者未可先治其痹，而应先养血气。因此，杨氏指出，痹证后期出现阳虚痹、阴虚痹皆应予顾本养虚，标本同治。关节变形者可在养血顾本基础上用蜈蚣、葛根、地龙、乌梢蛇、伸筋草等；有瘀血者，加桃仁、红花；偏阴虚有热者，改桂枝为桑枝，加麦冬、青蒿、知母、鲜石斛等。

《医宗必读》曰："在外者祛之尤易，入脏者攻之实难。"对已导致脏腑之痹，如"心痹""肾痹"等当以别论。

附案例

1.益气疏风散寒，兼以清热法治痹证（类风湿性关节炎）

陈某某，男，68岁。

主诉：游走性关节疼痛三四十年，伴恶寒发热十余天。

病史：患者反复游走性关节疼痛三四十年。10天前因伴恶寒发热而住院。入院时检查。体温38.9℃，关节红肿，小手指畸形，两肺有少量湿性啰音。用防风汤、桂枝汤治疗后，关节红肿已退，怕冷好转，但发热不退，继用甘温除热法，热势依然，时有咳嗽。

诊查：关节红肿已退，畏寒改善，发热无汗；舌质淡，苔白腻；脉细弦。

辨证：气血虚弱之人，复受外邪侵袭，正不胜邪，寒热交替呈弛张热，外邪引动宿疾，内舍于其合也。

中医诊断：①痹证（风寒湿痹）；②咳嗽（风寒郁表

化热）。

西医诊断：①类风湿性关节炎；②慢性支气管炎。

治则：益气疏表、祛风散寒，佐以清热。

处方：生黄芪30克　党参15克　川桂枝6克　黄芩15克　柴胡9克　威灵仙12克　知母12克　炒当归12克　炒白芍12克　炒秦艽9克　炒陈皮9克　炒楂曲各12克　3剂后热退，续上方3剂。

评析：本例老年患者，病程长，气血亏虚，复又夹外邪入侵。如《类证治裁》所指："诸痹……良由营卫先虚，腠理不密，风寒湿乘虚内袭，正气为邪所阻，不能宣行，因而留滞，气血凝滞，久而成痹。"而病久不去者，"内舍于其合也"。杨氏以益气血扶其正，正胜始能达邪。并柴胡、桂枝和解发表兼施，含祛风散寒通络之意，处方配伍与病机相符，故药能取效。

2.益气补肾、祛风通络法治疗痹证（风寒湿痹）

杨某，女，67岁。

病史：患有类风湿性关节炎，两下肢关节酸痛，每于入冬则甚。目前已渐致步履为艰。近1年来又小便频短，但尿道无刺激症状，如多活动，便次随之增多。

诊查：两下肢关节酸楚疼痛，步履为艰，小溲频短，动则便次增加，大便秘结；舌淡苔白；脉细。

辨证：风寒湿三气杂至，合而为痹，邪闭筋脉、关节，气血运行不畅，不通则痛。老年肾气不足，肾司二便功能失调而见便秘、溲频。

中医诊断：①痹证（风寒湿痹）；②虚劳（肾气不足）。

西医诊断：①风湿性关节炎；②前列腺肥大。

治则：益气补肾，佐以祛风通络。

处方：黄芪 24 克　太子参 30 克　当归 12 克　枸杞子 12 克　萸肉 9 克　益智仁 9 克　桑螵蛸 15 克　白蒺藜 12 克　海桐皮 9 克　炒桑枝 15 克　千年健 12 克　威灵仙 12 克　独活 9 克　陈皮 9 克　10～30 剂。

评析：本例台胞来杭，借机求治，症征相参，属中气虚馁、肾气不足，先予扶中益肾，兼顾旧疾佐祛风通络。此乃老年肾虚合顽痹，非朝夕能愈，故予 10～30 剂先服。

3. 清热活血通络法治疗热痹（痛风）

潘某，男，67 岁。

病史：10 天前因发热待查入院。患者两下肢关节疼痛伴发热已 4 个月，起由左踝关节红肿热痛，继之蔓延至左膝及右膝关节。在当地医院检查血尿酸 607 微摩尔 / 升，尿酸 100 微摩尔 / 升，曾予服用嘌呤醇和消炎痛，红肿热痛症状有改善，但尚有低热。反复发作治疗无效。入院时，检查血尿酸 600 微摩尔 / 升，尿酸 2 次均在 100 微摩尔 / 升以上，除两下肢关节红肿疼痛外，伴咳嗽，反复发作快速型房颤。经用复达欣、丁胺卡那、消炎痛、西地兰、心律平、硫氮䓬酮和中药白虎加桂枝汤、白虎桂枝加川乌、补中益气汤、栀豉汤以及西洋参、别直参等治疗，快速型房颤已控制，发热与关节肿痛依然。

诊查：左踝、膝关节，右膝关节红肿热痛。体温 39.6℃，面色苍黄不华，血红蛋白 64 克 / 升；舌质淡红，苔薄白；脉弦滑。血压 18.6/12 千帕，血沉 54 毫米 / 小时。

辨证：痹病日久，气血流通不畅，瘀热互结，耗阴伤津。

中医诊断：热痹。

西医诊断：①发热待查（痛风？踝关节骨髓炎？）；②慢性支气管炎感染；③冠心病。

治则：清热、活血、通络。

处方：银花 30 克　虎杖根 30 克　知母 12 克　黄柏 9 克　秦艽 9 克　青蒿 12 克　柴胡 6 克　黄芩 12 克　丹参 30 克　麦冬 18 克　葛根 30 克　鲜芦根 30 克　炒楂曲各 12 克　3 剂。

服药期间体温正常，守方继服 15 剂。

二诊：发热仍未退，夜间发热，体温 38.8℃，晨间热退，关节热痛；舌质红，苔薄尚润；脉弦。续以清热养阴，活血通络之品。

处方：青蒿 15 克　银花 30 克　鳖甲 18 克　知母 12 克　丹皮 9 克　麦冬 18 克　虎杖根 30 克　蒲公英 30 克　独活 9 克　炒牛膝 15 克　蜈蚣 4 条　天花粉 15 克　鲜石斛 30 克　清炙地龙 12 克。7 剂。

7 剂后又加服 7 剂，血沉降至 7 毫米/小时，体温最高时为 37.4℃。摄 X 线片及活检示：骨髓炎。继中药治疗 2 个月，体温正常，两下肢关节疼痛缓解后出院。

评析：该例前诊时虽见舌淡、面色苍黄不华，但局部关节红肿热痛，辨证时应整体、局部综合考虑，去假存真，只要把握病机，不宜频频更方。先予清热活血通络散瘀热，再合养阴活血通络除虚热。步骤清晰，治标顾本，切准时机，恰到好处。

二、湿阻

（一）热重于湿

1.清热理气、和胃降浊治疗湿阻（慢性胃炎）

周某，男，55 岁。初诊：1991 年 11 月 1 日。

主诉：腹胀，伴口气重半月。

病史：半月前因饮食所伤，继之出现院腹胀满不舒，尤以拂晓时分为甚；口气秽重难忍，自服助消化药未效。请杨氏诊治。

诊查：脘胀、口秽；舌质红；苔黄腻；脉细弦。

辨证：饮食停滞，湿热内蕴。

中医诊断：①痞证；②湿阻。

西医诊断：胃炎。

治则：清理调胃。

处方：蒲公英30克　川连3克　佩兰12克　川厚朴12克　炒陈皮9克　姜半夏9克　炒枳壳12克　炒米仁30克　广木香6克　炒楂曲各9克　5剂。

药后脘腹胀满宽，口气秽重显减，继复方5剂后，上症皆除。

评析：此例系饮食停积，中焦脾运失司，湿蕴化热之证。杨氏予清化消积、理气助运法，使患者消除腹胀、口秽之苦。

2.清化宽中和胃降逆治疗湿阻（慢性浅表性胃炎）

陈某，男，42岁。初诊：1992年4月3日。

主诉：中脘反复胀满不舒3年，又发作1周。

病史：患者近3年来。胃脘部时有胀满不舒感，饮食不慎、食多易发。曾作胃镜检查示：慢性浅表性胃炎。曾服一些治疗胃病的中西药（具体不详），症状无明显改善。1周前又因饮食不慎，上症再发，且伴恶心，无泛酸。前来请杨氏诊治。

诊查：胃脘部反复胀滞不舒，有热灼感、泛恶；舌质淡红，苔黄中腻；脉滑。

辨证：饮食不节，脾胃受损，湿热阻滞，脾失健运而脘腹发胀；食滞不化、胃气不能下行、失于和降，则泛恶；胃热炽盛，故见脘中热灼。其苔黄腻，脉滑亦即为湿热中阻之象。

中医诊断：①湿阻；②痞证（湿热中阻）。

西医诊断：慢性浅表性胃炎。

治则：清化宽中和胃降逆。

处方：川连4克　厚朴12克　炒枳壳12克　吴茱萸1克　蒲公英30克　苏梗12克　姜半夏9克　浙贝15克　鸡内金12克　白蔻仁粉6克（后下）　炒陈皮9克　7剂＋7剂。

药后胃中热灼、泛恶皆瘥，苔亦净。

评析：南方4月份清明前后雨纷纷，是多湿之季，复加饮食不节，脾胃受损，食积蕴滞化热，湿热交蒸，胃气不降，上逆而泛恶。《内经》："诸逆冲上，皆属于火，诸呕吐酸，皆属于热。"治以泻火清热。杨氏善用左金丸泻火清胃，取"实则泻其子之意，少佐吴萸以开郁降逆，即辛开苦降之法。"湿遏气滞、气机不畅，杨氏常用厚朴、半夏、枳壳、蔻仁粉、苏梗，行气化湿、运滞，取连朴半夏厚朴汤之意，清热化湿、行气降逆。胃热重者，常选黄连、黄芩、蒲公英。方剂组合配伍中适佐健胃消导之品，以助去积滞之力；厚朴与贝母相伍，能增强清化之功，润燥相兼，清热化湿不伤阴。杨氏曾在天津与哈荔田院长会诊时，哈院长提出此种配伍方法，经实验证明有红霉素样作用，对消除炎症有良效。综合上方之功用，对湿热中阻脾胃者确有明显效果，屡用屡验。

3. 清化湿热治疗湿阻（胃肠型感冒）

陈某，男，71岁。出诊时间：1992年10月7日

主诉：乏力、纳差10天。

病史：患者因疲劳后感受外邪发热，服西药感冒药及头孢拉定，中药疏风化湿解表剂后，热已退，尚感乏力、纳呆、口腔糜烂。为早日痊愈康复，请杨氏诊治。

诊查：发热已退，尚感乏力，胃纳不展，咽仍痛，口腔糜烂；舌苔黄而厚腻；脉细。

辨证：疲劳后卫表虚弱，外邪易袭，服疏表剂后邪却正虚。又复感湿之邪；药物服之不慎，亦伐脾胃；湿热中阻、脾运失健，则纳少；湿郁肌表，则身倦乏力；湿热蕴于中焦，胃火过盛而见口腔糜烂。

中医诊断：湿阻（湿热中阻）。

西医诊断：感冒（胃肠型）。

治则：拟予清化湿热。

处方：川连3克　厚朴12克　蒲公英30克　大豆卷12克　银花20克　佩兰12克　生米仁30克　淡竹叶12克　川石斛30克　鸡内金9克　炒谷芽30克　炒陈皮9克　神曲12克　5剂。

嘱忌糖、甜食、补品、酒类，慎饮牛奶。

药后咽痛减轻，纳渐增，腻苔趋薄。前意续进。

评析：本例表邪曾解而复感，为热蕴湿滞。给予清化透达。在清化之中顾其津，健脾胃，这是杨氏治疗老年患者，或素体气阴虚弱，或热盛伤津，或脾虚泄泻、津液损伤等夹湿热之人的特色之一。

4. 清热疏表、化湿宽中治疗湿温（上呼吸道感染之胃肠型）

龚某，女，41岁。会诊时间：1991年9月12日。

主诉：发热 2 周。于 1991 年 9 月 8 日入院。

病史：患者发热已 2 周，咽痛无咳嗽，浑身酸楚，渴不喜饮，中脘胀满，日晡发热，身热不扬；舌质黯红，苔白糙。体温 38.5℃，血白细胞 2.3×10^9/升，中性粒细胞 0.28，淋巴细胞 0.44，血小板 83.5×10^9/升，血红蛋白 83 克/升，血沉 26 毫米/小时。肥达氏反应阴性。心电图示：轻度 T 波改变。B 超示：轻度脂肪肝、脾肿大（轻度）。入院后用桑菊饮及清开灵静滴，热未退，体温仍在 38℃左右。适逢杨氏查房，请杨氏诊治。

诊查：发热 2 周，身热不扬，日晡发热，脘腹胀满，咽稍充血；舌质黯红带紫，苔白腻；脉濡数。体温 38.2℃。

辨证：外感湿温病邪，湿郁于表，卫气不宣，湿阻滞于脾胃，脘闷腹胀，湿性黏腻，不易骤化。

中医诊断：湿温。

西医诊断：上感（胃肠型）。

治则：清热疏表，化湿宽中。

处方：连翘 15 克　银花 30 克　炒黄芩 15 克　羌活 9 克　青蒿 15 克　炒大力子 12 克　薄荷 6 克（后下）　生米仁 30 克　厚朴 9 克　佩兰 12 克　炒秦艽 9 克　炒枳壳 12 克　鲜芦根 30 克　3 剂。

服药 1 剂后，次日体温下降至 37.2℃，观察 3 日，热度未再上升。原方复 3 剂，体温正常，诸症改善。

评析：湿温多见于夏秋之交。湿温证，治湿虽有湿家忌汗之说，但有表证时，可以微汗。此青蒿、黄芩、秦艽清透蕴热，薄荷、大力子、羌活疏表，佩兰、厚朴、枳壳、米仁化湿宽中，湿去热清，气机得以宣畅。

（二）湿重于热

1. 温运宽中、化湿清热治疗湿阻（胃肠功能紊乱）

张某，男，50岁。初诊：1991年6月15日。

主诉：头重身倦、肢酸、脘胀1月余。

病史：患者近1个多月来，自感头昏重、浑身困倦乏力，中脘胀满、食少恶心、口苦淡发黏，大便烂；舌苔白腻；脉滑。平时嗜曲蘖并喜进厚味，一旬前曾服滋补剂。

辨证：湿热互蕴，脾失健运。

中医诊断：湿阻。

西医诊断：胃肠功能紊乱。

治则：温运宽中，化湿清热。

处方：白蔻仁粉6克（冲）　厚朴12克　制苍术9克　姜半夏9克　佩兰12克　炒陈皮9克　吴茱萸1克　川连3克　蒲公英30克　生米仁30克　大豆卷12克　炒莱菔子12克　7剂。服7剂后，病即霍然，未再服药。

评析：湿性重浊、黏滞，为阴邪，宜遏伤阳气，阻碍气机，湿邪蕴久又宜化热。此例湿热互蕴，脾为湿困。误进滋补，喜食膏粱厚味，故湿不得化，湿阻气机，气不得运。杨氏以温运清化并施，药中肯綮，取效甚捷。

2. 化湿和中降逆治疗湿阻（慢性胃炎）

于某，男，69岁。初诊：1992年10月7日。

主诉：口苦、纳差半个月。

病史：患者近2周感胃脘部时不适，嗳气，口苦，纳差，口中气秽难忍。前来请杨氏诊治。

诊查：嗳气频升，口苦气秽，纳食减退；满苔白滑厚腻；脉细弦。

辨证：湿邪犯脾，脾失健运，故纳食不馨；湿遏脾胃，升降失司，嗳气频升，湿蕴化热而感口苦气秽；其满苔白滑厚腻为湿困脾胃征象。

中医诊断：湿阻（湿困脾胃）。

西医诊断：慢性胃炎。

治则：化湿和中降逆。

处方：姜半夏9克　厚朴12克　丹参30克　佩兰9克　炒枳壳12克　炒陈皮9克　姜竹茹9克　炒米仁30克　鸡内金9克　蒲公英30克　7剂。

二诊：服药后，嗳气减，纳稍增，口干苦，大便结；苔仍黄腻；脉弦滑。再宗原意。

处方：厚朴12克　炒枳壳12克　炒莱菔子9克　蒲公英30克　丹参30克　全栝楼12克　鸡内金9克　炒黄芩12克　佩兰12克　川石斛30克　决明子30克　炒谷芽30克　7剂。

药后苔趋薄，大便已得下，口气秽减轻。

评析：本例为湿困脾胃，秽浊上泛所致嗳气、口苦、纳减、气秽、满布白滑厚腻浊苔诸症。方用姜、半夏、厚朴、竹茹、佩兰，化湿和中降逆。其中佩兰有除陈腐、辟秽浊的作用；陈皮、枳壳理气运中，疏调气机；谷芽、鸡内金健胃助运；米仁健脾利湿；蒲公英清胃中蕴热；丹参佐之防气滞血瘀之弊。

3.温化蠲饮、宽中和胃法治湿阻（慢性胃炎）

余某，男，81岁。初诊：1993年3月29日。

主诉：腹胀、纳差两旬。

病史：20天来患者感脘腹胀满、胃纳差，身倦乏力而嗜卧。请杨氏予以调治。

诊查：脘胀不舒两旬，口淡，时泛清水，胃脘部满闷且胀，不思纳食，嗜卧，浑身乏力；苔灰腻润根厚；脉细。

辨证：湿邪犯脾，脾喜燥而恶湿，脾湿内困则食无馨味，口淡纳少，倦息乏力；其灰腻厚润之苔为湿困脾胃之象，为饮湿停留胃腑。

中医诊断：湿阻（湿困脾胃）。

西医诊断：慢性胃炎。

治则：温化蠲饮，宽中和胃。

处方：茯苓15克　淡干姜6克　煨草果9克　姜半夏12克　制苍术9克　川厚朴12克　炒枳壳12克　淡吴茱萸3克　藿佩兰各9克　炒米仁30克　炒橘红6克　6剂。

二诊：1993年4月5日。服药后饮湿已化，脾得健运，清水不泛，脘胀宽，纳食增，苔灰腻已退，口尚发淡。原意出入续进。上方去干姜、草果、吴茱萸、橘红，加姜竹茹9克，大豆卷12克，炒陈皮9克，淡竹叶9克。5剂。

评析：饮湿停留于中焦脾胃，出现纳差、脘胀等症。脾主四肢，湿困脾胃则四肢困重。脾开窍于口，湿邪中阻则口淡无味。湿性重浊属阴邪，故感嗜卧乏力。患者年届耄耋，尤赖药力以达邪。杨氏予温化蠲饮、和胃宽中法调治。6剂服后，即获明显疗效，湿性虽黏滞，辨证施治得法，其症状亦能即除。

杂证治验举隅

1.清热解毒、养阴凉血法治火赤疮（全身剥脱性皮炎）

王某，女，60岁。初诊：1976年8月。

主诉：全身遍发大小不等红斑、丘疹、水疱，伴剧烈瘙痒半个月。入院时体检：体温 37.2℃，脉搏 90 次/分，呼吸 17 次/分，血压 16/10.5 千帕。腋后、肩胛部、臀部、四肢伸侧等处皮肤可见小团、丘疹、水疱，并有色素沉着，皮损呈簇集性成群分布，水疱自蚕豆至乒乓球样大小不等，疱壁厚而紧张饱满，周围有红晕，前臂外侧、臀部等处因搔后水疱破裂而成大片红色糜烂面，表面附有黄色结痂。入院诊断：疱疹样皮炎。住院 24 天，先后用强的松、硫唑嘌呤、红霉素、氯霉素、去敏灵、安定、硫酸亚铁等药内服，外用炉甘石洗剂、金黄散洗剂等，住院期间共输血 12 次，总输血量 2400 毫升，白蛋白 60 毫升，丙种球蛋白 10 支。经过上述治疗后，皮疹仍不断反复发生，自觉奇痒难忍，糜烂面扩大，体温持续在 38～39℃，精神不振，伴恶心呕吐，因症情始终未能控制，患者自动出院。出院后停用全部西药，而请会诊。

诊查：全身风团、红斑、水疱仍不断发生，躯干、臀部、四肢等处皮肤仍见大片鲜红色糜烂剥离面，血水淋漓，瘙痒难忍，伴高热、心烦、口干欲饮，大便秘结，胃纳尚可；舌红，苔中光剥；脉来细数。

辨证：症已缠绵百日，高热持续匝月，热毒炽盛，阴液耗伤。

中医诊断：火赤疮。

西医诊断：全身剥脱性皮炎。

治则：当大剂清热解毒，养阴凉血。

处方：银花 30 克 连翘 15 克 黄连 6 克 紫花地丁 30 克 丹皮 9 克 鲜生地 45 克 紫草 15 克 蚤休 12 克 生甘草 9 克 鲜石斛 30 克 玄参 15 克 麦冬 15 克 10 剂分 5 天服完。

二诊：身热退，口干减轻，皮肤瘙痒，渗水亦减，但大片剥脱糜烂依然；舌质红，苔中光剥。原意增入补益气血之品续进。原方去黄连、连翘、紫花地丁、鲜石斛、丹皮，加党参30克，生黄芪30克，炒当归12克，生米仁30克。

三诊：前方续进10剂。皮肤剥脱糜烂之处渗液减少，部分渐趋愈合，口干减轻，胃纳尚可，再拟清热解毒、益气养阴并进。

处方：蚤休15克　米仁30克　大生地30克　生甘草6克　生黄芪30克　党参30克　天麦冬各15克　生白术9克　肥玉竹12克　制黄精15克。

四诊：上方连进30剂，新疹未再发生，渗液大量减少，剥脱糜烂皮肤已生，脉细。热清毒尽，正气渐复，主方以扶正为主，兼以祛邪。

处方：生黄芪30克　党参30克　当归12克　生熟地各30克　丹参24克　制玉竹15克　天麦冬各15克　炒白术9克　丹皮9克　银花30克　生甘草6克　制萸肉9克。

五诊：上方服10剂后，皮肤剥脱糜烂全部愈合，渗液已无，唯原糜烂处微有瘙痒，仍以上方去萸肉、丹皮，加防风、地肤子续进。10剂后患处皮肤正常，瘙痒亦除，即停药，随访10余年未复发。

评析：疱疹样皮炎属中医"火赤疮"之类。本证羑延百日，高热匝月，热毒炽盛，气阴耗伤，属邪实正虚，先投清热解毒、养阴凉血之品，大剂频服，5日后热邪少挫，即用参芪益气生肌与清热解毒之昧并举，尔后邪趋尽而正未复，则治以扶正固本为主。前后数诊皆贯于治血之法，先予凉血活血，再予养血活血，以血行流畅则热毒易清，血得濡养则新肌应运而生。其立法处方，条理井然，故经治两月余使对

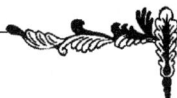

治疗已陷渺茫之地者，复萌生机，且病告痊愈。

2. 杞菊地黄汤治愈视瞻昏渺（中心性视网膜脉络膜炎）

张某，男，40 岁。初诊：1983 年 7 月 8 日。

主诉：右眼视野中央出现黑色暗影及视物变形年余。眼科诊断为中心性视网膜脉络膜炎。屡用杞菊地黄、明目地黄之类乏效。

诊查：诊时右眼视力 0.3；舌淡；脉虚无力。

辨证：肝肾阴亏，脉络失养。

中医诊断：视瞻昏渺。

西医诊断：中心性视网膜脉络膜炎。

治则：滋补肝肾、养血活血，杞菊地黄加味。

处方：枸杞子 12 克　怀山药 15 克　茺蔚子 20 克　白菊 12 克　茯苓 15 克　大生地 30 克　制萸肉 9 克　丹皮 9 克　制首乌 15 克　泽泻 18 克　丹参 30 克　赤芍 9 克　青葙子 15 克

二诊：服药 20 剂后，右眼暗影已淡，视力恢复至 0.6，但视物尚有变形缩小感。原方加决明子 30 克，陈皮 9 克，再进。

三诊：续服药 20 剂后，右眼暗影范围明显缩小，颜色由黑转淡黄色，唯在强光下右眼有雪花样闪光出现，视物变形感尚存。右眼视力恢复到 1.0。方中加潼蒺藜 15 克长服。经年余随访病情稳定。

评析：中心性视网膜脉络膜炎属于中医学"视瞻昏渺"、"视惑"之类。本例为肝肾阴亏，精血不能上荣所致。用杞菊地黄丸益肝肾以明目乃属正治。然久病入窍，脉络瘀滞，故于方中加丹参、赤芍、茺蔚子等活血行瘀之品，以使络道疏通、目睛更得其养。

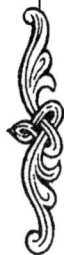

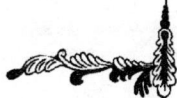

3. 阳和汤治愈皮痹（硬皮病）

王某，女，62 岁。初诊：1983 年 11 月 3 日。

主诉：颜面部及两上肢皮肤肿硬 4 个月。经某医院皮肤科诊为"硬皮病"。

诊查：面部上肢皮肤肿硬，指端厥冷、色呈紫黯，舌体亦硬而难以外伸；舌淡苔白滑；脉细。

辨证：证属阳虚卫外不固，肌肤寒凝血瘀，腠理痹塞不通之皮痹。

中医诊断：痹证（皮痹）。

西医诊断：硬皮病。

治则：温阳散寒，活血祛瘀。

处方：桂枝 9 克　麻黄 4 克　鹿角片 12 克　炒白芥子 9 克　炒当归 12 克　生黄芪 15 克　炒蓬术 12 克　丹参 30 克　泽泻 30 克　炙地龙 12 克　青陈皮各 9 克　川芎 12 克　红花 9 克。

二诊：服药 1 个月后，自述两上肢皮肤稍有松软，颜面部如前，胃纳佳。上方加乌梢蛇 12 克，继进。

又服药 30 剂，皮肤渐有松软，仍予前方再进。

评析：本例由寒邪凝滞、血脉瘀阻、肌肤痹塞而起，故用阳和汤加减，温阳散寒、活血化瘀。二诊佐乌梢蛇搜风通络，则效更宏。守方连用，终得获效。

4. 峻补肾元、健脾益血法治愈产后虚劳（席汉氏综合征）

郭某，女，30 岁。初诊：1984 年 10 月 15 日。

主诉：产后大出血致头发全脱，头昏乏力，不思纳食，腰酸、肢冷，时有恶心，寐况不佳。经某医院诊为"席汉综合征"。

诊查：舌淡，苔薄，脉细。

辨证：属肾元虚衰，气血不足。

中医诊断：虚劳（气血亏损）。

西医诊断：席汉氏综合征。

治则：先拟温补肾阳、益气养血为主。

处方：淡附片9克　淡从蓉12克　仙灵脾30克　炒胡芦巴12克　炒补骨脂15克　枸杞子12克　黄芪15克　炒当归12克　天门冬18克　大生地18克　丹参30克　生楂肉15克　炒陈皮9克　炙甘草6克。

二诊：服药20剂后，头昏显减，未恶心，纳食略增，腰酸肢冷、寐况均有改善。脉沉细。原方加鹿角片12克，续进。

三诊：继进药20剂后，新发已有生长，余症续有好转。原方去甘草、陈皮，加熟地30克，制黄精12克，长服。

评析：席汉氏综合征起于产后大出血，属中医学"虚劳"范畴。由于气血亏损伤及肾元，故立法以峻补肾元、益脾养血着手。

5. 益气养阴、清热润肠法治术后便秘（肛裂术后肠功能紊乱）

范某，男，41岁。初诊：1991年10月30日。

主诉：大便欠畅1个月。

病史：患者1个月前曾因肛裂而手术，术后大便不畅，且出现口腔溃疡、疼痛不已，而请杨氏诊治。

诊查：大便不畅，口腔黏膜有多处溃烂；舌质红、苔薄白；脉细弦。肛门口热灼疼痛。

辨证：素体气阴不足，复加手术创伤，腑气失于通畅，阴液暗耗，虚火上延。

中医诊断：便秘（术后阴虚内热）。

西医诊断：肛裂术后肠功能紊乱。

治则：益气养阴，清热润肠。

处方：太子参 30 克　麦冬 15 克　炒当归 12 克　玄参 12 克　蒲公英 30 克　生白芍 12 克　决明子 30 克　炒柏子仁 12 克　全栝楼 18 克（打）　火麻仁（打）9 克　炒枳壳 12 克　7 剂。

二诊：1991 年 11 月 5 日。药后肛门口疼痛热灼感消除，大便畅通，口腔溃疡亦愈。继以前意续进。

处方：黄芪 18 克　升麻 6 克　炒潞党参 15 克　柴胡 5 克　槐米 30 克　全栝楼 15 克　蒲公英 30 克　川连 5 克　炒陈皮 9 克　甘草 5 克　炒枳壳 2 克　决明子 30 克　7 剂。

评析：本例系气阴不足，复加肛裂手术后大便不畅。中药治痔疮，无花果、刺猬皮、槐花皆为良药。无花果，《本草纲目》曰："治五痔"；《生草药性备要》："洗痔疮"。刺猬皮，《本草经》："主五痔阴蚀、下血赤白，五色血汁不止"。槐花，《大明本草》："治五痔……肠风泻血"等。杨氏说，治病时选药固然重要，然正确的辨证和治疗法则更为治病求本提供了有力的依据。本例强调了求本的整体辨证施治，疗效亦卓。

6. 清热通络、息风宁神治疗痹证（桥本甲状腺炎）

郑某，男，52 岁。会诊时间：1991 年 7 月 27 日。

主诉：心悸伴四肢震颤半个月。

病史：患者近半月来感心悸、头晕及四肢震颤乏力。于 1991 年 5 月 6 日入本院。入院时体检：心率 90 次 / 分，律不齐，主动脉瓣第二听诊区可闻及Ⅱ级收缩期杂音，不传导，性质柔和，心界无明显扩大；肝脾未及；神经系统及颅神经无殊；颈软，两上肢肌力及肌张力正常，两下肢肌力尚可，肌张力略增高，双踝阵挛（＋），四肢震颤，病理反射（－），感觉无异常。舌质红，苔薄腻；脉弦，结代。实验室检查：血沉 10 毫米／小时，乙肝三系阴性，白蛋白 3.4 克／球蛋白 3.0 克，$T_3$1.2 纳克／毫升（ng／ml），$T_4$104 纳克／毫升，以后 T_3、T_4 经多次检查，分别为 $T_3$7.2、6.0、7.0、1.4、1.1 纳克／毫升；$T_4$169、164、228、54、24 纳克／毫升。甲状腺吸碘试验正常，血钾 2.2 毫摩尔／升，钠 140 毫摩尔／升，氯 106 毫摩尔／升，17-HOCS 41.4 微摩尔 24 小时，17-KS 40.25 微摩尔／24 小时，甲状腺球蛋白抗体 1：320，甲状腺微粒体抗体 1：640。心脏 B 超：扩张型心肌病，左房左室增大。甲状腺 B 超：甲状腺轻度肿大可能，以峡部为著。住院期间血压均正常。作对症处理，并服西药丙基硫氧嘧啶、甲状腺素片、碳酸锂，中药天麻钩藤饮加减，经治疗，房颤、低钾得以纠正，T_3 已至正常范围，但 T_4 低下，且感烦躁、心悸，严重失眠，两下肢酸痛，手仍抖。为进一步改善症状，请杨氏予以中药整体调治。

诊查：心悸、手抖、寐劣、烦躁，纳减而消瘦，两下肢酸痛；舌质红，苔黄腻；脉弦。血清 $T_3$1.1 纳克／毫升，$T_4$24 纳克／毫升，甲状腺微粒体抗体 1：640，甲状腺球蛋白抗体 1：320。

辨证：肝阳偏亢之体，湿热蕴结，留注经络，舍之于心，痹阻于筋脉。

中医诊断：痹证（心痹、筋痹）。

西医诊断：桥本甲状腺炎（甲状腺功能减退阶段）。

治则：清化湿热，疏筋通络，息风宁神

处方：川连 3 克　制厚朴 12 克　佩兰 12 克　制豨莶草

18 克　炒桑枝 30 克　炒牛膝 15 克　炒杜仲 18 克　生石决明 30 克　炒枣仁 12 克　夜交藤 30 克　制远志 6 克　炒楂曲各 12 克　炒新会皮 9 克　3 剂。

二诊：1991 年 7 月 31 日。眠、食均好转，腻苔趋薄，两下肢关节酸疼不舒仍有。宗原意出入。复查血清 T_3 1.15 纳克/毫升，T_4 48 纳克/毫升。

处方：川连 3 克　制厚朴 12 克　生米仁 30 克　佩兰 12 克　海桐皮 15 克　威灵仙 12 克　炒桑枝 30 克　炒枣仁 12 克　夜交藤 30 克　神曲 12 克　制苍术 9 克　鸡内金 9 克　炒新会皮 9 克　5 剂。

三诊：1991 年 8 月 7 日。心悸时有，无胸闷气急，关节处仍见酸痛。原意续进。

处方：川连 3 克　夜交藤 30 克　厚朴 12 克　藿佩兰各 9 克　生米仁 30 克　炒枣仁 12 克　蒲公英 30 克　炒桑枝 30 克　独活 9 克　炒牛膝 12 克　制豨莶草 30 克　川石斛 30 克　炒新会皮 9 克　5 剂。

药后诸证改善，眠、食可，无明显心悸、胸闷，关节酸痛减轻，舌已净，脉律整。血清 T_3 1.3 纳克/毫升，T_4 74 纳克/毫升，甲状腺微粒体抗体 1：320，甲状腺球蛋白抗体 1：160。出院时复查，血清 T_3 0.92 纳克/毫升，T_4 66 纳克/毫升，甲状腺微粒体抗体 1：160，甲状腺球蛋白抗体 1：180。

评析：本例慢性淋巴细胞性甲状腺炎，又名桥本甲状腺炎，属内分泌系统疾病。患者表现以心悸、烦躁、关节酸痛、四肢震颤为主的症状。杨氏根据中医辨证，予清化湿热、息风通络为法，使该病人在中西医结合的治疗中，改善症状、实验室指标恢复正常。

7.益气和阳、活血通络、息风解痉治疗痉搐（肌震颤原

因待查）

柳某，男，56岁。初诊：1992年4月2日。

主诉：反复全身肌肉震颤4年，又发1天。

病史：患者近4年来反复出现全身肌肉震颤，以下肢为甚，疲劳后易发，每年有较大发作四五次，在某医院作肌电图未见明显异常。磷酸肌酸激酶110单位/升，血钙正常。苦于发作病痛，昨日又发作，特请杨氏诊治。

诊查：全身肌肤时筋惕肉瞤，以下肢为著，甚而肌肉发硬、疼痛，每于受凉与疲劳后易发作，寐差，梦扰，平常易腹泻；舌质淡，苔白；脉细弦。

辨证：脾胃虚弱致反复泄泻，津伤不能濡养筋脉，疲劳时骤耗气血，筋脉更失温养而搐甚，久久不愈，气滞血瘀，津血不能充养肌肤，使肌肉发硬、疼痛。

中医诊断：①痉搐（气虚血瘀）；②血痹；③泄泻（脾气虚弱）。

西医诊断：肌震颤原因待查。

治则：益气和阳，活血通络，息风解痉。

处方：黄芪20克　川桂枝6克　防风9克　炒白术9克　炒当归12克　炒丹参30克　川芎12克　清炙地龙9克　炒桑枝30克　生石决明30克　炒米仁30克　煨葛根30克　制白僵蚕12克　炒陈皮9克　5剂。

自续5剂，服药期间未作。继以益气健脾、养血活血。

评析：本例系原因未明肌震颤患者，属中医痉搐、血痹范畴。其反复泄泻，津液亏耗，久之血脉痹阻，筋脉失于濡养而致全身肌肉搐搦、颤动。杨氏在其发作之期内先予黄芪桂枝五物汤加减合息风活血通络解痉之味，缓解症状，继以益气健脾、养血活血之法培其本、充养筋脉之津血，从根本上去诱因，防止再发作，或减少发作次数。

8.息风化痰、活血通络治疗颤证（帕金森病）

刘某，男，66岁。查房时间：1993年3月18日。

主诉：两下肢肌颤伴乏力1个月。

病史：患者颈椎病术后5个月，近1月来出现双下肢不自主肌颤伴乏力。于1993年3月6日入院。入院后检查：血压16/10千帕，心率72次/分、律齐；双下肢肌力Ⅳ级，右侧稍差于左侧，腱反射无亢进，病理反射未引出。入院后用脑活素、甘露醇、维脑路通、尼可林、美多巴等，同时请杨氏处方作中西医结合治疗。

诊查：两下肢肌肉不自主抽动，劳累后明显，行走不稳，偶有头昏头晕；舌质淡红，苔白腻中黄；脉弦细。

辨证：肝肾阴虚，肝阳偏亢，肝风夹痰上扰清空。老年人手术后，正气内虚，肝风内助，血行欠畅，血脉痹阻，肢体失养。

中医诊断：颤证（肝阳偏亢夹痰湿血瘀）。

西医诊断：①颈椎病术后椎基底动脉供血不足；②帕金森病。

治则：息肝风，化痰浊，通血络。

处方：生石决明30克　钩藤12克　决明子30克　全栝楼30克　莱菔子30克　川芎10克　葛根30克　清炙地龙12克　丹参30克　鲜石斛30克　鲜芦根30克　炒陈皮9克　5剂。

二诊：1993年3月24日。自感行走有改善，舌苔仍黄腻。继以化痰浊为主续之。

处方：全栝楼30克（打）　决明子30克　炒莱菔子15克　天麻9克　煨草果9克　厚朴12克　枳壳12克　葛根

30 克 鲜石斛 30 克 佩兰 12 克 知母 12 克 蒲公英 30 克 炒陈皮 9 克 6 剂。

三诊：1993 年 3 月 31 日。服前药诸症皆有改善。前法续进。上方去草果、佩兰、枳壳、蒲公英，加川芎 12 克，制白僵蚕 12 克，石菖蒲 9 克，炒牛膝 12 克。5 剂。

评析：本例患者颈椎病手术后 5 个月，出现两下肢不自主肌颤伴乏力已 1 月余。除考虑术后椎基底动脉供血不足以外，尚应顾及病人潜在的老年"虚"、"瘀"因素，在手术创伤的诱因下，又罹患他病。杨氏给予息风平肝解痉、化浊活血通络并施，从整体上调整，促使病情向好的方向发展，缓解了症状，有利于康复。

9. 和解少阳、清热宣肺治疗痹证（结节性动脉炎）

郁某，女，56 岁。会诊时间：1992 年 11 月 3 日。

主诉：低热 2 月余，伴咳嗽半月、高热 6 天。

病史：反复发热 80 余天，近半月伴有咳嗽、咳痰，出现高热 6 天。于 1992 年 10 月 29 日入院。患者 8 月初起持续低热，白天正常，夜间增高，体温在 37℃～37.9℃之间。在某医院检查血沉 130 毫米／小时，无脱发、皮疹，无关节痛，无感冒症状。经抗生素治疗体温正常，血沉下降至 105 毫米／小时。考虑为结节性动脉炎，用强的松 30 毫克／日，共 15 日，血沉降至 30 毫米／小时，出院半月，激素逐渐撤除。出院后有咳嗽、咳痰、痰黏，经用头孢菌素、丁胺卡那未见好转，且在 10 月 23 日体温上升，并持续 6 天在 40℃，白天、夜间有两个峰值，每天发热、恶热、寒战、出汗，伴恶心、呕吐。检查：血白细胞 14.3×10^9／升，中性粒细胞 0.90，淋巴细胞 0.10；抗"O"正常，类风湿因子阴性，血清唾液酸 1046.6 毫克／升，未找到疟原虫，C 反应蛋白阴性，谷丙转氨酶 46 单位/升，血沉 108 毫米/小时。免疫指标正常。骨髓穿刺呈感染相。X 线示左下肺炎。口腔涂片找到霉菌。入院后用小柴胡汤、竹叶石膏汤后白天高峰消除，夜间体温高峰仍存在，但高峰持续时间缩短，目前病人情况较差。请杨氏会诊。

诊查：体温 40℃，以夜间 10 时为最高，发热前有发冷、背部似有冷水浇，咽痒，干咳，时有气上冲；恶心，口干不欲饮，口苦发酸，大便日行 3 次；舌质红，苔黄；脉细软。

辨证：风寒湿邪痹阻筋脉，邪未尽又复感寒湿之气客于太阳膀胱经，故背部形寒如冷水浇，湿性黏滞不去化热，病久瘀热互结，热邪炽盛，热蕴于肺，肺失宣降，而见咳嗽、有气上冲；邪郁少阳，则寒热往来、口苦而酸、恶心欲泛。

中医诊断：①太阳少阳合病；②痹证（风寒湿痹，蕴结化热）；③咳嗽（痰热蕴肺）；④发热（瘀热互结）。

西医诊断：①结节性动脉炎；②左下肺炎。

治则：和解少阳，清热宣肺，活血生津。

处方：柴胡 6 克　桂枝 5 克　炒黄芩 20 克　川连 5 克　杏仁 9 克　桔梗 12 克　桑白皮 12 克　前胡 9 克　虎杖根 30 克　葛根 15 克　炒秦艽 9 克　淡竹叶 15 克　鲜芦根 40 克　鲜石斛 30 克　2 剂。

二诊：1992 年 11 月 5 日。发热未退，干咳，浑身酸痛，背如冷水浇；苔已净；脉不数。继以前意出入。

处方：柴胡 9 克　桂枝 5 克　炒黄芩 30 克　川连 6 克　杏仁 9 克　桔梗 12 克　鱼腥草 30 克　野荞麦根 30 克　银花 30 克　连翘 15 克　苏藿梗各 15 克　姜半夏 9 克　鲜芦根 40 克　炒秦艽 9 克　生姜 3 片　红枣 6 枚　3 剂。

三诊：1992 年 11 月 9 日。热峰逐日下降，由 40.3℃→39.6℃→38.6℃→38.1℃，白天体温在 37.1℃~37.5℃，发热高峰向后移，由晚间 10 时→11 时→凌晨 2 时→3 时→4 时；舌质红，苔薄白，苔润；脉细。

处方：柴胡 6 克　川桂枝 5 克　银花 30 克　连翘 15 克　炒黄芩 30 克　野荞麦根 30 根　青蒿 15 克　桔梗 12 克　杏仁 9 克　炒秦艽 9 克　枇杷叶 12 克　川连 5 克　川厚朴 12 克　鲜芦根 40 克　生姜 3 片　红枣 6 枚　3 剂。

四诊：1992 年 11 月 12 日。发热已退至 37.8℃，最后高峰移至晨 6 时 25 分。血检：白细胞 9.2×10^9/升，中性 0.88。骨髓培养：肠球菌生长。昨日右上胸部疼痛阵作，持续时间 5~30 分钟不等，痛呈胀痛，嗳气后能缓解；舌红，苔薄；脉细弦。

处方：郁金 12 克　紫沉香粉 2 克（冲）　制延胡索 30 克　杏仁 9 克　苏梗 12 克　川厚朴 12 克　川连 5 克　炒枇杷叶 12 克　姜半夏 9 克　栝楼皮 9 克　黄芩 15 克　野荞麦根 30 克　7 剂。

五诊：1992 年 11 月 27 日。热已尽退，咳嗽亦除，目前胃纳欠佳；舌淡红，苔薄白；脉细。和中健胃续之。

处方：太子参 20 克　苏梗 10 克　杏仁 9 克　川石斛 30 克　丹参 15 克　鸡内金 9 克　佩兰 9 克　炒谷芽 30 克　炒陈皮 9 克　炒楂曲各 12 克　红枣 10 枚　7 剂。

评析：本例有背部形寒似浇冷水之太阳病证候，又有寒热往来，口苦咽干之少阳病证，且有咳嗽、胸痛之热蕴于肺，肺失宣降之肺热病证，为太阳少阳合病之肺热证。杨氏选方用药时说：太阳少阳合病，方选柴胡桂枝各半汤，开肺气用柴葛连前，清热用银翘、芩连，浑身酸痛选秦艽，治发热关节痛、舌黯，或热病久必有瘀热选虎杖根活血清热，高热近周加芦根，石斛防化燥。杨氏强调用药时既要按传统理论选方用药，又要参照现代医学的一些理论、药理研究等，融中西医于一体，创立新意。

10. 益气养血、祛风清热、活血健脾治疗虚劳（皮肤瘙痒症）

奥某，女，19 岁。初诊：1993 年 8 月 19 日。

主诉：皮肤瘙痒不适 10 年。

病史：两上肢内侧皮肤粗糙、发痒及头皮发痒、皮疹已 10 余年之久，历服抗过敏药及外敷药治疗，效均不显，形体日渐消瘦，纳食减少，1992 年夏起月经亦停，至今未转。请杨氏诊治。

诊查：形体消瘦，倦怠乏力，纳食少，每餐一小碗饭，两上肢内侧皮肤粗糙发痒，头皮发痒，且有黑疹出现，经停 1 年余未至，寐劣，眼圈发黑，面色苍黄；舌尖边红，苔微黄；脉细。

辨证：气血虚弱，血液流通不畅，阻塞经脉，瘀血形成，但见面色苍黄不华，肌肤失养则瘙痒、甲错，血瘀而经停，瘀久则生瘀热，见舌红，寐劣，此乃气血不足，瘀阻生风化热。

中医诊断：虚劳（气血不足，瘀血内阻）。

西医诊断：①皮肤瘙痒症；②月经不调。

治则：益气养血，祛风清热，活血健脾。

处方：生黄芪 12 克　炒当归 9 克　蝉衣 6 克　地肤子 15 克　白鲜皮 12 克　徐长卿 12 克　地骨皮 10 克　太子参 18 克　大生地 15 克　生米仁 30 克　银花 15 克　甘草 6 克　炒肉桂 12 克　炒谷芽 20 克　20 剂。白鲜皮缺可改紫背浮萍6克。

煎法：每日1剂。药加生水500毫升，浸泡10分钟，泡后煎25～30分钟，煎成150毫升。第二煎再加水350毫升，煎25分钟，煎成120毫升。

服法：饭前2小时，上、下午各一汁。

二诊：1993年10月7日。前药服完，皮肤病如前。但失眠有改善。前意出入继进。

处方：炒当归12克　大生地18克　太子参30克　丹参30克　地肤子30克　川芎9克　泽兰12克　生米仁30克　赤芍9克　陈皮9克　甘草5克　炒枣仁12克　15剂。

三诊：1993年11月30日。服药后，近2月眼周皮肤之痒显减，眼圈发黑已退，形体仍较消瘦，寐况可，经未行。继前意，增养血活血调经之味。

处方：炒丹参30克　太子参30克　川芎12克　生米仁30克　地肤子30克　熟地18克　蝉衣6克　炒当归12克　生黄芪12克　炒新会皮9克　杜红花6克　赤芍10克　茺蔚子10克　炒谷麦芽各15克　生楂肉15克　30剂。

评析：本例气血虚弱，瘀血内阻，互为因果，致面色黯黑、肌肤甲错、皮肤瘙痒难忍、经期迁延不至，为血虚不能荣养、血虚生风。杨氏予从本论治，益气养血，祛风清热，活血健脾，几诊下来，使患者眼圈发黑退、皮肤瘙痒减轻，然以病起已10余年之久，不能速求。病人身居日本，难以连续诊治，乃为憾事。

11.益气和营、清热活血治疗虚劳（慢性粒细胞性白血病）

王某，男，40岁。初诊：1994年4月21日。

主诉：盗汗、手心热10余年。

病史：患者夜间盗汗，手足心发热，口干有10余年，曾服多种中药，如碧桃干类等未效。今年1月做血液检查，发现血白细胞130×10^9/升，在当地及某省级医院经骨髓检查后诊断为慢性粒细胞性白血病。经住院治疗，目前白细胞11.4×10^9/升，仍感烦热，盗汗。特请杨氏治疗。

诊查：盗汗多，每于拂晓时更甚，汗后烘热，平时手足心灼热，口干；苔薄白，舌红；脉细。面色不华，形体消瘦。

辨证：正气不足，营阴骨髓受损，内热熏蒸，迫津液外出，津伤口干，阴虚内热，故手足心热、气阴虚损而面色不华，少气倦怠乏力。

中医诊断：虚劳（气虚夹瘀、阴虚内热）。

西医诊断：慢性粒细胞性白血病。

治则：益气和营、清除虚热，佐活血敛津。

处方：生芪30克　炒白术9克　生白芍18克　小川连4克　炒白薇9克　地骨皮15克　丹参30克　冬桑叶12克　稽豆衣15克　生米仁30克　银花30克　猪苓15克　4剂。

二诊：1994年4月27日。诉服前药后自感腹部舒适。复查血象，白细胞9.2×10^9/升。仍效前法。

处方：生芪30克　生白芍15克　大生地30克　桑叶15克　晚蚕沙30克　地骨皮15克　小川连4克　生牡蛎30克　丹参30克　炒白薇9克　天麦冬各15克　猪苓15克　生米仁30克　龙骨30克。5剂+10剂。

三诊：1994年5月10日。服前药后浑身舒适，盗汗止，手足心未热，稍有鼻血。再予前方出入续进。

处方：生黄芪30克　生白芍15克　大生地30克　桑叶12克　晚蚕砂30克　银花30克　小川连4克　生龙牡各30克　天麦冬各15克　制玉竹15克　猪苓15克　生米仁30克　炒白薇12克　炒楂曲各12克　地骨皮15克　10剂。

评析：本例盗汗10余年，手足心热，素体阴虚内热，内热熏蒸，耗伤气阴，阴精营阴与骨髓皆受损，发展至慢性白血病。杨氏认为此例症征相参属气阴两虚，予补阴潜阳为主。20余剂药后，竟使已患10余年之盗汗停止，手足心热之症亦除，症状明显改善，然白血病尚需很长时间调治。继以养阴益气、清热除烦续治，其中晚蚕砂治白血病，能改善血象，桑叶治盗汗亦有较强的作用。杨氏治病擅以传统辨证与现代药理研究结合起来论治，效亦胜一筹，值得后学借鉴。

12. 祛风清热、健脾化湿治疗水肿（上唇病毒感染）

李某，女，43岁。初诊：1993年7月1日。

主诉：上唇肿胀1年余。

病史：患者上唇及眼睑、面部肿胀、麻木。屡进中西药，曾用地塞米松、玉屏风散及活血化瘀，消坚散结药，未效，请医生陪同前往杨氏处求治。

诊查：上唇肿麻已一载，有时肿及眼睑，心烦、自汗、寐差，间或小腹作胀，大便偏烂，上唇、眼睑病灶部位有热灼感；苔黄根腻；脉滑。

辨证：外感风热之邪，风为阳邪，其性上行，侵入面、睑、唇、环唇，其为脾所主。其华在面，眼睑在脏亦属脾。脾湿与风相持，肿于面目环唇，其肤灼热，为风热交侵之象。

中医诊断：水肿（风水）。

西医诊断：病毒感染。

治则：祛风清热，健脾化湿。

处方：蝉衣 9 克　苍耳子 9 克　浮萍 12 克　制白僵蚕 12 克　银花 30 克　野菊花 9 克　生甘草 6 克　制苍术 9 克　厚朴 12 克　葛根 15 克　徐长卿 15 克　生牡蛎 30 克　枳壳 9 克　7 剂。

二诊：1993 年 7 月 7 日。上唇仍感肿麻，中脘有胀感，进食后不舒，有嘈杂感；舌质红，苔黄。再宗原意出入。

处方：蝉衣 9 克　香白芷 6 克　徐长卿 15 克　蒲公英 30 克　川连 4 克　吴茱萸 1 克　炒枳壳 9 克　制白僵蚕 12 克　川石斛 30 克　厚朴 12 克　紫贝齿 30 克（先煎）　木香 6 克　陈皮 9 克　7 剂。

三诊：1993 年 7 月 14 日。上唇胀痛减，肿亦退，脘腹嘈杂见瘥，苔薄黄。前意续进。上方去川连、吴茱萸、木香、石斛，加川芎 9 克，丹参 30 克，生米仁 30 克，炒黄芩 12 克，7 剂。

评析：本例从病程辨证，虽病起时间较长，但无虚证表现，症状辨证仍属实证，故用清热解毒祛风，佐以化湿之品为主，方中用白芷为走阳明经而作为引经药。杨氏从中医辨证，整体考虑而获效，其中辨证的思路至关重要。

13. 辛开苦降、活血解痉治疗噎膈（贲门失弛缓症）

俞某，女，41 岁。初诊：1992 年 5 月 23 日。

主诉：进食吞咽时有梗塞感 6 年。

病史：自诉近 6 年来进食流质或干食在吞咽时有梗塞感，时重时轻，起病时无精神刺激，亦未饮酒与进食辛辣之品。经多种检查已排除食管肿瘤。历用阿托品、心痛定、654-2 等乏效，请杨氏诊治。

诊查：进食吞咽皆有梗寒感，食物吞下缓慢，常有食物反流与呕吐，胸骨下部及剑突下有隐痛，症状时轻时重；舌质红，苔薄黄；脉细弦。全身情况尚可。

中医诊断：噎膈（气阻血瘀）。

西医诊断：贲门失弛缓症。

治则：辛开苦降，活血解痉。

处方：吴茱萸 2 克　川连 5 克　炙地龙 10 克　甘草 6 克　姜半夏 9 克　葛根 30 克　制延胡索 30 克　炒枳壳 12 克　白芍 30 克　丹参 24 克　川芎 15 克　7 剂。

二诊：1992 年 5 月 29 日。服前药后进食时吞咽梗塞感减轻，胸骨下部及剑突下隐痛亦有好转；舌质红，苔薄黄；脉细弦。上方加旋覆花 9 克（包），代赭石 15 克，苏梗 12 克（后下）。10 剂。

评析：患者贲门痉挛时作已 6 载。杨氏重调气血，缓解痉挛。以延胡索、芍药、甘草，缓拘急，解痉挛；葛根、地龙，解肌止痉通血脉；川连、吴萸辛开苦降；旋覆、代赭、苏梗、姜半夏和胃下气降逆；丹参、枳壳、川芎调畅气机、活血行瘀。其中葛根、芍药、延胡索均用 30 克，以大剂索效。杨氏别具一格之思路，后学可借鉴。

14. 益气固表、健脾化湿治疗虚劳

李某，男，45 岁。初诊：1991 年 9 月 27 日。

主诉：反复频繁感冒 2 年，伴口气秽 5 天。

病史：患者近 2 年经常感冒、鼻塞，近 5 天来感口气秽浊，大便烂，乏力。曾服清热化湿药未效。请杨氏治疗。

诊查：体虚易感，面色欠华，倦怠乏力，口气秽，大便偏烂；舌质淡，苔薄黄；脉濡细。

辨证：肺气虚，卫表不固，外邪易侵；脾气虚，脾运不健、精微不能化生，而致面色少华，便烂，脾虚湿生，湿蕴化热。

中医诊断：①虚劳，肺脾气虚；②湿阻。

西医诊断：胃炎（浅表性胃炎）。

治则：益气固表，健脾化湿。

处方：生芪 15 克　炒白术 9 克　防风 6 克　潞党参 12 克　苍术 9 克　佩兰 9 克　苏梗 9 克　炒陈皮 9 克　神曲 12 克　炒黄芩 12 克　蝉衣 6 克　红枣 15 克　7 剂。

药后口气秽浊除，大便成形，精神较好。继以玉屏风丸合参苓白术散调服。

评析：此例肺脾气虚，卫表不固，脾失健运，湿蕴化热。予益肺脾、固卫表、健脾运、除湿热，标本同治。因肺气虚易感外邪，脾气虚易感湿邪。前曾用清化湿热药未效，后予扶正祛邪获效，即中医治病必求其本也。

15. 宽中和胃、益气健脾治疗虚劳（慢性胃炎）

郑某，男，16 岁。初诊：1992 年 4 月 27 日。

主诉：脘腹作胀 1 个月。

病史：患者平时容易感冒，每次感冒胃纳均受影响，1 月前又因感冒，纳少、脘腹作胀，人体偏于消瘦。请杨氏予以调治。

诊查：体虚易感，形体偏瘦弱，脘腹胀满不舒，食无馨味，纳食减少；苔白；脉细。

辨证：气虚卫表不固，外邪易于侵袭。脾气虚则脾运不健，易感外湿。湿困脾胃而脘胀、腹满、纳呆。脾胃功能失常，精微物质无以生化，故形体不丰。

中医诊断：湿阻（脾虚湿胜）；虚劳（肺脾气虚）。

西医诊断：胃炎。

治则：先予宽中和胃，再予益气固表健脾。

处方：厚朴12克 炒枳壳12克 炒新会皮9克 神曲12克 炒桂肉12克 生米仁30克 佩兰9克 淡竹叶12克 大豆卷12克 苏梗9克 6剂。

二诊：服药后脘腹作胀趋宽，纳见增；清瘦乏白：舌淡，苔薄白；脉细。

处方：太子参18克 炒白术9克 防风6克 草果仁30克 川厚朴12克 藿梗9克 炒枳壳12克 郁金12克 丹参9克 夜交藤15克 炒谷芽30克 合欢皮9克

三诊：脘腹胀轻，纳食已增，近来感冒；苔薄白。按原意。

处方：党参12克 炒白术6克 生黄芪9克 防风6克 炒枳壳9克 厚朴9克 苏梗9克 炒米仁18克 炒丹参15克 神曲12克 红枣10个 炒新会皮9克 7剂。

评析：本例肺脾气虚，易受外邪侵袭，经常感冒，脾湿内困。在其感冒期间，杨氏先予宽中清化疏透，再以健脾渗湿，补肺固卫。前后方法有异，但始终围绕治湿这一中心环节。然湿反映的仅是征象，本质还是气虚，故关键还是创造条件培本补气。

16. 益气养阴、清肺泄热治疗咯血（大叶性肺炎恢复期）

姜某，男，91岁。出诊时间：1992年2月14日。

主诉：咳嗽1个月，伴咯铁锈色痰2周。

病史：（由其女代诉）今年1月初起头痛、鼻塞流清涕，当时症状不明显，未引起重视，几天后发现咯铁锈色痰及黄黏稠痰。请医生上门检查：神志欠清，时寐时清；平卧位；两肺有湿性啰音，有早搏；大小便失禁。当时诊为"大叶性肺炎"，以往有传导阻滞、心肌梗死病史。曾予青霉素水剂600万单位、西力欣、优力欣等静滴治疗。至二月初春节时好转，胃纳稍增，大便尚难解。目前身体虚弱，欲请杨氏开两方，一则病后康复服用，二则夹感时服用。

诊查：神清，反应迟缓，体弱消瘦少言，对答尚切题，痰粒略黄，体温在 35.5℃~36.5℃左右，能进食少量，大便干结；舌质红，苔少；脉浮。

辨证：高龄体虚，易受外邪侵袭，肺卫首先受之，邪循经而深入，痰热伤络而咯铁锈色痰。经强有力抗生素用药，病势控制，但邪未尽却，正气虚弱。

中医诊断：①咯血（痰热蕴肺）；②心悸；③虚劳（气阴两虚）。

西医诊断：①大叶性肺炎恢复期；②冠心病，心律失常。

治则：益气养阴兼清肺热余邪；清热宣肺兼顾气阴。

处方：（1）西洋参6克（自加）　太子参15克　麦冬15克　五味子5克　丹参15克　川贝6克　竹沥6克　桑白皮9克　炒谷麦芽各15克　银花15克　野荞麦根30克　7剂。

（2）苏梗6克　前胡6克　杏仁6克　桔梗6克　川贝6克　野荞麦根15克　银花15克　枇杷叶9克　川石斛12克　麦冬12克　竹沥半夏6克　桑白皮9克　3剂。

服第1张方后虚体渐复，咳痰减少，能起床行走。第2张方作为备用。

评析：患者高龄，有慢性支气管炎史，平时易感，素体气阴亏虚。感冒发病常请杨氏诊治，故对其素体及平时易现症状熟悉。一方即服，另一方备用。根据病人的身高、年龄、病体强弱程度，杨氏灵活变通剂量。该例系高龄老人，瘦小、病体虚羸，故用药剂量均较轻，以轻灵取效。

17.润肠、泄热、通腑治疗便秘

冯某，女，65岁。初诊：1991年10月15日。

主诉：便秘5日，伴腹痛1日。

病史：患者近5日大便秘结未下，口干，舌红。昨起腹部阵阵作痛，自服大黄苏打片3片，大便仍未得下而来诊治。

诊查：便秘、腹痛、口干；舌质红；苔黄；脉弦。

辨证：阴亏津少不能滋润肠道，大肠传导失司，停留积热，腑气不通，不通则痛。

中医诊断：便秘。

西医诊断：便秘。

治则：润肠，泄热，通腑。

处方：全栝楼18克　郁李仁18克　天花粉15克　生大黄（后下）9克　枳壳12克　麦冬15克　杏仁12克　川石斛30克　花槟榔9克　3剂。

二诊：1991年10月18日。大便已下，腹痛亦止，口干瘥；舌偏红。再宗原法。上方去天花粉、花槟榔，加生白芍12克，川厚朴9克。3剂。

药后以杞菊地黄口服液续以润养。

评析：老人便秘，阴虚夹有肠道积热者，滋润之中泄腑热，腑气通则腹痛自止。此乃通则不痛。

18.泻火开郁抑酸治疗吐酸（慢性胃炎）

张某，男，60岁。初诊：1992年9月30日。

主诉：胃脘部热灼泛酸时发作3年。

病史：患者胃脘部时有热灼感，泛吐酸水，经检查提示：食管有息肉，服多种西药未效，服中药（具体不详）似有好转，今请杨氏调治。

原有高血压病史，血压常徘徊于20/13.3千帕左右，时有手抖，被诊为"帕金森病"。

诊查：中脘经常有热灼感，时多泛酸，头目昏眩、血压20/13.3千帕，两手微微震颤；舌质红，苔薄黄；脉细。

辨证：肝经郁热，肝火犯胃，胃失和降，逆而上冲，故见吐酸；胃脘部灼热，肝火上扰，肝阳偏亢，发为眩晕；病久气血瘀滞，肝肾阴亏，阴损及阳，阴阳两虚，肝肾津精不足，无以荣养筋脉，则见手足徐动，微微震颤。

中医诊断：①吐酸（肝郁胃热）；②眩晕（阴阳两虚夹瘀）；③颤证（肝肾阴亏）。

西医诊断：①慢性胃炎，食管息肉；②原发性高血压；③帕金森病。

治则：泻火开郁抑酸，兼益肝肾。

处方：川连5克　吴茱萸1克　炒枳壳12克　蒲公英30克　姜半夏9克　浙贝母15克　乌贼骨30克　白菊花9克　炒杜仲30克　白螺蛳壳30克　川厚朴12克　7剂。

另回香港配药处方同上。

评析：本例有胃炎、食管息肉、高血压、帕金森病等多种疾病在身，然在中医辨证为肝经郁热，肝阳偏亢，肝火犯胃，肝火上扰，久致肝肾阴虚、气血瘀滞、筋脉失养，而手足徐动作颤。杨氏以左金得胃火、开肝郁，海贝散加味抑酸和胃，并以甘菊平肝阳，杜仲益肝肾。将多种疾病融于一个整体内，从几个不同方面汇拢一举并治。此乃慢性病，多种疾病调治的一种思路方法矣。

19. 滋阴养液，益气活血治疗虚劳（冠心病）

周某，男，80岁。出诊时间：1992年5月18日。

主诉：反复胸闷 5 年。

病史：患者近 5 年来时有胸闷，然无胸痛，寐况欠佳，偶有头晕。目前住海军疗养院，为进一步调养，特邀杨氏前往施方调治。

诊查：年届耄耋，老年貌，精神尚可，偶有胸闷、头晕，常感口干；舌质红，苔薄少津；脉弦。

辨证：肝肾阴亏，肾精不足，心气虚弱，不能养心荣面，上充脑窍；高年五脏皆趋虚损，气血运行欠畅，而致时有胸闷、头晕。

中医诊断：虚劳（阴精亏虚，心气不足）。

西医诊断：冠心病。

治则：滋阴养液，益气活血。

处方：大生地 15 克　枸杞子 9 克　川石斛 30 克　制黄精 15 克　太子参 30 克　麦冬 15 克　丹参 30 克　郁金 12 克　白菊花 9 克　炒杏仁 6 克　赤芍 9 克　7 剂 +7 剂。

二诊：1992 年 5 月 18 日。服药后感精神好，未头晕，偶有胸闷；舌偏红而干；脉弦。再宗前意增损。上方去生地，加炒枳壳 9 克，炒枣仁 15 克，7 剂，带回。

评析：高年五脏皆日趋虚损，心气不足，不能推动血液正常运行，血行渐缓，血易凝滞，难以荣养心脏、脑窍诸脏腑；肝肾阴亏，虚火上炎，耗损津液，阴亏于下则阳扰以上。杨氏认为阴虚之证，五脏皆有，但以肝肾为根本。故治以滋肾养肝、补益心气，辅以活血，佐敛上越虚阳。此方清轻补养、补中有疏，尚需长服有益。

20. 健脾养胃、清热渗利治疗唇舌糜烂（口腔溃疡）

张某，女，55 岁。初诊：1992 年 10 月 9 日。

主诉：反复口腔溃疡 2 年，又发作 1 周。

病史：患者反复口腔出现溃疡，外感、疲劳后均易发作，近1周感尿频、尿急、尿痛，口腔又出现溃疡，而请杨氏诊治。

诊查：口腔有多处溃疡，口干不喜饮，尿频急而痛，大便烂；舌中裂；脉细。

辨证：胃阴不足，脾气虚弱，阴虚生热化火，耗灼津液，舌质糜烂，小溲淋沥，脾虚不能健运，不能为胃行其津液；口为脾窍、舌为心之苗，心胃之火，脾虚气弱皆可致唇舌糜烂。

中医诊断：①唇舌糜烂（脾虚胃热）；②淋证（热淋）。

西医诊断：①口腔溃疡；②尿路感染。

治则：健脾养胃荣窍，佐以清热渗利。

处方：怀山药30克　生米仁30克　白扁豆12克　生甘草5克　川石斛30克　天麦冬各12克　知母12克　炒川柏9克　蒲公英30克　鸭跖草20克　淡竹叶12克　车前草30克　5剂。

二诊：1992年10月13日。服药后口腔溃疡好转，尿道仍有热痛；舌质红，苔薄黄；脉细。仍宗原意。上方去石斛、车前草，加瞿麦15克，木通4克。10剂带回。

评析：本例口腔溃疡系脾虚胃热心火旺。杨氏以健脾气、养胃阴、清心火、利小便的方法予唇舌糜烂与小溲淋沥并治，处方组成健脾不壅滞，养阴不碍胃，清利不伤阴，从整体调治中获效。

21. 益气温肾、活血通络治疗体惰（外伤性截瘫）

川某，男，21岁。会诊时间：1991年8月30日。

主诉：外伤性截瘫17个月，胸骨骨折脱位伴脊髓损伤，手术后16个月。

病史：患者去年 3 月 20 日因车祸，神志昏迷约 1 分钟，15 分钟后送到当地（日本）附近医院就诊，30 分钟后转整形外科医院，诊为"第 12 胸椎压缩性骨折"。当日行复位牵引，4 月 7 日行胸 12 骨折脱位切开复位髓管减压加狄克钉内固定术。术后下肢瘫痪情况未好转，大小便失于控制，需导尿及肛栓导便，脐下两指以下感觉消失。试图用药物及按摩、针灸治疗自行排尿均未成功，且双下肢肌肉逐渐萎缩。入院后用补阳还五汤加益肾通络之剂及马钱子口服（1 次 1 片，1 日 3 次，服 4 日；1 次 2 片，1 日 3 次，服 9 天），外加针灸、推拿、气功等综合治疗，腿部肌肉略丰满，较前稍粗，小便能自行解出而不赖以导尿，但尚不能自控淋漓遗溺。住院期间曾外感发热，尿路感染，先后用解表清热渗利之剂。目前热退，尿检正常，因小便仍淋漓外遗不能自主，谨请杨氏会诊。

诊查：坐轮椅，两下肢肌肉略萎缩，脐下两指以下感觉消失，面色不华；舌质淡红，苔薄白；脉象细弦。

辨证：骨折脱位，经隧不通；复位固定，脉络已损；外伤后耗气伤肾，肾之精气不足，气滞血瘀，失于濡养。

中医诊断：体惰，遗溺。

西医诊断：外伤性截瘫，尿失禁。

治则：益气温肾固涩，活血通络续断。

处方：生黄芪 15 克　鹿角片 6 克　肉苁蓉 9 克　炒杜仲 15 克　桑螵蛸 12 克　炒金樱子 15 克　黄肉 9 克　益智仁 12 克　炒当归 12 克　红花 6 克　炒牛膝 12 克　炙地龙 9 克　生山楂 15 克　炒陈皮 9 克　3 剂。

加缩泉丸（缺货）改用五子衍宗丸，每日 2 次，每次 9 克。同时结合针灸、推拿、气功，进行综合治疗。

二诊：1991 年 9 月 5 日。服药后小便外溢现象基本控制。因其他原因回国，带上方及金锁固精丸、五子衍宗丸返日本。

评析：患者系外伤所致截瘫，经络不通，肾司二便开合功能失司，先为癃闭，后则遗溺。《灵枢·本输》篇曰："实则闭癃，虚则遗溺，遗溺则补之，闭癃则泻之。"此例截瘫已复位固定，但经脉损伤，一时难复，久卧耗气，元气折损，肾之精气不足；少动气滞血瘀，筋脉失却濡润。故需补肾精、固遗溺、通血脉、续经络，但功非朝夕之举，虽有起色，还望返乡后在日本继续诊治。

梅核气与喉痹的辨治区别

梅核气系咽喉中有异常感，犹如梅核塞于咽喉，故名。本病始见于《金匮》妇人杂病篇："妇人咽中如有炙脔，半夏厚朴汤主之"。《医宗金鉴》云："咽中如有炙脔，谓咽中如有痰涎，如同炙肉，咯之不出，咽之不下者，即今之梅核气也。"杨氏认为，所谓炙脔，是指咽中如有烤肉梗塞感。后人将梅核气症状描述为"咽之不下，咯之不出"，但与饮食吞咽无关，亦无咽痛等，故称之为梅核气。并认为"气"是无形的，古今认识是一致的。梅核气是属功能性疾病，非器质性疾病，在症状中可有上述症候群，且常伴有心烦、心悸、胸闷、少寐、周身不适等症状，故近人将梅核气病机归纳为"肝郁气滞、痰气交阻"，并认为以妇人为多见，这主要是与该证描述出于《金匮》妇人篇有关，然临证中梅核气亦常见于男子，不独为妇人之病。在治疗上《金匮》立方以半夏厚朴汤主之。其中半夏、厚朴、生姜以降逆散结，苏叶宽胸行气解郁，茯苓健脾渗湿。后人张锡纯曾在四七汤基础上增入养心宁神疏肝之味，如枣仁、辰茯苓、五味子、石菖蒲、丹参、石决明、郁金、八月札、佛手柑、枳壳、代代花等。本证相似于咽部神经官能症，或食管反流症等。

喉痹则有广义、狭义之分。《素问·阴阳别论》曰："一阴一阳结谓之喉痹。""痹者，闭塞不通也。"广义而言，咽喉疾病因内外邪毒内聚，气滞血瘀，经脉痹阻而致咽喉红肿痛伴阻塞感等现象皆称喉痹。包括中医喉痛、乳蛾、白喉和风寒、风热喉痹以及虚火喉痹等疾病。而狭义的喉痹（即本文所指）专指咽部燥痛、干咳、咯黏痰，或咽部微红、咽痒不适等为主的虚火喉痹。与慢性咽炎相似。

病因病机

梅核气：《直指方》云：梅核气乃"七情气郁，结成痰涎，随气积聚"而成。肝主疏泄，性喜条达，若为情志所伤，肝失条达，则肝气郁结，循经上逆，结于咽喉；或肝郁乘脾犯胃，脾滞胃逆，运化失司，生湿聚痰，痰气互结于咽喉所致。杨氏强调，病机中要紧紧抓住"肝郁气滞犯胃，胃气失于和降"这一病理之根本，因气顺则结消，痰湿自化矣。故要以此作为立法治则之依据。

喉痹：本文特指慢性咽炎之虚火喉痹。咽喉位于肺胃之上而属肺系。脏腑亏损，肺虚胃热，阴虚火旺而致虚火喉痹。其病位在肺胃，阴虚属肺阴虚，火旺为胃热盛。

辨证论治

1. 梅核气

证候：自觉咽中有异物感，如有物梗，咯之不出，吞之不下，不疼不痛，不碍饮食和吞咽。随情绪之波动而时重时轻。常伴精神抑郁、多虑多疑、胸胁胀满，或纳呆、困倦、便溏、消瘦，妇女可见月经不调。

辩证：肝之经脉上行于咽喉，情志抑郁易伤肝，以致肝郁气滞，经络之气随经上逆，结于咽喉，故有梅核之气而无其形，咯之不出，咽之不下，不碍饮食、吞咽。肝喜条达、恶抑郁，症状常随情志之波动而变化，时轻时重。肝失条达可见精神抑郁、多虑多疑。肝郁气滞，脾失健运可有胸胁胀满、纳呆便溏、困倦等症。肝郁气滞，血脉瘀阻，冲任被扰，故妇女月经不调。

治则：疏肝解郁，和胃降逆，理气散结。

方剂：半夏厚朴汤加减。

处方：姜半夏6克　厚朴6克　苏叶3克　苏梗6克　黄连3克　吴茱萸1克　枳壳6克　郁金9克　炒枣仁12克　川芎6克　紫贝齿15克　柴胡6克　佛手柑6克　生石决明15克　生姜3片。

杨氏认为，在本病治疗用药上应抓住以下几个环节，按辨证分别加以选用：①宽胸解郁：选用郁金、枳壳、八月札、川芎、苏梗、柴胡、佛手柑；②清心宁神：选用黄连、枣仁、合欢花、辰茯苓、紫贝齿、龙齿、石菖蒲；③调和脾胃：选用姜半夏、厚朴、陈皮、山楂、神曲、甘草、浮小麦、红枣等。

2. 喉痹（虚火喉痹）

证候：咽喉燥痛，梗塞不舒，干咳或略黏痰，口苦干；舌偏红；脉细数等。

辨证：虚火上炎，阴虚津少故咽喉燥痛；肺气上逆则干咳粘痰；胃热盛故口苦干、舌红，脉细数。

治则：养阴润燥，清热宣肺。

方剂：经验方。

处方：生地 12 克　天冬 9 克　麦冬 9 克　北沙参 12 克　玄参 6 克　知母 6 克　蝉衣 6 克　射干 6 克　桔梗 9 克　生甘草 5 克　野荞麦根 30 克　六月雪 15 克　胖大海 9 克　制白僵蚕 9 克　山海螺 30 克。

杨氏认为，慢性咽炎之虚火喉痹在治疗上应与急性扁桃体炎之乳蛾、急性咽喉炎之风热喉痹相区别。前者以养阴为主，辅以清热；后者以清热解毒为主，宣开养阴为辅。可拟下列常用方且随证加减：连翘、银花、板蓝根、野荞麦根、三叶青、大力子、桔梗、生甘草、射干、马勃、制白僵蚕、玄参、麦冬、知母。

附案例

1. 清泻肝火、行气开郁治疗梅核气（神经官能症）

江某，女，37 岁，温岭人。

初诊：1992 年 4 月 3 日。

主诉：咽中梗塞感及胃中热灼感半年，加重 1 周。

病史：自诉近半年来咽部常感有物梗塞，吐之不出，咽之不下，胃脘部有热灼感，曾在当地治疗（具体不详）未效，近 1 周因饮食不当，诸症状加重，且伴泛酸。遂请杨氏诊治。

诊查：咽无充血水肿，苔黄，脉细弦

辨证：肝胃不和，气机郁结，郁而化火，火气上冲，胃中蕴热，失于和降，故见梅核气且伴胃中热灼、吞酸等症。

中医诊断：①梅核气（气机郁结）；②吐酸（胃热兼肝气不和）。

西医诊断：①神经官能症；②慢性胃炎。

治则：清泻肝火，行气开郁，抑酸和胃。

处方：黄连 4 克　吴茱萸 1 克　姜半夏 9 克　厚朴 12

克　辰茯苓 12 克　姜竹茹 9 克　蒲公英 30 克　炒枳壳 12 克　浙贝母 15 克　炒陈皮 9 克　乌贼骨 20 克　10 剂。

嘱行食管吞钡试验检查，或胃镜检查。

上药服后，胃中热灼、咽部梗塞感均有明显好转，未泛酸。

评析：本例为肝气不和、痰气互结之梅核气，兼有胃热症。属妇人咽中炙臠，咯吐不出，咽吞不下之症。杨氏以左金丸、四七汤、海贝散三方加减组合此方，以清泄开郁抑酸之法，畅达气机，调和营卫，取效捷而满意。

2. 清热宣肺、利咽化湿治疗喉痹（急性咽喉炎）

陈某，男，28 岁。

初诊：1991 年 9 月 30 日。

主诉：咽痛 3 周。

病史：患者近 20 余天咽喉疼痛明显，音嘶不扬，口略苦，曾用牛黄解毒片、螺旋霉素、头孢菌素未效，请杨老诊治。

诊查：咽红充血，音色不扬，苔黄薄腻，脉滑。

辨证：风热外邪入侵，肺卫首当其冲，肺系咽喉，必先受之，邪久客于咽，恋之于喉而咽喉红肿疼痛，声嘶不扬。

中医诊断：风热喉痹。

西医诊断：急性咽喉炎。

治则：清热宣肺利咽，佐以化湿。

处方：野荞麦根 30 克　银花 30 克　板蓝根 15 克　炒牛蒡子 9 克　射干 6 克　玄参 15 克　六月雪 15 克　生甘草 6 克　麦冬 18 克　佩兰 12 克　厚朴 12 克　炒陈皮 9 克　7 剂。

药后咽喉不痛，声音已响亮。

评析：此例急性咽喉炎属中医之风热喉痹。

因风热夹湿，犯于咽喉，外邪留恋，病难速除，故治疗中除清热解毒利咽之味外，尚需宣透化湿，使留恋之邪易透达外出。

脏燥同百合病

《金匮》谓："妇人脏燥，悲伤欲哭，象如神灵所作，数欠伸，甘麦大枣汤主之。"由于肺主悲主哭，"数欠伸"乃中虚脾阳不振。脾精不能转输则肺脏燥、肺阴虚，故悲伤欲哭。张仲景以甘味之药益脾，使脾精上输于肺。但脏燥还应从七情讲，喜怒忧思悲恐惊，除喜外均属诱因。妇人"七七"绝经更年期，性情易于变化，可以出现胸闷、心悸、心烦、失眠乏力、纳减等证候群。如单纯投甘麦大枣难以奏效。杨氏诊治本病主要抓住下述几个方面：

1. 宽胸解郁：药用郁金、枳壳、八月札、川芎、苏梗、柴胡、佛手柑。

2. 清心宁神：药用川连、枣仁、合欢皮、辰茯苓、紫贝齿、龙齿、石菖蒲。

3. 调和脾胃：药用姜半夏、川朴、陈皮、楂曲、甘草、浮小麦、大枣。

百合病常因伤寒病后，热邪伤阴，或因情志不遂、忧思抑郁，心肺阴虚、气血失调，神明无主、百脉失养而为病。"百合病者，百脉一宗，悉致其病也。"其临床以神情恍惚，饮食、行动异常，症状变化无定，口苦溲赤等为特征性症状。常用方剂为百合地黄汤、黄连阿胶汤。若阴虚生内热，熏灼津液成痰，痰热久留不去，亦伤心肺之阴，故百合病在临床上每多虚实兼见。在治疗上，实不任攻、虚不受补，多迁延难愈，应特别予以重视。

杨氏以为，脏燥与百合病虽病因病机不同，临床表现各异，但其因情志因素而发，表现情志异常、不可名状之症则是相同的，应多做病人的思想工作，耐心地说服、开导，以消除病人的疑虑或紧张，并嘱病人尽可能避免外界不良刺激，合理安排工作、学习和生活。

附案例

清宣利咽，益气镇潜并施治疗百合病夹感证（植物神经功能紊乱）

顾某某，女，52岁，工人。

主诉：心烦、自汗2年。晨起咳嗽10天。

患者近2年来常感心烦易怒，自汗阵阵，面有烘热、口苦。近10天来晨起咳嗽，痰多流涕，服感冒药后咳嗽依旧。

诊查：舌质红，苔薄白；脉细。

辨证：心肺阴虚内热，虚阳上浮，气阴不足；卫表不固，外邪易袭，兼夹外感。

中医诊断：①百合病（阴虚内热夹感）；②咳嗽。

西医诊断：①植物神经功能紊乱；②上呼吸道感染。

治则：先拟清宣疏表、益气和营、镇潜并顾。

处方：野荞麦根30克　蝉衣9克　辛夷6克（后下）　桔梗12克　杏仁9克　生甘草6克　小川连6克　姜半夏9克　炒枇杷叶12克　清炙紫菀9克　生黄芪20克　生白芍12克　紫贝齿30克　浮小麦15克　炒陈皮9克　10剂。

二诊：咳减，心烦、自汗均减轻，寐差；舌苔薄白；脉细。

处方：炒枣仁12克　五味子5克　浮小麦20克　南北沙参各15克　炒白薇9克　生牡蛎30克　生白芍12

克　蝉衣 6 克　杏仁 9 克　甘草 6 克　桔梗 12 克　炒枇杷叶 12 克　10 剂。

三诊：前诸症均瘥，唯寐中两下肢时筋挛不舒、腰酸；舌淡，苔薄白；脉细。继以益气和营宁神。镇潜活血利腰。

处方：太子参 20 克　生白芍 12 克　炒枣仁 12 克　五味子 6 克　生牡蛎 30 克　丹参 30 克　炒牛膝 12 克　炒杜仲 20 克　炒川断 12 克　炒木瓜 6 克　浮小麦 18 克　炒枇杷叶 12 克　甘草 6 克　炒陈皮 9 克　桔梗 12 克　生米仁 30 克　10 剂。

评析：本例属心肺阴虚内热，百脉俱受其累，症状百出之百合病。营阴不足，卫表不固，故见筋挛不舒，自汗阵阵，易受外邪侵袭。杨氏以疏表清宣与益气和营镇潜数法并顾，百合病之症状明显好转，随之重投宣降肺气、清热化痰之味，使正气得扶之体，能迅速祛邪外出，再集力调和营阴，使"扶正治本"与"祛邪治标"的原则得以灵活的运用。

情志病证调治经验

1. 清化和胃、调畅气机治疗湿阻（植物神经功能紊乱）

陈某，男，46 岁。初诊：1991 年 5 月 20 日。

主诉：反复胸脘部隐痛 2 月余。

病史：今年 3 月起患者因工作繁忙，经常工作至深夜，疲劳至极，常感胸闷、胸膺部及胃脘隐隐疼痛不适，伴嗳气、泛恶、神倦乏力，时自汗、面部烘热、纳减寐劣。每次胸脘部隐痛发作时间长则数小时。曾去医院作心电图及 X 线胸片检查，未见异常。先后服用消心痛、谷维素、安定、胃炎合剂等未效，转请杨氏诊治。

诊查：精神疲软，面色不华，动则胸闷自汗，纳食显减，口苦嘈杂，大便溏烂，小便黄赤；苔微黄，根厚腻；脉弦数。

辨证：湿热阻滞脾胃，脾运失健；湿邪阻遏经络，气机不畅；胃失和降，胸脘痹痛，胃不和，则神不宁、卧不安。

中医诊断：湿阻（湿热中阻）。

西医诊断：植物神经功能紊乱。

治则：清化和胃、调畅气机，佐以宁神。

处方：川连3克　制厚朴12克　蒲公英30克　佩兰12克　炒米仁30克　茯苓12克　炒枳壳12克　制延胡索18克　炒新会皮9克　鸡内金9克　夜交藤30克　淡竹叶12克　白蔻仁粉6克（冲）　5剂。

二诊：1991年5月30日。胸闷宽，纳见增，苔薄腻。胸膺仍隐痛，下午神疲乏力，夜寐欠佳，大便尚烂，脉弦。继以理气活血兼以清化。

处方：厚朴12克　炒枳壳12克　苏梗12克　丹参30克　广郁金15克　降香6克　川连3克　姜半夏9克　炒陈皮9克　辰茯苓12克　生石决明30克　鸡内金9克　制延胡索30克　炒白芍12克　6剂。

三诊：1991年6月5日。胸膺隐痛仍存，寐欠佳，时见烘热、心悸、大便偏烂；苔微黄；脉弦数。再予宁神镇潜和胃续之。

处方：川连3克　炒枣仁12克　生石决明30克　生牡蛎30克　夜交藤15克　郁金12克　厚朴12克　制延胡索30克　青龙齿18克　茯苓12克　炒白芍12克　川石斛30克　炒扁豆衣12克　炒陈皮9克　7剂。

四诊：1991 年 6 月 12 日。寐况等有好转，胸膺偶见隐痛，嘈杂口干；苔黄；脉弦滑。原意增损。

处方：川连 4 克　蒲公英 30 克　川石斛 30 克　炒枳壳 12 克　广郁金 12 克　生牡蛎 30 克　丹参 30 克　川厚朴 12 克　炒枣仁 12 克　炒新会皮 9 克　苏梗 12 克　夜交藤 30 克　炒米仁 30 克　7 剂。

加减服用 1 月余，诸症好转，眠食如常。后以理气活血、镇潜宁心继续调理 2 个月告愈。

评析：该例患者有胸闷、自汗、胸膺部反复持续隐痛、心烦心悸、面部烘热、嘈杂口干、神倦寐差、恶心便烂等症。客观检查指标均无异常。主诉频多，此起彼伏，一症未尽罢，另一症又起。此系植物神经功能紊乱所表现的证候，属阴虚阳越、湿胜脾弱之证。杨氏根据每次主诉的主要症状，结合舌脉、四诊合参，辨证下药，分别抓住主要矛盾中的主要方面。使该患者的众多纷杂的症状，在不断调整的过程中，各个击破，症状逐一消失。

2. 平肝活血、理气宽中治疗痉证（神经官能症）

吕某，男，35 岁。初诊：1992 年 4 月 1 日。

主诉：右胁痛伴反复肢体抖动，气冲咽喉 8 个月。

病史：去年 8 月间，患者因钱财被抢，精神受到刺激引起右胁肋间疼痛，经常无名状出现肢体抖动，继之有气上冲至咽喉，须臾即消失。吞咽无影响，几经辗转服药未能控制。后经介绍，前来杨氏处诊治。

诊查：精神抑郁恍惚，有胁肋间胀痛，肢体抖动时作，咽喉部时有气上冲，能自行缓解。胃纳尚佳，浑身感觉不适；舌苔薄黄；脉细弦。

辨证：精神郁怒，情志失调，肝失疏泄，肝络不和而胁肋胀痛；怒郁伤肝，肝阳不敛，风动阳胜，则肢体抖动；气滞血瘀，筋脉失养亦易招致手足搐搦；肝气犯胃，胃气上升，则感有气上冲。

中医诊断：①痉证（肝阳不敛、气滞血瘀）；②郁证（气机不畅、肝气犯胃）。

西医诊断：神经官能症。

治则：平肝活血，理气宽中。

处方：生石决明30克（先煎）青龙齿30克（先煎）生牡蛎30克（先煎）制延胡索30克 丹参30克 苏梗12克（后下）厚朴12克 炒枳壳12克 制白僵蚕12克 炒枣仁12克 生白芍12克 石菖蒲9克 葛根30克 郁金12克 5剂。

评析：杨氏认为精神症状多与肝相关联。本例因精神受刺激后引起胁肋疼痛、肢体抖动、气逆上冲等症，为肝气郁结，失于疏注，肝不敛阳，气机不利，血行不畅，风胜阳动，气滞血瘀。故治疗上，从肝论治，平肝潜阳，息风制动，疏理宽中，调畅气血。

3.清肝息风、理气活血治疗眩晕（神经官能症）

黄某，女，45岁。初诊：1993年6月8日。

主诉：经常头昏、胸闷3年。

病史：近3年来经常头昏头胀、头重脚轻、身倦乏力、胸闷不舒，经检查，血压、血脂均在正常范围。曾诊为"神经官能症"。目前上症有加重趋势。特前来请杨氏诊治。

诊查：头目昏胀，走路时头重脚轻，夜间足有抽掣，胸宇痞塞，神倦乏力；舌质淡胖、苔薄白；脉细弦。

辨证：肝肾亏虚，肝阳偏亢，风阳升动。上扰清空，发为眩晕。久之气血痹阻，心脑失养，胸宇痞塞，头重脚轻，肝肾不足，筋脉失濡，而见两足抽掣。

中医诊断：①眩晕（肝肾不足、肝阳偏亢）；②胸痹（气机不利、血脉痹阻）；③搐搦（肝肾不足、筋脉失养）。

西医诊断：神经官能症。

治则：清肝息风，理气活血。

处方：白菊花9克　决明子30克　钩藤12克　刺蒺藜15克　生石决明30克　枳壳12克　川芎12克　郁金12克　天麻9克　苏梗12克　生米仁30克　炒杜仲30克　5剂。

二诊：1993年6月21日。服前药头昏、胸闷均有好转。因工作忙，未续服药，仍感下肢有抽掣、心悸、怕烦；舌淡、苔白；脉细。再予宽胸活血宁神，佐以镇肝息风。

处方：栝楼皮12克　郁金12克　丹参30克　白菊花9克　川连4克　紫贝齿30克（先煎）　青龙齿30克（先煎）　苏梗12克　川芎12克　生白芍12克　枳壳12克　10剂带回。

评析：本例头昏、胸闷、心烦、足有抽掣，经检查无明显阳性指标，但症状逐渐加重，苦不堪言。杨氏辨证为肝肾不足、气血痹阻、肝阳升动，先拟息风活血行滞，药后症状有所缓解，迫于工作忙，服药不便，继索方返回去澳大利亚。患者若能改善起居工作作息时间，规律有度，调治并进，则更有利于恢复。

4.清热疏郁、平肝益神治疗郁证（神经官能症）

张某，男，40岁。初诊：1992年6月10日。

主诉：反复心悸寐劣，胃脘部不适半年。

病史：患者自去年12月起时感胸闷、心悸，甚则汗出，肌肉跳动，胃脘部常感不适。面部时有烘热感。先后做心脏、胃方面有关检查均未见异常，做血糖及 T_3、T_4 测定，尚属正常范围。曾屡用中西药治疗，未能获显效，症状此起彼伏，而请杨氏诊治。

诊查：形体偏瘦，颜面时感烘热，胸闷、心慌、烦热、自汗，左胸膺有不适感，纳少，寐劣，大便烂；苔微黄根腻，舌质红；脉细。

辨证：情志失畅，肝失条达。肝气抑郁不舒，气郁化火，肝阳偏亢，郁火伤阴，心神不宁，久郁伤脾、脾失健运，饮食减少，大便多烂，气血生化之源不足而见形体消瘦。脾虚湿胜，蕴而化热。但见苔腻而黄。

中医诊断：郁证（肝气郁滞、心脾两虚）。

西医诊断：神经官能症。

治则：清化疏郁，潜肝阳，益心脾。

处方：川连 3 克　川厚朴 12 克　郁金 12 克　生牡蛎 30 克（先煎）　龙齿 30 克（先煎）　炒白薇 9 克　炒枳壳 9 克　炒枣仁 12 克　益智仁 9 克　生米仁 30 克　炒楂肉 12 克　威灵仙 12 克　葛根 18 克　6 剂

二诊：1992 年 6 月 17 日。心慌、烦热、寐况均有所改善，中脘尚有胀感，气短、善叹息；苔微黄根腻；脉细。前方去米仁、威灵仙，加苏梗 9 克，炒扁豆衣 12 克，炒新会皮 9 克。7 剂。

三诊：1992 年 6 月 24 日，心悸、寐况、纳食均有明显好转，肩背拘急与中脘之胀亦减，唯两颞部仍有疼痛、嗳气、耳鸣、烘热；苔腻；脉细弦。再按原意出入。

处方：川芎 9 克　炒枣仁 12 克　川连 3 克　炒枳壳 12 克　白菊花 9 克　葛根 15 克　生石决明 30 克　青龙齿 30 克　川厚朴 12 克　苏梗 9 克　益智仁 9 克　合欢皮 12

克 郁金12克 7剂。

评析：本例情志失和，肝郁气滞，郁而伤脾，心脾两虚，肝阳偏亢。治疗时予心、肝、脾并顾，平肝理气、活血宁心、健脾化湿、调畅情志、疏理气血。杨氏认为该病属百合病，但用百合、地黄对胃有影响。目前纳呆、便烂，首当顾胃，方中潜降平肝药用时亦必须兼顾脾胃。患者经杨氏几诊调治，诸症皆瘥。

5. 镇心活血宁神治疗心悸（植物神经功能紊乱）

朱某，男，55岁。初诊：1992年1月8日。

主诉：心悸胸闷，心跳加快1个月。

病史：平素体健，一般心率在60次/分左右，最近喝野山人参浸酒（约750克）后，反感心悸、胸闷、心率增快至80次/分以上，阵发心慌，心跳加快，影响睡眠，白天无精神，乏力。每日吸烟2包。请杨氏诊治。

诊查：时感突然心悸、胸闷、心跳增快、寐劣梦纷、醒来无精打采；舌质红，苔微黄；脉细。

辨证：素体尚健，骤进大补、峻补，更加酒助药力，致使心跳加速而心悸胸闷。烟酒皆能兴奋提神，寐状受扰，心神不宁。

中医诊断：心悸（心神不宁）。

西医诊断：植物神经功能紊乱。

治则：镇心活血安神。

处方：青龙齿30克（先煎） 紫贝齿30克（先煎） 紫丹参30克 郁金12克 赤芍12克 川芎9克 五味子6克 夜交藤30克 青皮6克 炒陈皮9克 制远志6克 炒枣仁12克 炒枳壳9克 7剂。嘱暂忌烟酒。

药后心悸、胸闷、寐况均改善，心率恢复至60次/分左右。

评析：入冬进补应得法，以缓补、微调为宜，此骤补更加烟酒，兴奋无度，影响心之循环，睡眠休息易受干扰，出现心悸、胸闷、乏力之症。杨氏以镇惊活血、宁心安神之法，定神志、宽胸宇、改善营血运行，并嘱忌烟酒，减少诱发因素。进服 7 剂，症状即控制改善。

附：治学经验

——继承不泥古　创新不离宗

著名中医杨继荪主任医师在治学方面推崇求实精神，主张"循序渐进，博览深求，持之以恒，学以致用"之严谨有序的治学方法；强调既要精研医典，继承前贤，又要善集众长，融会新知，开拓创新。

一、继承祖业　昌明中医

中医学是中华民族的优秀文化遗产之一，几千年来，为中华民族的繁衍昌盛作出了巨大贡献。杨氏认为，作为炎黄子孙，我们有责任继承和发扬祖国的传统医学，发掘中医学遗产。然要促使中医学术发展，首要任务是继承。

1. 师宗经典，循序渐进

杨氏分析了历代中医学发展沿革，认为后世著名医家在理论和实践方面都是在前人基础上得到发展和创新的，存在着明显的继承性。要继承，必须学习古典医著，钻研各家学说，吸取前人的医学知识，使之古为今用。在学习方法上，杨氏引用宋代文人朱熹的话说："读书之法，在循序而渐进，熟读而精思"；"未得于前，则不敢其后，未通乎此，则不敢志乎彼。"故学习经典医著，最好能根据其成书时代的先后逐步深入。如《黄帝内经》一书，成书于战国时代至秦汉晋唐时期，是我国医学文献中最早的一部典籍，世称医家之宗，为中医学之源泉。是初入医门者第一部该阅读的经典。当有了一定的基本理论知识，才能理解《伤寒论》《金匮》等临床医学专著，了解汉代张仲景是如何继承《黄帝内经》的基本理论。同样的，对温病学著作，虽然在因证脉治方面已形成了一套自身的完整体系，然其学说渊源于《黄帝内经》，孕育于《伤寒论》，发展于金元，成熟于明清。温病学与《伤寒论》，在学术上实是一脉相承，不可分割的。吴鞠通在《温病条辨》凡例中则说："《伤寒论》六经由表入里，由浅入深，须横看；本论三焦由上及下，亦由浅入深，须竖看，与《伤寒论》对待文字，有一纵一横之妙。学者诚能合两书而细心体察，自无难识之证。"由此可见，要阅读温病学著作，还得先熟谙《伤寒论》。至于明清医著，像清代叶天士首先创立了"卫气营血"的温病辨证施治体系，吴鞠通继叶氏之后补充的"三焦"辨证，王孟英"以轩歧仲景之文为经，叶薛诸家之辨为纬"总结的温病学理论和经验等，最好亦能顺其先后循序攻读。

2. 由博返约，提要钩玄

杨氏经常引用章太炎先生的一句话："不通国学，无益于医学"。《医学入门》亦谓"盖医出于儒"。要求学生注重文学修养，博览群书，并列举了如皇甫谧、孙思邈、张介宾、王履、柯韵伯等历代医家通晓百家学说，工诗善文，博学多才的事例。主张在专攻一门学问的同时，对于其他学问也要有较广泛的涉猎。杨氏不仅专长医术，对"四书"、"五经"，诸子文学皆有浏览，对金石书画亦颇有研究，诊余之暇，常勤于书画，挥毫维妙挺秀。但他又告诫学生，一个人的精力毕竟有限，读书固然要"博览"，同时还要能"善择"。哪些书要"终身诵读"；哪些书要"一一寻究，得其要领"；哪些书只要"观其大意"就行了。一个医生应该经过奠基—博览—专精这样一个学习过程。在博的基础上求精，由博返约。如摆不好"博"与"精"的关系，结果可能会落个"杂"或"陋"。在古文学习方面，杨氏推荐学生阅读《古文观止》及一些修辞学，在医学经典学习方面，首推《黄帝内经》，但《黄帝内经》传世久远，其内容真伪不一，文字正讹难辨。历代名贤，递相研索，疏注颇多。初学医者宜选王冰注释本，择其主要篇文熟读牢记。对《伤寒论》《金匮要略》，作为临床学家的杨氏则推崇备至，要求每位临床医生均应精心细读。对于温病学名著，如叶天士的《温热论》，薛生白的《温热篇》，吴鞠通的《温病条辨》，王孟英的《温热经纬》，因其在临床医学中均占有重要的地位，具有较高的实用价值，尤其是浙沪江皖地处江南水乡，患温热病和湿热病之概率较北方多得多，故杨氏将他们均列为必须熟读之书，而且要求反复思考推敲。其他诸如金元四大家的学说著作以及近代注本、医案等亦应有所阅览。在学习方法上，对需要精读的经典著作，应当提要领、勾主旨，掌握全书的主要内容和精神实质，通过作笔记加强理解，加强印象、记忆，做到勤钻结合。杨氏强调说："学习上最忌一曝十寒"。只要有锲而不舍的精神，专心致志，持之以恒，就会由量的积累到质的变化。到用时便会有"茅塞顿开"、"豁然开朗"的感觉了。

3. 学以致用，躬行实践

明朝初年的林鸿曾有诗说："古人既已死，古道存遗书，一语不能践，万卷徒空虚。"我们学习古典医籍的目的，就是要通过读书获得"间接经验"，再通过实践获得"直接经验"。读医书之所以重要，是为了指导临床实践。要用"学习—实践—再学习—再实践"的方法。杨氏在给学生讲述暑温时，列举了石家庄首创治疗乙脑的经验，然石家庄地势干燥，而浙江嘉兴、海盐一带乙脑流行，由于江南地势低洼多湿，每易暑温夹湿，治疗上除清泄暑热外，还当因地制宜，不要忽视芳香化湿的一面。杨氏常告诫说，临床症情复杂多变，不能按图索骥，加减变化，在所必须。他所用的方药，都是经过多年临床实践反复推敲所得，往往经方、验方、效方参照合用，或取其意而易其药。杨氏临证常用桑菊饮或麻杏石甘汤治疗支气管炎痰热咳嗽、气喘痰多乏效的病例。他说："采用清泄肺热、宣通肺气的法则是对的，关键是方中清热解毒药不够，要记住热清则咳止的原理。"果然在加用了鱼腥草、黄芩、野荞麦根、七叶一枝花等清热解毒药后获效。又如在治疗因长期大量使用广谱抗生素所致菌群失调引起的泄泻患者，曾用葛根芩连等乏效，杨氏根据其泄泻起始时间、病程较长、虚实夹杂的证候，运用扶正祛邪，以参苓白术合香连之意而治愈。再如杨氏在湿温诊治方面亦有自己独特见解。他认为三仁汤宣化淡渗，用来治疗湿遏卫气、内外合邪，显得治里有余，而辛表不足。《温病条辨》强调湿化热消、湿去热孤，但当湿中夹有时邪，仍宜加苦辛清热以轻表，临床用之颇多效验。

二、尊重科学　更新知识

《学记》："独学而无友，则孤陋而寡闻。"历代有名望的医家，学术上多参诸家而兼收并蓄。如今，面临科学技术的高度发达、边缘学科间的相互渗透，中医应积极大胆地吸收利用先进科技手段和现代医学知识，集思广益，扬长避短，充分发挥中医治疗优势。

1. 相互借鉴，发挥优势

杨氏认为现代医学的生物化学、影像学和细胞学、组织学等先进检测方法，使以前无法诊断的疾病得以确诊，从而可以得到早期或有效的治疗。如无症状肝炎、肾炎、心肌炎的诊断；消化道病人的内窥镜检查，病理切片；以及X线、CT、B超和多普勒超声图等检查结果，均可参作中医临床诊断。作为中医诊断学的延伸，要善于将现代医学的微观世界与传统医学的整体观念结合起来。中医和西医，在医学理论方面截然不同，然诊治的对象均是病人，必有相通之处，可以相互借鉴。如杨氏根据肺心病病人血液流变学、甲皱微循环等实验室测定结果，以及唇甲面色青紫、舌下瘀筋明显等均表明血液黏滞度增高的征象，在治疗肺心病急性发作期或缓解期均辅以活血祛瘀药以改善心肺循环，提高了疗效。又如杨氏根据一位"胃肠蛋白丢失综合征"罕见病例的胃镜报告及长期低蛋白血症，依赖每周输白蛋白和用益气养血、滋阴利水法乏效的病情，采用中医辨证施治和西医抑制腺体分泌的理论相结合的方法，运用益气敛塞法，用药1月余，使总蛋白明显升高，缓解了病情。所以杨氏说："我们的辨证思路，有时可以吸收、借鉴现代医学的理论，博采众长，发挥中医优势，增强疗效。"

2. 承前启后，不断开拓

荀子《劝学篇》中说："青出之蓝而青于蓝；冰水为之而寒于水。"东汉王充概括成："青出于蓝而胜于蓝"。杨氏说："继承的目的在于发扬。中医药学要在不断的创新与发展中提高疗效，显示其强大的生命力。对于用先进的科学方法研究出来的确有实效的方药，尽管有些似乎难以用经典理论解释，仍应给予足够的重视。""千方易得，一效难求"。而今有许多药物在运用中已有新的含义。如苍耳子、蝉衣抗过敏；槟榔、雷丸用于因对蛔虫卵过敏引起的哮喘；浮萍、地肤子、荆芥用于嗜酸性细胞增多症；杜仲、葛根用于冠心病扩张冠脉，增加血流量；大剂量白芍用于加快心率等。临床上在辨证的基础上参照选用相应的药物，有时能获得意想不到的疗效。故杨氏要学生尽可能多阅览近代著作、文献、杂志，多探讨，更新知识，广开思源。杨氏还主张中药的剂型改革，使中药能多途径给药，让中药能从各个角度、多方位地供临床医生选用，发挥所有的作用。

诊余漫话

寻因探源　治病求本

　　中医学有悠久的历史和传统的学术理论体系，经过几千年的锤炼和洗礼，卓然屹立于世界医学之林。她之所以能沿袭发展，举世瞩目，重要的原因在于她的有效性和为中华民族的繁衍昌盛所作出的巨大贡献。可以说，中医的生命在于疗效，而疗效的提高，取决于正确的临床思维。治病求本是中医临证思维的主体，是体现中医思维特色的精华部分，也是中医临床医家所谨守属遵的一条根本原则。治病求本包含的内容极其丰富，所涉甚广，每个临床医生必须具备扎实的基础理论才能运用自如。但由于各人认识不同，具体运用亦各有特点。杨氏认为，中医所论之"治病求本"即是寻求引起疾病的起因，针对病因病机从根本上治疗疾病。它包含了探求致病因素作用于机体引起邪正相争，导致脏腑间盛衰偏颇、阴阳平衡失调的整体病理变化；以及根据病理形成的机转，明辨病本、抓住主要矛盾，围绕主证进行审因论治，从而贯彻治病求本的治疗原则等方面的内容。因此，他认为，治病不只是对症治疗，而应在临床一系列复杂多样的征象中，由现象深入本质，分析判断认识疾病整个证候中的内在联系，把握病变的发生、发展和演变规律，寻找出所以能成为这些证候的病机病理，明确因与果之间的关系。尔后运用务求其本的传统思路与方法纠正阴阳平衡的失调，以达阴平阳秘之目的。

一、重寻病因、细审明察

追根寻源就是求因明本，是中医辨证中的核心。它将辨证进一步深化，以求得疾病的症结所在，并分析确定病变所处何经何脏，探求哪一个脏腑或哪一种病理变化在其中起主导作用，使病机的主次得到明确，为治病求本，无论是病因治疗或病机治疗皆提供了先决条件和直接可靠的依据。

杨氏以为，古人的"百病之生，各有其因，因有所感，各显其症。"阐明了人体的整体统一性在体内、体表上反映的相关现象。即体内有病，就必然反映到体表，一定会有相应的症状和体征显现出来。而病变的本质差别，又决定了现象上的不同。如下利病人，有表里同病、内实停滞、热结旁流、湿热壅遏、脾肾虚寒、下焦不固等各种类型。由于引起下利的致病因素的性质不同，受累的经络、脏腑不同，起主导作用的病理变化过程在某一经络、脏腑的反应强弱亦不同，因此反映出的临床症状与征象亦有着明显的差异。

杨氏强调临床上要寻因细审，临证思路应于细微之中见清晰。他以《伤寒论》治下利为例，阐明医圣张仲景重视临床证候，详于审证求因、审因论治，善于辨析同中之异、异中之同的治疗风格。对于外感所致下利的葛根汤证与葛根芩连汤证，认为两者均为表里同病之下利。但前者临床表现有恶寒发热、头项强痛、无汗、复有下利，偏重于表证；而后者则有脉促、喘而汗出，邪热已内传于里，里热壅盛，病位由大肠影响及肺，所见以里证为主。两者证候不同，治必有别。前者只须解表，表解下利自愈；后者应予表里双解，里热清除，表邪得解，汗喘自止。又同为下利里证，有实热与虚寒之分。应注意审明病因病机，区别病证异同，酌用清消下和（或）温补涩等法，并量病情之轻重缓急予以增损。

此外，还当考虑法外有法。补有清补、温补，下有峻下、缓下，谨防骤补壅塞，峻攻伤正之太过或不及。对因燥结内实和热结旁流所致下利证，皆可以承气汤下之。然前者为误治下利，燥实未去，仍需用下；后者为热结津伤，但病势尚未大甚，故两者都不宜用大承气汤之峻猛，分别予调胃承气汤泻热和胃去其内实；小承气汤攻实下之通因通用。对治脾肾虚寒之下利证，则要辨其属太阴脾虚，有寒之下利；还是寒湿渐进，脾损及肾，从阴化寒的少阴阴盛阳衰之下利；或属久利滑脱，下元不固之下利。按辨证予以理中辈温中健脾；四逆汤类补火生土，温阳救逆；赤石脂禹余粮剂，温涩固脱止利。另对厥阴热利下重者，其因湿热之邪壅滞肠道，郁遏不解，影响肝气疏泄功能，使气机不利，致秽恶之物欲急出而不得排出，故本证里急后重症状明显，且有下利脓血、腹痛发热、口渴、舌红、苔黄之热象，病位虽在肠道，病机则与肝经有关，所以归于厥阴病脉证并治篇中。治疗以清热燥湿、凉肝解毒之白头翁汤主之。

　　杨氏认为，《伤寒论》治下利，虽治一症，由于病因病机不同，临床表现不一，治疗法则亦迥然有异。东汉医学家张仲景所著之《伤寒论》，将中医基本理论与临床实践密切结合起来，提出了辨证纲领和具体治疗措施，为中医学辨证论治奠定了基础。杨氏在临床治疗中，始终坚持辨证论治这一核心。20世纪50年代，他治疗流行性乙型脑炎，尤其重审临床证候与病因病机的关系。他说，症同、病不同，或病同、证候不同，治疗上均不尽相同。同是发热病人，外感发热可有恶寒、身痛、鼻塞流涕、咽部不适等症状，内伤发热则无此表现。又同是外感发热病人，有舌红、脉浮数、流浊涕、咽红肿、汗出之风热型；有舌淡、脉浮紧、流清涕、喉痒、痰稀薄、无汗之风寒型；亦有兼见头重体倦、胸闷、泛恶、舌苔厚腻、脉濡之夹湿型；以及有兼见夹湿之证以外，出现溲黄赤、苔黄腻、脉濡数之夹湿热型。可见仅外感一证，"因症征不同，治疗用药当各有相应治则。"由于各地的地理区域、气候环境的不同，流行性乙型脑炎在特定条件下其病因病机与转归，亦有一定程度的差异。如1954～1955年间，石家庄中医界首以卫气营血辨证为纲治疗乙脑，获得明显效果。然石家庄地处华北平原，入夏气候干旱燥热。而浙江嘉兴、海盐一带乙脑流行区，属亚热带湿润气候，地势低洼，梅雨季节阴雨连绵，降水量大，入伏后气候炎热，暑气逼人；临床上但见暑邪夹湿者居多，除壮热烦渴、汗多溺短的热盛阳明之象外，往往兼有胸闷、脘痞、身重、呕恶、苔腻等湿困太阴之征。

　　1956～1958年经过730例流行性乙型脑炎的治疗实践后，杨氏对该病提出了新的看法。他认为从本地区乙脑的临床证候来看，当属暑温与伏暑范畴；其发病季节亦与吴鞠通

《温病条辨》"夏至以后，立秋以前"的说法相同，从而在卫气营血分型的基础上，着重强调了"湿邪蕴滞"与"湿从热化"的特点，并特别指出了卫、气阶段辨证应注意偏湿、偏热之异。既阐明了该病的一般演变规律，又从内外因上区分了北方多燥，燥邪易从热化；南方多湿，湿邪易于蕴滞的病理性质和特点。突出了审因论治，提高了诊治效果。由此，也进一步说明要认识疾病的本质，必须细审明察、探赜索隐。

在审因辨治时，他还善于从纷繁复杂的征象中，审理出病变的本质与疾病的根由，并予以灵活的辨证用药，治愈了不少疑难危重病证。如杨氏会诊一野蕈中毒引起急性肾功能衰竭、频繁呕吐的病例时，根据误食毒蕈后出现呕吐、腹胀、尿少、便秘等症状，分析了导致肾衰的直接致病因素——蕈的寒凉习性；区别了因呕吐不禁而致大小便不通利者属于"走哺"与因小便不利所致呕吐者归属"关格"两者间病理机制、因果关系的不同；更正了以寒凉、甘咸之味组成的清热解毒通腑之剂；指出了证属湿浊热毒之邪蕴阻中焦，脾气不运，胃失和降，致腑气不能下行而邪无出路之疾病症结所在；结合舌质红、苔黄腻、脉弦滑等征象，急予苦泄化浊、降逆通腑剂频服，2剂后呕吐止、腹胀宽，二便俱通，调理而愈。又如治一哮喘患儿，曾屡治乏效，杨氏细细观察，见患儿颜面虫斑隐隐，考虑为寄生虫所致的过敏性哮喘，改予驱虫之剂，哮喘得以控制，且愈后随访数载未发。杨氏治急性肾功能衰竭未用利尿药而小便得利，治哮喘用驱虫药而喘得息，皆非常法之治而能获效，贵在细察明辨、恰中要的，正如刘完素《病机论》所云："察病机之要理，施品味之性用，然后明病之本焉。故治病不求其本，无以去深藏之大患。"

二、详辨寒热、识其本质

由于疾病表现形式的多样性，往往不是一下子就能把握住疾病的内在本质。在临床诊断和疾病发展过程中，有症状典型易识者，也有假象丛生，或真象、假象交纵错杂的现象，即所谓"真寒假热"、"真热假寒"。使辨治者疑似于真假之间，行运于迷雾之中，含糊难辨，因此要明辨病本亦决非易事。杨氏根据自己几十年的临床经验，体会到面对复杂的症候群，应穷源溯流，抓住纲领和关键性的证候、指征，详细辨别病证的属性。他常以《伤寒论》条文"少阴病，下利清谷，里寒外热，手足厥逆，脉微欲绝，身反不恶寒，其人面色赤，或腹痛，或干呕，或咽痛，或利止脉不出者，通脉四逆汤主之"为例，说明原文前段所述为阳气大衰、阴寒内盛之四逆汤证，后段中"身反不恶寒，其人面色赤"即是阴盛于内、虚阳外越之阴阳格拒的真寒假热证；其后之兼证，亦称或然证。虽症状不同，病之根源乃同出一辙，均以寒凝阴盛为根由，或见虚阳浮越；或致脾络不和；或使气逆于呕；或引虚阳上扰；甚或阴寒盛极，累至少阴阳衰，出现"汗出而厥"之残阳欲脱之势；再继续发展则"脉微欲绝"。阴阳两脱，至阳亡而阴竭。然尽管兼证变化多端，只要抓住寒盛格阳之病机，针对内寒外热之假热现象，以热因寒用之法治其反映疾病本质的阴盛主证，在四逆汤基础上伍葱九茎，合而破阴回阳、通达内外。

早在东汉，张仲景就洞悉真假寒热，识别阴阳格拒证之真假，采取抓主证顾兼证的方法，遂以四逆汤随证加味，或以葱白通达；芍药和络：或以生姜和胃降逆；以桔梗升提利咽；更以人参益气固脱而复脉。若病至危笃，见阳亡液竭、阴阳离决之势，治则颇感棘手，一方面非大辛大热之剂不足以回阳，另一方面又恐有损阴液、躁动浮阳，于是以寒温并用，但重在用通脉四逆汤速破内之阴寒，挽回欲脱之阳气，复加猪胆汁以引阳入阴、益阴和阳。又因其病证已深重，宜加人参可共奏回阳救逆之功。另外，《伤寒论》对真寒假热、格阳于上的少阴病，阴盛戴阳证，以及真热假寒"厥深者热亦深，厥微者热亦微"之热厥证，在诊治、预后、禁忌等方面均有所论及，其描述可谓详尽而细微。因而，杨氏经常感叹："古人为我们开创了一条行之有效的辨证思路，就看你怎样运用，如何阐发。翻开医学史册，历代名医及各大学术流派的形成，无不是在此基础上发展起来的。这是祖先留下的医学财富，切不可轻易摒弃。"

杨氏把这种溯源求本的辨证思路，运用到临床上最常见疾病的辨治中去。如中医对痰的辨别，有黄痰为热、白痰为寒之说。杨氏则认为黄痰固为有热，白痰未必有寒。黄、白之辨仅为大的纲领，还当深入细辨，强调了痰质的鉴别，重申了痰与饮的概念。他以徐春甫"稠浊者为痰，清稀者为饮，一为火燥，一为寒湿"，"饮则有寒有热不同，痰则一因于热而已，加之寒字不得"，以及王隐君所云"痰之新久分清浊""始则清白，久则黄浊"等论述，结合自己多年的临床经验，认为白痰、黄痰皆因热而成，其区别只是程度不同罢了。杨氏在临证中，对痰量多呈泡沫状者，不轻易用温热药物；而对因用温阳蠲饮法后症状加重者，则以清热化痰药，获效者竟屡见不鲜。他以具体大量的治验病例论证了白痰亦为有热的论点，抓住了痰的性状是一个真正反映其寒热本质的辨证要素，从而提出了痰质之辨的重要性及其临床意义。

杨氏还认为，中医在治疗某些西医已确定病名的疾病时，不应局限思路、对号入座，而要坚持辨证。如原发性高血压在临床上似以阴虚阳亢、热盛火旺为多见。但在具体治疗中则要根据病人的体质状况，考虑气候、情志等因素及其与血压间的关系，全面分析、明辨寒热。尤其对一些变证，当从常知变、从外知内，由外在变化的比较中认识疾病的本质。杨氏曾治一原发性高血压病人，血压为 27/18 千帕，先后服用过多种降压药及平肝潜阳类中药，血压一直难以稳定，且经常头痛、怕冷，生活质量逐年下降。他仔细诊察病情，发现病人入诊时头戴绒帽，当时季节正值中秋，气候并不寒冷，又是晌午时分，然患者却四末冰冷麻木，畏寒喜搓手，入冬尤甚；脉象细涩，舌质淡白、舌下瘀筋显露，一派阴寒偏胜、气血凝滞之征象。杨氏说，这是寒邪久客血脉，寒性收引、凝涩，渐以导致血管收缩，引起气血运行失畅；又因寒为阴邪，易伤阳气，阳气受损则可出现阳虚不能温煦筋脉之候。前用平肝潜阳法以寒治寒，显然不能对证，遂改投益气温阳、活血通络法。重用黄芪、桂枝、杜仲，伍以川芎、丹参、毛披树根、当归、留行子、牛膝、地龙、泽泻等，连服 20 余剂。四末冰冷麻木和畏寒症状大有改善，随之血压明显下降。继服 10 剂，血压稳定。所以杨氏以为，高血压决非都是热证，治疗不能拘泥于滋养肝肾、清热潜降之中，如投活血通阳等药，亦能取得同样效果，关键在于详审细察，准确辨证。

三、善别虚实、进退适时

病有虚实，治有补泻。补虚泻实为扶正祛邪之原则，针

对疾病的本质进行扶助正气、祛除邪气则是治病求本基本精
神的又一体现。杨氏认为，要在复杂、危重的病程中，鉴别
某些与病变性质不符的症状，如"至虚有盛候"、"至实有羸
状"，等真虚假实、真实假虚的征象虽说不易，然"有诸内，
必形诸外"。内在的变化必然表现为外在的现象，只要认真
仔细分辨，假象总是可以识别的。更重要的是应在疾病发展
过程中，善于把握病证的主次轻重、虚实缓急，适时作相应
的进退，以防犯虚虚实实之戒。临床上，杨氏仍把张仲景的
《伤寒论》引为范本，反复再述了《伤寒论》中涉及虚实方
面内容的诸多条文。学习他的辨证思路，指导临床实践。

　　张仲景提出了对于虚证应禁用或慎用汗、吐、下法。认
为淋家、疮家、衄家、亡血家皆不可发汗。虑其多为或津液
损、或气血伤、或阴血不足、或气血大号。至于"汗家"卫
阳不固，不能"重发汗"；"病人有寒"、"胃中冷"之中焦虚
寒者则不能"复发汗"。以上诸家均为禁汗之列，虽表现不
一，然根源大致相同，同属虚证范畴。故凡阳虚之人，营血
虚者，阴虚火旺者都不能强发汗，以防变证。《伤寒论》除
所列禁汗条文以外，还论及各种虚人禁下证。如"阳明病，
心下硬满者，不可攻之，攻之利遂不止者死。"意即阳明病，
心下硬满，病邪尚偏于上部，未入腑成实，故不可攻下，若
其人正气素虚而误下，必致胃气伤败，下利不止，预后不
良。另述："结胸证，其脉浮大者，不可下，下之则死。"指
脉浮大而无力者，正气已虚，表现出一种"至虚有盛候"真
虚假实的临床征象，若下之易致虚脱，亦属预后不佳。又
述："诸四逆厥者，不可下之，虚家亦然。"乃是说凡虚寒之
厥，皆不可下。倘若误用下法，可使阴寒内盛、阳气衰微所
致的四肢厥冷者阳气更衰、阴寒更甚。这里的"虚象亦然"

之含义，不惟指虚人不可下，而是将诸如发汗、催吐、清热等有损正气之法则皆包括于其中，列入禁例之内。张仲景把禁汗、禁下的原则总结成条文，为后世医家勿犯虚虚之戒作出了启示。此外，《伤寒论》提及"脉浮热甚，而反灸之，此为实。实以虚治，因火而动，必咽燥吐血。"的条文。意即表实之证，反以艾灸，是误用了治里虚寒的方法。因火攻于内，火气上炎，灼伤肺金，出现咽燥吐血之证。谓之实以虚治，犯了实实之戒。然而杨氏认为，尽管有虚虚、实实之戒律，只要辨证准确，仍应当机立断。《伤寒论》有"伤寒六七日，目中不了了，睛不和，无表里证，大便难，身微热者，此为实也，急下之，宜大承气汤。"之描述。其实这一条是从另一侧面反映"至实有羸状"真实假虚之征象。见燥热亢盛、伏里灼津，病情严重，病势已至真阴欲竭的危急时刻，当以急下存阴，迟则莫救。又有述："阳明病，发热汗多者，急下之，宜大承气汤。"和"发汗不解，腹满痛者，急下之，宜大承气汤。"此后两条是说病不甚危重，但津伤之候已露端倪。若不急下，燥热燔灼，则燎原莫制。以上三条共同的一条原则是：当下则下，勿延病机；急下之证固多凶险，而急下之法则不必待病情凶险而后用之。

杨氏对《伤寒论》推崇备至还在于仲景善治虚实错综的复杂病证。分辨明细、内统上下，法中有法、方中有方，不愧为内科临床辨证论治的典范。如同治上实下虚证，对邪入少阴热化出现心火亢于上，肾水亏于下之阴虚阳亢证，析病机为热灼真阴，肾水不能上济于心，故见心中烦、不得卧、兼有咽干口燥、舌红或绛、苔少、脉沉细数等，用黄连阿胶汤育阴清热。以黄连、黄芩清心火、除烦热；阿胶、芍药、鸡子黄滋肾阴，养营血，安心神。予清上滋下，使心肾得交，水火既济，心烦不得卧等证能随之自愈。

对上实下虚、上热下寒的唾脓血泄利证之辨治，仲景则另有思路。该证为难治，清·尤在泾曾评论："阴阳上下并受其病，虚实寒热，混淆不清，欲治其阴，必伤其阳，欲补其虚，必碍其实，故难治。"仲景运用了清上温下之法，上以发越郁阳、扶正育阴散其肺经火郁，下以温中健脾、祛寒补气助其下后之虚。拟定了麻黄升麻汤这一复杂之方以对应该病的复杂之证。此方药物配伍、剂量大小之配备均严谨精当，法合于病机、药中要的，可谓相得益彰。故杨氏认为，该法该方在临床上的运用，只有深得要领者，始能效法发扬。

他在临证中，经常剖析病证，运用了一条以大临床学家张仲景的辨证思想为基准，金、元、明、清各大临床学家的临证思路为经纬的中医临床医学思维路线，并结合现代医学理论，随时代变化不断适应和总结因疾病谱改变、人类生存年龄延长所产生的更多复杂或新生现代疾病的发展变异。以这种既具有中医辨证特色，又处于开拓发展中的临床思维来指导整个辨治过程。特别是对近代新兴学科老年病的虚实辨治，细微中肯，而疗效确切。

他重视体质因素与疾病之间的关系，认为清代医家徐灵胎，"若元气不伤，虽病甚不死，元气或伤，虽病轻亦死"的论点，强调了人体的正气和扶正祛邪的原则。主张通过调动机体自身的抗病能力和自我调节能力，来达到恢复阴阳平衡的目的。倘若只注意邪实而忽视扶正，就难以取得预期的疗效。即所谓："标本不得，邪气不服。"

在临床上，他更多地考虑到素体禀赋，对于老年人，因虚实夹杂者多，尤予明辨。如他曾会诊一肠道菌群失调、胃肠功能紊乱的高年体弱患者。患者原有高血压、冠心病史，因记忆障碍 1 周入院。因住院期间并发肺部感染，较长时间使用了大量广谱抗生素，虽肺部感染基本控制，却出现腹痛腹泻、恶心呕吐等症。曾先后用香连丸、菌痢冲剂及苦寒清热化湿之剂，然病情未见好转，呕恶不止，水谷难入，大便次数反见增多，且精神日见萎软，尿短赤，少津舌糜，舌红绛、苔光剥，脉细数无力。杨氏认为，患者年高瘦弱，素体多病，复感外邪，邪实正虚，正不胜邪。经治后邪未尽祛而正气已衰，脾胃受损，升降失司，见气阴两伤。遂改投以益气养胃、和中健脾为主的轻灵之剂，以升清阳、降浊逆，清补并施。服药 3 剂即见大便次数减少、溲清、吐止、胃气渐苏。继以益气护津涩肠之法，疗其正虚津伤滑脱之证。又 2 剂，泻止纳增，调理而愈。

在治疗上杨氏强调层次分明，进退适时，严格把握病情轻重与体质强弱的关系，在药物选择和剂量方面都有明显的差异。他一方面强调了老年久病体虚的特点，另一方面又不囿于老年多体虚这一共性。

另有一老年患者，证见腹痛腹泻，日行 4～5 次，但量不多，便色黑，大便隐血试验呈强阳性；自感口苦干、恶心、腹胀、肛门热灼，大便解而不畅；舌质红、苔黄糙中腻，脉滑。根据病人素体健壮，此次起病急、时间短，以及 1 周前在国外进食虎、鹿、熊肉，并饮较多高丽参酒，于返国途中复加疲劳等病史，结合临床征象，认定乃属湿热蕴结、热迫肠道出血。至于其精神萎软、厌食等，为实证中之假虚现象。遂予清理肠胃、凉血解毒之川连、生大黄、黄芩、蒲公英、红藤、赤芍、连翘、地锦草、葛根、枳壳、鸡内金、生楂肉、鲜石斛。5 剂药分 3 日服完，药后腹痛腹泻止，大便色转黄。续进 3 剂，大便隐血试验阴性。

上述 2 例病人均系老年人，腹泻时间都不长，由于素体迥异，起因截然不同，治疗法则自然不一。杨氏以为，同病可以异治，辨证旨在求本。要善于洞察虚实真假，辨明标本缓急，针对病机，合理用药，虽危重之证，犹可逆流挽舟，取得良好效果。

宏微辨证　证病合参

辩证唯物主义认为，宇宙便是物质世界。宇宙是天地万物的总称，而人是自然界的一部分。我国古代的科学家和医学家在对各种物体和人体生命的认识过程中，早就将人体、天文、气象、地理、生物等自然现象及规律联系在一起。中医学家则以系统的方法把对人体生命实质的研究置于自然界的整体运动和动态平衡之中。这种系统的方法包括了宏观与微观的互参、辨证与辨病的结合。所谓宏观辨证是通过直接观察和类比归纳的方法认识疾病，从整体出发，全面考虑，强调人体内部的协调完整性和人体与外界环境的统一性；微观辨证是以发展的观点认识疾病，并借助现代科学使认识更深入一步，采用"治未病"和"既病防变"的预见性措施，达到辨治目的。

杨氏认为，传统的"宏观辨证"突出了中医的整体观。中医对疾病的认识是从宏观辨证，即从症状与体征入手，结合四诊八纲，再不断吸取和接受了历代各学科的经验进而作出辨证施治，这当然是一种科学的思维方式。然而由于历史条件的限制，这种推理判断有些难免笼统、抽象而模糊，需要具体、深入、微观的认识来补充。微观辨证则是在宏观辨证基础上，对疾病具体反应认识上的进一步深化和发展，揭示了肉眼看不见的微观变化。尤其对局部的病变部位有着更直接、精细、甚或超微结构的深层次观察与分析，同时也是对中医四诊空隙的填充，使传统辨证更趋完整、准确并得以扩展。另外，在临床诊断标准与疗效评判标准方面，因有了更明确的指标，可进行治疗前后的微细观察对照，其结果显示也就更加客观全面而具说服力。故杨氏提出宏观与微观的结合，不应只局限于辨证方面，这里面包涵了丰富的含义，其所涉范围的广度和深度当是无限的。两者间有机结合的贴切与否，对指导临床诊治疾病具有重要的积极意义。但由于这种结合目前尚处于初、中级阶段，还需进一步深入探讨和研究，使之逐渐摸索出一套真正实用有效的方法，运用于临床实践。

一、宏观辨证与系统整体观

杨氏认为，中医辨证的突出见长是系统整体观。整体观念则是中医论治疾病的主要特点和最重要的论治规律之一。他强调，临证治病首先要树立"整体观念"。因为目前临床上所施行的各种检查，多数是局部性的。作为一种先进科学的检测仪器，它从更纵深之处向临床医生展示了病变的具体部位、形态和性质，为疾病的诊断提供了有力的依据。然而治疗的手段是多方面的。有的疾病可以局部治疗，而有的疾病则需采取综合措施。因此，医生的临床思维应该是综观的、全面的，考虑分析问题也应是多方面的。正如其他自然科学对物体的认识一样，经历了发展过程，最终要有一个系统观。如今世界教育改革和科技革命新的发展趋势，也从越分越细的知识分化阶段重新连接而越来越走向一体化和综合化。科技发展的本身需要打破学科间的界限，因为对事物孤立、局限的认识，难免片面、狭隘，不能圆满解释或解决诸多系列问题。况且，缺乏广度的研究，往往也难以达到一定的深度。这种转向，在现今医学领域里亦渐被注视，并在自身发展与提高中有所发挥。就现代医学的病理学研究方法而言，它的发展曾受到人类认识自然能力的制约，但目前已不再满足于传统经典式静止状态的观察，研究的方法因不断受边缘学科影响而扩展到了超微结构的分子水平，形态结构与机能代谢以及化学、免疫、遗传等相联系的动静结合观察研究阶段。由于认识上的飞跃，方法和观念上的突破，使研究的深度也大大增加。杨氏说，这就是科学思维、系统观、整体观渗入现代实验研究领域中所带来的变化和效应。他在临床上就是从总体上统观全局，系统观察，然后进行综合分析，针对局部病变与整体的关系来双向权衡病变的侧重点。既不忽略微观的病理变化，又重视宏观的证候表现，准确把握病因病机，并以调动机体的自控性和通过自稳系统阴阳平衡地整体调节，达到阴平阳秘的最佳状态。

临证时，他以整体综合观察的方法，把人体看成一个有机的整体，认为同样的疾病，相同的药物，由于所处内、外环境不同，其临床表现和对药物所产生的效应可以截然不同；并以"人与天地相参"的整体观念，强调人与自然界之间存在的密切关系。他十分强调从时令节气、地理区域、自然环境和人体禀质等各方面的综合因素中对疾病加以分析。就外感发热病证为例，他认为伤寒和温病两种不同学说在概念和诊治上应说是有异有同，但异大于同。如伤寒学说与温病学说对外感发热的病理过程都认为是外邪由表入里，这一基本观点是一致的。然在病因病机及辨证施治方面，两者则存在着显著差异，有些方面甚至可以说是截然不同。病因病性方面：伤寒论指的多是感受风寒之邪引起的病变，病性原属寒，发热仅为其中的一种症状，初起有表实、表虚之分；温病学指的多是感受温热之邪引起的疾病，病性属热，发热为必具见症，病初即热象偏重，且具发病急、来势猛，发展迅速，容易化燥伤阴、内陷生变的特点。而在易感何种属性的病邪方面，由于南北两方的地理环境不同，气候寒暖不一，必然有所区别。即使在相同的节气或时令中，南北感邪各有所异。北方一般多偏寒邪，南方多偏热邪。在辨证方法上，伤寒学说是以六经辨证、脏腑辨证为主；温病学说则以卫气营血辨证、三焦辨证为核心，随临床证候演变情况，结合八纲分阶段辨证。在治疗上，伤寒学说对病在太阳经证以桂枝汤、麻黄汤为主予辛温发表；而温病学说对邪在肺卫之证是以银翘散、桑菊饮之属辛凉解表为先。用药方面，杨氏特别指出，不能忽视体质因素。因北方人肌肤致密、南方人腠理疏懈，故北方人感冒多用麻桂羌防，南方人多用银翘桑菊之类。但这些因素都只是一个相对现象，北方人入南方亦可患南方时令病。他曾治一位来自北方的病人，到杭州以后，适值江南梅雨季节，气候潮闷。患者入杭数日渐感胸闷脘胀、不思纳食、肢体困重、倦怠乏力，午后兼有几分低热，苔白厚浊腻而粘，脉象濡。他认为这是北方人南迁，对气候变化尚不适应，易被湿困。其整体的所有症状表现均为湿邪困扰之反映，湿阻是病变的本质，属主要矛盾，热是为湿蕴所致，湿去热则孤，湿化热自降。遂予芳香化湿、宣畅气机，数剂即愈。

　　杨氏在辨证中显示其整体系统观还表现于十分重视脏与脏之间、脏与腑之间相互存在的依从性和内在联系。如他在治疗胆道疾病时，就十分注意肝胆脾等脏腑间的影响。由于肝与胆相表里，两经之脉皆循胁肋，治疗上必须顾及"肝病及胆"、"胆病及肝"的可能性，而予肝胆并顾，必要时则肝胆同治。他说，对肝胆间关系的认识，中医与现代医学的某些观点尚相吻合。就最常见的急性胆囊炎病因病理为例，中西医都认为是由于胆汁滞留、细菌感染或胆管结石等引起肝功能损害；也可因肝源性感染进入胆囊引起炎变导致发作，认识基本一致。故杨氏亦从总体上把胆囊炎的病因病机归纳为"肝胆气滞、湿热蕴结"。但在具体病例诊治中，他认为，现代医学的内科治疗是以抗炎、利胆、解痉、止痛为治疗原则，较注重共性方面的处理。而中医治病则应在中医理论指导下，根据不同体质、受邪轻重，予以不同的辨证施治。他以抓大纲为分型准则，将其分为"热重于湿"和"湿重于热"两型。体现了他既有整体综合观察、系统分析过程的思维特色，又有具体灵活、提纲挈领的辨治风格。他说，抓住共性，更要区别个性。如反映于胆囊炎两型施治中，对热重于湿者，采用少阳、阳明合治，以大柴胡汤、茵陈蒿汤疏肝利胆、泄热通腑为主。对出现苔白滑厚腻，口淡而苦，口干不喜饮、泛恶、腹胀、大便偏烂者，是为湿重于热，湿阻中焦，肝胆气滞，脾湿内困。属少阳、太阴合病，应用苍术、草果、厚朴、柴胡、木香、枳壳、川连、吴茱萸、黄芩、郁金、过路黄、米仁、茯苓等燥湿清热、疏利肝胆、健运渗湿治之。他对胆病诊治的要旨归纳为：六腑以通为顺，只能指热重于湿之少阳阳明合病而言；对湿重于热之少阳太阴的腑脏合病，治疗就不宜通腑，应从温化宣畅着手，此即所谓同病异治耳。

二、微观辨证与着眼于发展

中医的辨证施治，是治病的具体操作过程。对已经出现发病状态的诊断治疗，已有了一套丰富的诊治手段。当今的中医处于科技高速发展的时代，不仅运用望闻问切四诊方法来收集诊断疾病的资料，而且在不同程度上也接受了现代医学的某些理论和科学医疗仪器的检测方法。这就为中医对某些疾病的早期诊断和治疗提供了可能。然杨氏认为，中医本身早已存在着另一种微观辨证思想。而对这种肉眼不能观察到的微观辨证，需要有长期临床经验的积累。对于目前尚未完全表现的病证，着眼于其发展的辨证观念，是一种深层的微观研究。早在几千年前，《内经》就提出，"上工救其萌芽……下工救其已成，救其已败"的论述，即是"治未病"的辨证思路和"既病防变"的指导原则相合一的早期防治观念，这与目前通过仪器检测后再进行辨证论治是十分相似的，当然其微观的角度、深度、广度皆无以类比。

《内经》述见肝之病，则知肝当传之于脾……故曰治未病，和叶天士《外感温热篇》"务先安未受邪之地"的传变思想，均体现了中医未病先治、防微杜渐的辨证思路。然而由于历史条件的限制，中医的整体微观辨证，仅建立在直觉观察、经验基础之上，医学科学的发展需要中医进行质与量的深化。故杨氏在临床诊治中，一方面以中医传统理论指导实践，另一方面借鉴现代医疗仪器的精细检查结果，结合现代的医学理论进行微观辨证。

如他对于手术后粘连性腹痛的诊治，辨证中很注意手术后发生粘连的时间，认为时间短者为热蕴气滞，日久不愈则为气滞血瘀。虽然这些病理变化不一定在外在的证候中反映出来，临床四诊辨证可以没有典型的热象、明显的气滞和瘀血的指征以及实验室客观指标。但他对这种直观不易察觉的病变实质，根据自己的临床经验，以微观辨证、"治未病"思路和方法进行施治，获得了满意的疗效，并反证了该病发展的一般规律。

他曾诊治一位经长期运用清肝疏利药后血清谷丙转氨酶持续不降的肝炎患者。尽管该病人外观证候无明显脾湿与瘀血的征象，但他用着眼于发展的推理形式，从微观辨证的角度，针对病史中提供的依据，以肝病传脾、伤胃、久病入血多瘀的辨证思路，投健脾化湿、活血行瘀之剂，使持续了数年不降的血清谷丙转氨酶直线下降。

又如，有一位"胃肠蛋白丢失综合征"患者，长期的低蛋白血症，每周需输注白蛋白，并应用法莫替丁、654-2及益气养血、滋阴利水中药，然病情无明显好转。杨氏根据病史、胃镜检查资料，从整体辨证上，识别舌质红、苔少而光的征象，认为是因为较长时间服用抑制腺体分泌类药物所致。遂去伪存真，抓住其面色少华、语音低弱、下肢浮肿、大便烂等反映气虚本质的证候，在微观辨证上，针对该病的特异致病动因，采纳现代医学运用抑制腺体分泌、减少蛋白漏出的治疗机制。同时强调局部与整体的因果关系，即局部的蛋白丢失逐步影响整体变化而出现气虚征象，气虚日益进展，不能摄纳，则进一步致使蛋白丢失更加严重。遂以宏观微观结合、整体局部并重，予大补元气、益气敛塞法共进。此期间停止了白蛋白的输注和法莫替丁、654-2的服用。仅用中药1月余，口干少津现象消失，血清总蛋白非但未下降，反而有所上升，下肢浮肿明显消退，精神好转，整体生活质量提高。杨氏合理运用了现代医学的理论知识，阐明了该证的机制，统筹兼顾，从而提高了疗效。

三、辨证辨病与中西医结合

中医所指的证是机体受到内外多种致病因素综合作用后，反映其本质属性的一系列特征。中医所指的病则是证的综合和全过程的临床反映。病与证概念虽不同，但关系密切而不可分割。同一疾病可因病因与体质差异而出现"同病异证"；不同的疾病又可因所处阶段与证候性质相同出现"异病同证"。故就有了相应的"同病异治"和"异病同治"。杨氏认为这两者都重在辨证，旨在抓住疾病过程中的主要矛盾。然而不同的疾病，往往具有不同性质的病理特征，因而辨证辨病必须两者相结合。如治疗咳血，有属肺热肺痈之痰多腥臭、咳脓血；肺痨之咳血、消瘦、潮热、盗汗等，因所系疾病不同，症状不一，治疗亦各有异同，前者以清泄痰浊为主，后者以养阴清肺为主，疗法各有侧重。

在辨证与辨病的结合方面，他除了主张中医本身的证病结合以外，还强调应与现代医学概念中的辨病治疗相融合，提倡"古为今用""洋为中用"，促进中西医间的互相弥补，共同配合，取长补短。

如今，这两者的结合互参，正成为医学科学的一大课题。近年来，中医界日益兴起开展实验研究和临床研究相结合的方法，进行自身理论的论证和进一步探讨病因病理，以弥补中医以往缺乏确切的定性、定量等客观指标的不足之处，使在中医理论指导下的治疗能够经过严格设计的、可与西医治疗相对照的临床实验研究。现代医学也正在逐渐突破传统的解剖分析性的局部、静止的研究方式，发展为从机体的完整性和与自然界相互关系上进行整体病理机制的综合性动态研究。目前，中西医都在不断地向微观深入，向宏观扩展，进行更深入的探索，因而对人体生命活动和疾病的认识亦日趋完善、统一。

　　杨氏在近些年来的医疗、教学、科研活动中，就已将上述学术观点和研究方法，体现和落实在实践中。如他根据慢性肺源性心脏病"本虚标实"的病理特点和冬春明显好发、入夏缓解的"耐夏不耐冬"现象，以及缓解期以"虚"、"瘀"为主要矛盾的病变本质，指导医院肺心病科研组进行"冬病夏治"的临床研究。研究着重于"本虚"和"血瘀"方面进行临床证候和实验室指标相参的治疗前后动态对比观察。从治疗前后的各项免疫指标、肺功能、动脉血气分析及血液流变学、甲皱微循环等观察表明，"冬病夏治"能调整机体的免疫功能，明显提高低下的细胞免疫功能；改善微循环，扩张微血管，加快血流；改善机体缺氧状况，提高血氧含量和血氧饱和度等，对稳定和改善缓解期肺心病的心肺功能具有积极的意义。从而证明"冬病夏治"运用补虚活血、治病求本的方法能改善机体内环境，调整阴阳平衡，达到"阴平阳秘"状态，减少患者的急性感染机会，减轻其发作程度。

　　又如，杨氏在对"胃病"的诊治中，若遇症状不典型的"心下痛"，则详询病史，了解病情特点，并让病人做必要的有关检查。除外非"胃病"所致的心下痛以后，再进一步证实其具体病位所在，明确病变性质，是炎症、溃疡、萎缩，还是肿瘤，因为病变的早期，不借助于这种微观过程中的局部观察，单靠中医宏观辨证仅从肝气郁滞、瘀血阻络等在病因及机体功能失调反应状态所作出的总体说明是不够的。疾病可能在总的量变过程中出现部分的质变，像胃病广泛炎症中的部分萎缩，慢性萎缩性胃炎与消化性溃疡合并存在等。在具体细节上，运用中医和西医，辨证与辨病相结合的方法，既可对病人的局部变化进行深入分析，考虑病因及病变的特异性，又可从机体反应的特异性考虑，对病人的整体反应作出相应调节。在胃病证治中，他还特别强调辨苔，因舌苔是反映胃肠病变的镜子，也是中医诊病的一大特色。

杨氏认为，中医方药的运用，必须以中医理论为指导，才能显示出辨证施治的优越性。由于他在治疗胃病方面有独到的见解，因此对溃疡性消化不良、返流性消化不良及吞气症等病证的治疗均有明显的疗效。

另外，他对西医西药治疗感到比较棘手的神经官能症病人，也能根据中医辨证，寻找病因，对症下药，从而取得相当满意的疗效。如一位罹患胸部寒冷如置冰块，且有满闷、压迫、紧箍感的患者，起病已两载，经胸片、心电图、超声心动图等检查均未发现异常，西药治疗效果不显而转请中医诊治。杨氏详审病因，知病起于盛夏剧烈运动后骤以冷水淋浴，胸中闷塞、怕冷，舌质淡、苔白滑腻，脉沉细而涩。他认为此乃寒湿之邪痹于胸中。胸阳被遏，阴寒内盛，寒凝血脉所致。治予宣通胸阳、逐寒蠲湿。5剂后患者旷阳得展、阴霾自散，服药十余剂，竟使已蕴结两载之久疾患告获痊愈。杨氏认为，治湿是中医之所长，应当进一步深入研究。与此同时，杨氏更清楚中医在微观检查、疾病诊断中存在的短处，故他常以积极的态度，充分利用现代科学医疗仪器来寻查诊断不明的疾病。如他曾治一顽固性偏头痛病人，经辨证用药后症状有所改善，但未除尽。他认为患者很可能有深藏着的隐患，建议病人作进一步检查，究其根源。他热情地

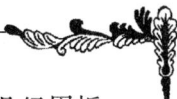

介绍患者去上海、北京作 CT 和核磁共振检查，然几经周折，第一次检查结果却并未发现阳性病灶。患者病情依然，他又鼓励病人再次复查，结果第二次 CT 检查提示病人舌头底下有一赘生物，经手术摘除，头痛痼疾居然随之霍然而愈。杨氏为此无比感慨地说："科学是来不得半点虚假或疏忽的，每位医务人员如果都以实事求是和严谨的科学态度正视疾病，许多疑难病证是能得到解决的，中西医间的沟壑是可以填平的。"人们对医学的期望不在于中医或西医，而是谁能解除病痛，谁能治好病。事实上，人们也已经注意到中西医两者在不同环节中的配合，对于相当一部分复杂病例常能取得事半功倍的效果。两者间的沟通与结合已成为一种社会需求。

理瘀活血　继承阐扬

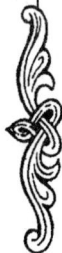

　　活血化瘀法的应用源远流长，极为广泛。自《内经》《神农本草经》记载了"血瘀"和治瘀药物，至汉代张仲景提出了"瘀血"病名，奠定了瘀血诊治的临床学基础以来，历代医家又有所发展、创新。直至今天对血瘀理论与活血化瘀治则进行多学科、多层次、多环节的实验和临床科学的综合研究，从不同角度阐明了血瘀本质和活血化瘀的原理，并有了更加深入的定性定量的客观指标，从而进一步提高了诊疗水平。但是由于致瘀因素和因瘀致病、因病致瘀的因果关系比较复杂，其临床征象也差异悬殊。所以杨氏主张，除立足中医的整体现，掌握辨证施治外，应适当参考各种检测资料，

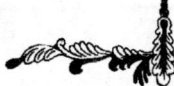

以拓宽诊断思路，提高活血化瘀法的疗效。在临证中他即以此思想为指导广泛运用活血化瘀疗法，并将宏观与微观辨证有机地结合，从而扩大了应用范围，使得理瘀活血的方法成为他擅长的主要治疗法则之一。

一、瘀病因果与寒热虚实

杨氏指出，瘀可因病而起，病可因瘀而成。两者在因果关系和治疗方面都有所侧重。尽管临床上有时两者难以辨别，但通过详细的病史采集，连贯地分析各脏腑功能和病变程序间的关系，还是能够推断出前后因果、寒热虚实的。关键仍是有无整体观念、有无溯源明由的思路。

在瘀与病的联系上，中医古籍《素问·调经论》曰："血气不和，百病乃变化而生。"说明气血运行不畅会导致疾病产生，因瘀而致病。如《丹溪心法·六郁》说："一有怫郁，诸病生焉"。强调了气血郁滞与疾病的关系。另外，宋代《直指方·血滞》指出："凡病经多日疗治不痊，须当为之调血。……用药川芎、蓬术、桃仁、灵脂……以此先利其宿瘀。"说明患病久治不愈会引起气血失畅，因病而致瘀。以后众多医家有"久病多瘀"、"久病必瘀"之说。因而，瘀血既是致病因素，也是病理产物。始起有先因后果，久之形成循环，相互影响。

瘀血所涉病证虽然广泛，但据其病性基本上可分成相应的两个方面，若能辨别清楚，则有利于施治。杨氏因此归纳了由寒热虚实所致的各种瘀证，和由瘀证引起气血紊乱、阴阳失调的各类病证。其分别为：气滞血瘀、瘀血气壅；血滞为瘀、瘀血化水；血结留瘀、瘀血阻络；血蓄而瘀、瘀血癥积；寒凝致瘀、瘀血痹痛；热盛现瘀、瘀血蕴热；气虚渐瘀、瘀血损气；血虚成瘀、瘀血不仁：阴虚生瘀、瘀血津伤；阳虚血瘀、瘀血助寒。强调了它们之间互为因果、互相转化的关系。

同时他又从另一个角度阐述它们在临床表现方面的广泛性与独立性。如气滞血瘀可因情志抑郁、气滞上焦，使胸阳失展、血脉不和，形成气滞心胸之心痛证。一旦发展可成为"真心痛"。心痛证见于冠状动脉硬化性心脏病心绞痛发作，或心肌梗死，也可因情志所伤，气郁日久，使血流不畅，逐渐积滞而成瘀阻胁络之胁痛证。胁痛见于急慢性肝炎、肝硬化、胆囊炎、胆石症、肋间神经痛等。由气滞所致血瘀和上述所列均是瘀与病或证的某个病因病机的概括，而在临床上的例子，则皆不胜枚举。又如瘀血气壅可见于肠系膜动、静脉内血栓形成或栓塞引起血运性肠梗阻所致腹胀、呕吐；或胰血管中的动脉硬化血栓造成胰腺损害的急性出血坏死性胰腺炎所致呕吐、腹胀等。

以下各举一例，以形象说明所列病证与瘀之联系。如血滞为瘀可见于久卧多静少动者，往往血流缓滞而常伴有瘀象；瘀血化水可见于动脉硬化或心衰者，血流郁阻、回流障碍、血瘀于四肢肌腠而出现肢体肿胀；血结留瘀可见于出血之后，已离经脉而未排出体外之血，结留于体内所现之瘀证；瘀血阻络可见于脑梗塞、脑血栓形成而致的肢体活动障碍或偏瘫。血蓄而瘀与瘀血癥积则可见血蓄于肝脾，积形于胁腹，脉络瘀甚出现赤缕、蟹爪、腹壁青筋显露之臌胀；或蓄积留止，大聚乃成，瘀而不化，结为积块之肿瘤。寒凝致瘀与瘀血痹痛尚见于寒邪痹阻经络，气血运行不畅而发生肌肉、筋骨、关节疼痛、麻木、重着、屈伸不利等证。瘀血阻络、肢痛麻木加剧，瘀闭下肢出现间歇性跛行，甚或其瘀血不通、寒凝血脉，常见于血栓闭塞性脉管炎。热盛现瘀与瘀血蕴热可见于气营两燔、营血热盛、血行瘀滞、肌肤发斑等热盛血瘀证、出血证，临床所见如流行性出血热。另外如消化道出血，瘀血积于肠腔导致的发热，则是瘀血蕴热的一种临床表现。

以上瘀与病证关系举例多属于实证血瘀的范畴。下面的举例多属于虚证血瘀。当然瘀本归于实，故虚证血瘀，其实是虚实夹杂，只是更顾及其虚的一面。如气虚渐瘀与瘀血损气，可因气虚运血无力，致血行瘀滞而形成。如心气不足、心脾两虚之心悸、心痛证，即因心气虚运送无力使血滞心脉，反过来瘀滞形成又可耗损心气，出现脉虚细缓结代。另还可见于中风后遗症之半身不遂，久病气虚、瘀血损气，互为因果，相互关联。血虚成瘀与瘀血不仁，可见于大出血后瘀血留着，阻滞新血生长而出现眼花心悸、面色萎黄、舌有瘀斑、脉细涩等证，或见某部位瘀血积块、刺痛不移，如宫外孕、消化道出血证等。若是血虚致瘀、瘀血痹阻致不能荣养周身筋脉则可出现肌肤甲错、肢末冷麻、毛发脱落、知觉迟钝等证候，如席汉综合征、硬皮病之类。阴虚生瘀与瘀血津伤，可见于心阴亏虚、心血瘀阻之心悸；肝肾亏虚、肝经瘀滞之脘胁痛；甚或阴虚火旺，烦渴盗汗，日见羸瘦伴鼻衄、牙宣、皮肤瘀点瘀斑之白血病等类，其有阴虚内热，瘀热伤津之证候。阳虚血瘀与瘀血助寒，可见于素体阳气不足之人，阳虚则生内寒，寒凝血脉，不通则痛，出现心痛、四肢不温、舌黯紫、脉微细诸证。瘀血内生则更使血脉凝涩，但见四肢逆冷、脉微欲绝。阳气外脱的危重厥脱之候。综上所述，各种瘀证虽以寒热虚实分类，但其关系密切，可相互转化，有些仅是程度上的差异，先由量变渐而质变。如寒证血瘀可导致阳虚血瘀，热证血瘀可转化为阴虚血瘀，实证血瘀病久又可转为虚证血瘀等。临床上，寒热虚实多错杂而见，故当详辨之，抓住本质，利于从治。

杨氏认为，治疗上的一般原则是，因病致瘀者应以病当治，按致瘀因素分别予以散寒、清热、补虚、攻实之法为重，结合选用消瘀之药；对因瘀致病者则以治瘀图之，随已致瘀象着重予以活血、行血、祛瘀、逐瘀之法为主，结合辨证配伍化裁。他在具体方药的选择上，主张根据血瘀部位及与所属脏腑间的联系来确定。而且认为对属于"邪实"范畴的瘀证，所选消瘀药物力量相对宜强峻，以便攻逐，如水蛭、虻虫、䗪虫、三棱、莪术、水红花子、虎杖、马鞭草、桃仁、红花、大黄等；对属于"虚证"范畴的瘀证，所选理瘀药物力量宜相对平和以利缓图，如丹参、赤芍、当归、川芎、延胡索、郁金、鸡血藤、泽兰、穿山甲、王不留行等。

他还认为，治瘀与病性的具体治则结合上，运用得法与否，也是取效的关键。对实证气滞血瘀需配以枳实、枳壳、木香、厚朴、薤白等理气行气药。对寒证血瘀宜配伍桂枝、细辛、吴茱萸等温经散寒药。对热证血瘀应根据病证类型分别伍以银花、连翘、黄芩、黄连、栀子、红藤、败酱草等清热解毒药；或以玄参、丹参、丹皮、赤芍、郁金、水牛角等清营凉血药；或以大黄、芒硝、桃仁等泻热通腑类药物。此热证血瘀，由于致瘀病因不同，有温邪热毒壅滞、有温邪扰动营血、有温邪瘀结腑实，故虽同是热盛，选方用药仍因病机各异而无雷同。同样，对于虚证血瘀则应根据其气血阴阳的不足和虚衰程度，分别配伍益气、养血、滋阴、温阳等法。只有使精气充足、血脉充盈、阴液润养、阳气旺盛，才能让缓流枯滞之瘀血得以鼓舞通运。此中，杨氏又特别指出，在临床上以虚实夹杂，气血阴阳亏虚之相兼互见者不乏其人，应予灵活酌情辨治。

他对瘀病关系及寒热虚实各证血瘀的辨证思路，不难从他临证施治中追寻出来。如他在治疗慢性血管性头痛时，根据患者有偏颞部钻刺样疼痛，痛处固定不移，发作时痛剧且经久不愈的特点，认为这是久痛入络，夹有瘀滞。于是针对其因病致瘀之共性，确立了发作期以息风解痉、活血通络为基本治则，药用全蝎、蜈蚣、制白僵蚕、葛根、延胡索、毛冬青、王不留行等。但同时他更注重反映不同诱发因素与发作季节这一体现个性及其兼证相互转化的一面，辨明寒热虚实。他说，入夏发作或遇热而痛加剧者，多出现阴虚阳亢之症候群。因热为阳邪，既宜耗津伤阴，出现阴虚阳越之证，又可由于津液亏耗不足以载血运行而致血行失畅；反之入冬发作或遇冷而痛加剧者，多出现阳气虚衰之证候。因寒为阴邪，既宜损伤阳气，出现阳气不足之证，又可由于阳虚气损易感受寒邪侵袭渐致血液凝涩。故他对因热证、寒证、实证或转化为虚实夹杂、虚瘀互见的兼杂证，在治疗上均以上法为基础，分别结合滋阴潜降或温运助阳之法加减并施。他曾治一病起东北高寒地区，发于冬春，痛甚呕吐，经久治未效的偏头痛患者。症见面色㿠白、肢冷，舌淡而胖，脉象细涩。综合发病诱因、体质状况及临床征象，认为是寒客经络、瘀血凝滞致痛。即予桂枝、细辛、白芷、羌活、吴茱萸温经散寒；川芎、葛根、延胡索、王不留行、毛冬青、蜈蚣、全蝎活血解痉通络，并考虑病起五载，阳气虚弱，兼予黄芪、防风、党参、白术、杜仲、仙灵脾以益气固卫、温阳通经络之味，上药加减持续服用2个月而愈。随访15年未复发。

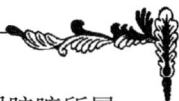

另须提及，在疾病发作期间，杨氏常结合不同脏腑所属归经选用虎杖根、马鞭草、王不留行、毛冬青、鬼箭羽、桃仁、红花、三棱、莪术等破血逐瘀之药；而在各疾病相对缓解期中常多选用丹参、当归、首乌、郁金、葛根、川芎、赤芍、丹皮、穿山甲、鸡血藤等扶正活血之味。在剂量上，前者多重，后者宜轻。对寒热虚实夹杂之瘀证，他善于温清消补、活血化瘀并用。他说，这在用黄芪桂枝五物汤和王清任在此方上发展而成的补阳还五汤合五苓散治疗因下肢静脉回流障碍引起的水肿中已有体现，亦可谓是多法并施的具体实例之一。

二、明征暗状与轻重缓急

杨氏说，临床上典型的瘀证尚不难识别。如当瘀阻经络失于濡养时，轻者麻木不仁，甚者肢体瘫痪。根据瘀积的病位和病程可见局部的刺痛或绞痛，亦可出现周身疼痛；其次，如出血、腹满也属瘀血的症状。《素问·调经论》曰："络外溢，则经有留血也。"《金匮要略》曰："腹不满，其人言我满，为有瘀也。"都已有记述。瘀血的体征、舌脉则见：由瘀血壅阻造成的各种"癥""癖"；由血不循经渗溢于肌肤出现的瘀斑、瘀点；由气血瘀塞、水湿停聚致痰瘀凝阻而见红纹赤丝、血缕蟹爪、腹壁青筋显露之单腹胀；由精血不能濡养肌肤所见的皮肤粗糙、肌肤甲错等；唇舌可呈黯紫色或有瘀斑点。《金匮要略》对瘀血舌象有"唇萎舌青"的描述。清代以后观察更细腻，《重订通俗伤寒论·六经舌苔》则有："因热而瘀者，舌必深紫而赤，或干或焦。因寒而瘀者，色多淡紫带青，或滑或黯。"的进一步分述。从这些典型的舌象上辨明其是因热致瘀还是因寒致瘀。瘀证的典型脉

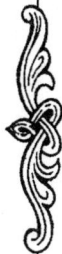

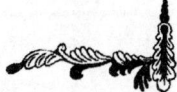

象是涩脉，但亦常见弦脉、或沉而细涩之复合脉等。有的瘀证病久，累及于心，使心气不足、心脉不匀而致脉律失常，可表现为快则数、疾、促；缓则迟、结、代等（常见于现代医学所指的窦性心动过速、室上性阵发性心动过速、快速型房颤、病态窦房结综合征和房、室性早搏或逸搏及二联律、三联律等）。由此杨氏认为，当临床上出现如上所述之明显的症状、体征，再结合病史，可以立即作出瘀证的诊断。应予说明的是，瘀证并不一定是一个独立的诊断，它可以是某一诊断中的一个型，或一个兼夹证。

但当瘀证的征象不明显时，杨氏提出，要善于挖掘历代医家的经验、理论，参考有关"瘀血"的临床检测，按其轻重缓急，恰到好处地运用活血化瘀的法则，可以治疗诸多疾病。如他认为，王清任《医林改错·积块论》所言："血受热则煎熬成块。"唐容川《血证论》所言："瘀血在腠理则营卫不和，发热恶寒。""瘀血在经络脏腑……必见骨蒸痨热。"等均说明了热可生瘀、瘀可生热的病因病机。周学海《读医随笔》对此则还有一番形象描述，比喻血犹舟也，津液水也，水津充沛，舟才能行。由于"津液为火灼竭，则血行愈滞"。阐明了热灼津液、津伤致瘀、津亏不足以载血致血行阻塞而发行瘀证的病理机制。然这一类瘀证在临床上并不都有明显的血瘀症状或征象，可以说很难明确找出所谓的客观依据。杨氏根据前贤的经验、理论，在治疗发热病人时，常于辨证之中采用清热活血、解毒活血、凉血活血等方法，对重症、急症，在辨证基础上多选用比较强峻的药物，如攻下逐瘀法等。他曾治一急性肾盂肾炎高热病人，同时见有口苦干、大便秘结难下、舌质红、苔黄根厚腻、脉弦数等表现。他认为该病证虽在下焦，然肝脉络阴器，湿热蕴蒸循经上犯于肝胆，肝胆火盛，热结阳明则便秘，热盛熬津，津液浓缩而血瘀；又肝经湿热返而下注膀胱。此乃热瘀相搏、湿热互结，致热势持续不下。他予泻肝经实火，除下焦湿热，合大黄、桃仁攻下逐瘀，泄瘀热以存阴。5剂药3日服完后则热势随之而下。此例患者，临床上并无明显瘀象，杨氏以因热致瘀的病理推断合用泄热逐瘀法而获验，亦是一种整体观念与微观辨证间结合统一的具体体现。平时观察他的治热病案例中，多数伍有郁金、丹皮、赤芍、茵草、桃仁之类药物，其理亦然。

　　另外，对于治疗瘀可生热的病例中，如他曾会诊几例严重上消化道出血的危急病人，用西药止血、抗炎、制酸、输血扩容和中药清热凉血止血等，仍出血不止。他针对患者有面色苍白、神情淡漠、汗出肢冷、发热、舌淡脉数等表现，结合体检中有血压下降，分析认为：患者短时间内大量出血，气随血脱，元气大伤，气虚无以摄血；又因短时间内大量黑便，肠道未能及时清除积留之血；且出血时过用寒凉，专事止涩，更宜使已离经之血瘀滞，不能排出体外，而未离经之血又郁滞不畅。故表现为既有因瘀血积留内蕴之发热，又有亡血失津气脱之厥逆。杨氏综合其系虚实夹杂之证，采用大剂别直参大补元气，益气固脱，伍同小剂量大黄下积滞而逐瘀血，以达血止不留瘀和祛瘀生新之目的。药后患者解污浊秽臭黑便一盆，继以输血扩容，则血压回升，热势下降，汗出止，肢末转温，脉渐平和而有根。杨氏说，此厥脱之证，属危重证候，逆变迅速，需综合救治。若治疗不当，至阴阳离绝，厥脱而不复返则死。治疗及时且辨证准确、措施得力，则能使正气来复，气复返而生。其综合环节，缺一不可。本例厥脱证，杨氏突出了清除肠道之留血这一环节，对整个抢救过程而言，也是至关重要的一项有力措施，因局部可影响整体，而整体有时又取决于某个局部，而这个局部的处理恰当与否，直接关系到整体的成败。故他采用的方法是整体局部并顾，扶正祛瘀，标本同治法。在整个辨治过程中权衡缓急，视具体病情或重于标，或重于本，使其既有侧重，又能两全。由于急救得法，很快缓解了危象，转危为安。

对某些慢性病人的诊治，杨氏亦常根据检查状况，予以宏观、微观结合辨证，善用理瘀活血疗法。有些虽无明显外观瘀血征象的久病患者，经用味少、量轻、理瘀力量较柔和的药物调治，日积月累缓缓图之，亦能达到良好效果。他曾治疗一风湿性心脏病、阵发性房颤频繁发作的病人，虽然症状与体征均无明显瘀血征象，但根据病史、年龄、血液流变学测定、甲皱微循环和实验室生化检查等指标，他认为这些结果提示与中医理论尚相符合。他分析说，此风湿性心脏病系从痹证发展而来。《素问·痹论》曰："五脏皆有合，病久而不去者，内舍于其合也。……脉痹不已，复感于邪，内舍于心"而成心痹。心脉痹阻，瘀滞不畅，致心神失宁，脉不通，故见脉促而心动悸。又因痹证日久，反复感邪而渐致心阳不振。他首以通阳宽胸，祛风活血。用桂枝温通散寒，活血药选鬼箭羽、川芎、丹参、牛膝，服药1个月末出现房颤，亦无心悸怔忡，关节肿痛减轻，跗肿消退，唯面略有轻浮。继予通阳宽胸、益气养血理瘀之法。用桂枝、杜仲温心肾之阳，活血药选丹参、当归、川芎。此后患者来信诉后一方间断服用5年，房颤未再发作，关节肿痛明显好转。杨氏常告诫我们，在对慢性病的调治和急性发作的救治方面，均应明辨轻重缓急，所选之逐瘀行滞或活血理瘀药物，及其剂量的增减，务必与病情之进退相当。

三、理瘀调治与防病抗衰

随着生活水平的提高，广大群众尤其是老年人，对防病抗衰的需求日益增加，并逐渐趋于注重中医中药的滋补、强壮和健身延年。据此，杨氏根据中医在康复、保健、养生方面的特长，分析了当今社会因机械化、电气化程度提高所导致的强体力劳动减少，及因远距离外出机会增多而引起的饮食起居失调等，均可导致血液运行的失畅。明代王肯堂《证治准绳·蓄血》有曰："夫人饮食起居一失其宜，皆能使血瘀滞不行。"说明饮食起居是否规律，与血脉的循环流通有着密切的关系。故要保持"饮食有节、起居有常"，顺应四时阴阳的节序变化，与自然节律同步相合，以调整生活节律。做到如《寿世保元·延年良箴》所曰："坐卧有时，勿令身怠，可以延年。动止有常，言谈有节，可以延年。"使人体保持充沛的精力、气血调和、血脉通畅。但对于养生，很多人到了老年才领悟实施，孰不知许多老年病是在中年时期就已经埋下病根而逐渐形成的。有的在青壮年时就久坐少动，运动量明显不足，有的过食肥甘，进食过多的脂肪、糖类，聚湿生痰，痰瘀交阻使气机不利，气血流通不畅，人体的代谢产物未能及时有效清除，潴留于体内，日积月累终成各种病证。一些常见的老年病，如动脉硬化、高血压、心脑血管病变、糖尿病、肥胖症等已在一部分所谓无暇顾及饮食起居、不能遵循作息常规的中年人之中提前罹患。因此，防治老年病，应从青壮年开始，这也是中医治未病的思想。如《素问·四气调神大论》所曰："圣人不治已病治未病，不治已乱治未乱，此之谓也。夫病已成而后药之，乱已成而后治之，譬犹渴而穿井，斗而铸锥，不亦晚乎！"故若是等到未老先衰、疾病缠身之时，再来讲究养生之道，则为时已晚矣。

对于衰老机制的认识，杨氏认为，历代医家以补法抗衰老，或滋益肝肾，或脾肾双补。这是以补为本，治老年已虚之根，是谓中的之治。然随着时代推移，人们的生活习惯与环境因素的改变，当代人的突出矛盾已由虚为主转向了以瘀为主。尤其在城市优越的环境中，食言高能量，行则不言步，四体不勤，缺乏运动。加上高速度、快节奏、竞争性强带来的精神紧张和情绪不稳定因素，均可导致机体气机的逆乱，并常常能使由于过量饮食超越了消化代谢能力而不能及时排出体外所产生的有害物质蓄积于体内，加重了脏腑的负荷，促进和加速了衰老。故杨氏在抗衰老的防治中，重调气血而大于补。他说脏腑功能的衰退应按时序年龄的增长而论，倘若提前功能减退，其原因有二，一是不足，二是瘀积。以前多为不足，如今则瘀积多于不足。所以在饮食方面，要力求"平衡膳食"。张仲景在《金匮要略》中指出："凡饮食滋味，以养于身，食之有妨，反能为害。"在防不足之中，更要防过量。目前对老年人的不少实验研究提示，众多老年人，包括外观仍似健康的老年人，检测发现，随着年龄的增长，血液凝滞度有逐渐增高的趋势。这种趋高凝状态在于血液成分、性质和脉络的变化，即血脂的增高、血液粘稠度的增高和微小血管形态的异常等。另外还有老年人体液量的减少。正常成年男、女体液总量各占体重 60% 及 50% 左右，到 60 岁以上分别减至 51.5% 和 45.5%。由于体内津液的不足，亦可影响到循环状态，是容易形成血瘀的因素之一。《景岳全书·胁痛》说："凡人之气血犹源泉也，盛则流畅，少则壅滞。故气血不虚不滞，虚则无有不滞者。"言明气血的盛衰多少与血滞的关系。然而，这些血液微观变化，处于早期尚未形成症状与体征之时，单从外表上看尚不易察觉，可是微小的瘀滞状态对健康是一种潜在的危险因素，若不积极防治，有时会突然发病，如脑梗死、心肌梗死等。因此杨氏认为，最好的防病延年方法在于调节气血阴阳的平衡，其中理瘀活血法是不容忽视的。

瘀证与活血化瘀方面的实验研究还提示：活血化瘀药有降低血中胆固醇含量、降低血液粘滞度、改善血管弹性与形态、促进血管修复等功效。所以他曾几度以《内经》"冬三月为蛰藏，春三月为发陈"的理论为依据，用综合性的既防病治病，又补益身体，按各人体质状况，配伍组合成传统膏滋药的形式进行"冬令调治"。在他所处的近千张膏方中，均贯穿了寓补于疏的辨证思想，并发现几乎方方都有活血化瘀药，其意在于调畅气血。正如朱氏《丹溪心法·六郁》中所言："气血冲和，万病不生。"他采用了每年一度的"冬令调治"对老年人高比率的"隐性瘀证"予以缓缓微调。方中理瘀活血药味与剂量之多寡，则因各人素体不同而层次井然。他说，冬令进补，应似如细雨渐渐滋润，犹如晨旭温暖柔和，经培本徐徐调理，多能在来年收益。以往患有疾病的，次年可减少发病频率，缩短发病时间，缓和发病程度；以往无明显病痛的则能以更饱满的精神从事各项工作。保健养生、抗衰延年已是当代医学和未来医学之所需求。杨氏的辨证调治、虚瘀并理的科学思路是他在这方面屡获效验的关键。

湿温与湿热病之辨异

湿温与湿热病是两种不同概念的疾病。虽然两者都具有感受湿邪，以脾胃病变为中心，出现脾胃功能失常的共同特点，但在病因病机、临床特征和治疗法则等方面的进一步分析中，却可区分出两类病证之间所存在着的明显差异。

概念

湿温是外感热病中的一个独立病种。在温病学中，按病证性质归类，属于湿热性质。而湿热病指的是湿邪阻于中焦脾胃，湿从热化引起的疾病，属于湿阻之中湿热中阻之证型。

湿温为病，虽然亦是以中焦脾胃病变为中心，但有卫气营血的传变过程。一般病情较重，且大多具有传染性，可以引起流行。它与现代医学的伤寒、副伤寒相类似。其他如沙门氏菌感染、夏季流行性感冒、钩端螺旋体病、急性血吸虫病以及流行性乙型脑炎等某些类型亦颇相符合，也可归属湿温范畴。

湿热病则是湿邪化热，暂时阻于脾胃的病证，无传变过程。一般病情较轻，大多数无传染性，亦不引起流行。湿热病根据湿热侵犯脏腑经络的不同还可发生各种不同的病证。见于湿热中阻脾胃、湿热郁于肝胆、湿热下注大肠等，但均属中焦脾胃湿热范围。如现代医学的胃炎、胆囊炎、肠炎、慢性肝病等某些证型，以及由于湿热中阻、脾胃积热所致的部分口疮、口糜病证和因此而出现的口臭、口甘、口粘等症

342

状，皆可归属于湿热病。

杨氏认为，搞清这两类病证的概念有利于施治。并指出，此湿热病应与薛生白《湿热病篇》之湿热病相区分。后者包括的内容广泛，是薛生白对湿温病证的正局、变局所作的进一步阐发，以其条分缕析、极尽变化的论述，丰富了湿温治疗学的内容。因此薛氏所指湿热病是广义的，主要是对湿温而言，临床不应予以混淆。

病因病机

杨氏分析认为，湿温是感受时令湿热病邪而发生的外感热病。既有里湿内蕴，又夹外感时邪。湿属阴邪，重浊粘滞，与热之阳邪相合而蕴酿成温。故湿温乃为内外阴阳合邪所致。发病的特点：其一，与时令气候密切相关，有明显的季节性。多发生在夏末秋初，大暑至白露湿土主气时节。如吴坤安所说："凡暑月霪雨之后，日气煦照，湿浊上蒸，人在湿浊蒸腾之中，骤发而重者，均为湿温。"这是由于夏秋之季，雨多湿重，气候炎热，易酿湿热而发湿温。其二，以脾胃病变为中心，在湿胜之季，脾胃功能多较呆滞，外界湿热之邪便乘虚而入。薛生白说："太阴内伤，湿饮停聚，客邪再至，内外相引，故病湿热。"是以内湿与外邪相合为病。此湿热之邪始虽外受，然湿土之气同类相召，故病邪入侵，直趋中道，最终归于脾胃。至于病机变化趋势则因各人中气强弱而异。中气实者，病在阳明，病在胃，胃为阳土主燥，发展而为热重于湿；中气虚者，病在太阴、病在脾，脾为阴土主湿，发展而为湿重于热。其三，湿温病机的主要特点是"湿热浊邪逗留三焦，热为湿遏，气机失于宣畅"。病之初起，邪从外受、困遏卫阳，但为时甚短，经卫气之间而入气分。由湿热郁遏清阳，阻滞气机逐渐转盛，湿遏热伏，蕴蒸难解。整个湿温病程以湿热留恋气分阶段时间最长，见证亦最为复杂。病邪可弥漫三焦，波及其他脏腑而有不同临床表现。湿热郁蒸肌肤可外发白㾦，内熏肝胆可形成黄疸，上蒙清窍可见神识昏昧，下蕴膀胱可致小便不利。湿热若蕴久不解常化燥化火，热炽津伤，此则渐由气分、经气营之间入营分，亦可深入营血之间入血分。临床观察要注意传变，主要是"湿从热化"、"耗伤津液"。出现阳明腑实便结，或传营入血所致神昏、动血。因湿热化火极易损伤肠道血络，故易发生大便下血。下血不止可致气随血脱，尤当关注。亦有因湿困日久、阳气受损出现"湿胜阳微"之证候。但多数病湿温者在邪热渐解后，表现为体虚未复，或正虚邪恋之状态，经清余邪、醒胃气、运脾湿等调治，可逐渐恢复。

杨氏分析湿热病之病因病机特点较简练，归纳为"湿阻于脾，热蕴于胃，湿热互蕴，病在脾胃。"他说，湿热病的病因主要在于"湿"。湿邪致病有外湿与内湿之分，表现为"外受湿邪"和"湿从内生。"由于外因是事物变化的条件，内因是事物发展的根本，外因通过内因而起作用。故外湿与内湿相互关联，相互作用，湿热病的发病一般无明显季节性，但仍易受外界气候、环境、饮食等因素的影响。如在长夏梅雨时期为多发，在潮湿地理环境中，像江南地势低、雨水多的地方较常见，恣食生冷、甘肥和嗜酒无度者易诱发等。又因为事物的变化和发展总是内因和外因共同起作用的结果，所以外湿发病，多是通过侵犯脾胃，使湿困于脾，脾失健运。而内湿发病则多由于素体脾胃功能减退或失调，致内生水湿，即所谓的"脾虚生湿"，而脾虚者又易于感受外湿。故对湿热病的内外因均应予以充分重视。然湿热病的病理机制则可概括为"湿蕴化热"。

临床表现

湿温病病程长，临床见证复杂；湿热病亦有多种类型的临床表现，因此主要是两者的鉴别。现以湿温之常见的卫气分型中湿重于热型为例，与湿热病湿热中阻之湿重型和湿热互重型作一鉴别。

湿温证候特点为：微恶寒，身热不扬，每于日晡发热增高，朝轻暮重，稽留不退，常有微汗而热不为汗解。因湿性重浊，湿温常伴头昏重、胸脘满闷、肢体困倦、苔腻脉濡滑等症。而湿热病则无湿温之恶寒、日晡发热和热不为汗解的外感时邪证候，其常见症状为：全身沉重、困倦乏力、纳少、食无馨味、脘腹胀满、大便烂，苔白腻或白滑，口味淡、涩、甜、粘腻或有苦味，脉濡。由于湿性黏滞，湿蕴化热后胶结难解，所以湿热病有时可伴有微热。

辨证

湿温病的辨证在前期阶段主要是辨别湿重于热、热重于湿或湿热并重的证型。此外需辨别卫气营血的传变。杨氏对湿温与湿热病在辨证方面的特色是比较注重望诊，尤其是舌象的观察。他说，古人有"舍脉从症"的提法。对于"湿"之辨证，可以提"舍脉从舌"。

历代的温病学家对舌质舌苔的变化都非常重视，如《温病学》就有专门的章节介绍对温病诊断具有特殊意义的辨舌诊法。杨氏尤其注重望舌辨苔，认为它能直接反映湿温与湿热病共同具有的湿之本质，并能分辨湿热相兼之湿与热的轻重程度，以及湿温在卫气营血各阶段的传变过程。因此舌与苔的辨证是重要的诊断依据之一。

他说，凡临床所见腻苔，多属湿浊之邪内聚；同样，如湿邪蕴结体内，亦常见腻苔满布。湿温在卫气阶段，湿未尽化之时，与湿热病一样，也均可见有厚腻之苔。然湿温与湿热病不同，湿温有传变过程、病程较长，其舌苔舌质的变化亦较复杂。在临床上，根据苔之厚薄、苔之颜色、苔之润泽滑腻或干燥焦裂的辩识，以及舌质之红、绛、紫与舌体之硬、软、缩、颤或胀大等色泽形态的观察，不难区别病之初久、湿热偏异、化热程度，以及传营入血、神昏动风证候的轻重缓急。一般而言，湿温初起苔白薄主在卫表，以湿轻热亦轻。苔厚主里，白厚主湿在气分，以湿邪偏重，湿重于热；白厚而粘腻主湿阻气分，则湿热相兼；苔白腻见舌质红绛，为湿遏热伏，在气营之间，此热邪传营而湿邪未化；苔白滑腻、厚如积粉且舌质紫绛，乃是湿热秽浊郁闭，邪伏募原，属湿温病之一种特殊类型，其临床表现寒甚热微，身痛有汗，手足沉重，系湿邪困遏阳气郁而不伸所致，与伤寒寒邪束表，恶寒身痛无汗之病机截然不同，应予慎别。

湿温病在湿从热化的过程中，舌苔往往亦由白腻逐渐转化为黄腻，甚至黄糙腻或黄糙。黄苔主热，邪在里，主气分之邪，属实、属热。薄者病浅，厚者病深。黄苔多由白苔转变而来，苔黄带白或黄白相兼，为表邪未尽，卫气同病；苔薄黄不燥，为邪热初入气分，津液未伤；苔黄厚腻或黄浊，为湿热内蕴，是湿热病湿热流连气分不解之典型舌苔；苔若黄厚燥腻，是为气分热盛，热重于湿；苔黄厚焦燥，则为湿热久羁，化火伤津，临床证候可伴有口苦燥、喜饮、面红烦热等表现。如热邪深入营血、湿邪悉已化燥，病势尽从热化，津液耗损、血热炽盛，则不见腻苔，此时主要察看舌质，多见舌质红绛、光剥干燥，同时有唇燥渴饮、昏睡或谵语、烦躁，及手足抽搐、斑疹隐隐，甚或下血、衄血、吐血之出血证候。如出血过多，阴血外亡，则气无所附，气随血脱，可出现面色苍白、汗出肢冷、脉象细微等一系列正虚欲脱之险证。杨氏指出，此阶段的舌质以红绛为主，如若热毒深重、热盛致瘀可出现紫舌，是为营血热毒极甚之征。

另外，湿温之舌体变化的观察，对临床亦有参考价值，如湿温在气分证时，舌体形态胀大，舌上满布黄腻苔垢，此为湿热蕴毒之象；如湿温在营、血分证，见有动风之候时，则可见舌体强硬或短缩，以及舌斜、舌颤等征象。

杨氏除强调舌象舌苔辨证以外，认为从对斑疹白㾦的观察中，可了解判断病邪之深浅轻重、津气盛衰及邪正消长的情况，故亦应详察细辨。

杨氏认为，由于生活条件和医疗条件的改善，因湿热久郁气分酝酿而成的典型白㾦，和因湿温病深入营血所致的斑疹，在临床上已不常见。目前多见的是湿温病的卫气阶段，所以熟悉湿温病化燥之前以邪阻气机、湿热逗留阶段气分证的辨证就显得比较重要了。他重申湿温病前期与湿热病辨证区别的焦点为前者夹有时邪而后者无。因此湿热病的辨证也相应简单得多。湿热病属"湿阻中焦、脾失健运"，突出表现为有明显的胃肠道症状，如恶心、胸脘胀闷、不思纳食、四肢沉重、困倦乏力等。除了这些症状以外，苔白腻，口淡者为偏湿重型；若有口苦干、苔黄腻，或出现低热者，为湿热互重型。

治疗

杨氏认为当邪在卫分或卫气之间时，其表邪未解而湿浊尚存，热为湿遏，湿邪尚未热化，是以湿重于热。证见恶寒、身热不扬、胸闷脘胀、苔白滑白腻等。治疗应以清宣化湿为主。他说《温病条辨》的三仁汤方常常被用来作为治疗湿温病邪在卫分、或卫气之间的主方。但三仁汤的处方组成以宣化淡渗为主。虽说具有开上、宣中、渗下之作用，然仅以杏仁开肺，而无明显透泄之力，主要是以燥湿和中、淡渗利湿而泄热。若从湿化热清的角度考虑，湿温除了里有湿蕴，还应顾及外夹时邪。而在三仁汤方中无解表药，故临床应用时宜加疏邪透表、苦辛清热之味。如大豆卷、带叶苏梗、黄芩、连翘和芳香化浊之藿香、佩兰等，可减去通草和滑石。

对邪在卫分、湿重于热的湿温病，杨氏常用的处方：带叶苏梗 12 克　大豆卷 12 克　牛蒡子 9 克　杏仁 9 克　姜半夏 12 克　白蔻仁 9 克（杵，后下）　厚朴 12 克　炒枳壳 12 克　藿佩兰各 9 克　炒黄芩 9 克　连翘 9 克　淡竹叶 9 克　生米仁 30 克　炒陈皮 9 克。

如湿浊偏甚，郁遏阳气。证见寒甚热微、身痛肢重、脘腹胀满、恶心呕逆、舌苔白厚滑腻而秽浊、脉象濡缓，为湿热病邪入募原。予疏邪化浊、宣透募原法。上方去牛蒡子、连翘、竹叶、杏仁，加槟榔、草果、莱菔子、石菖蒲。

若邪渐向气分发展，于卫气之间，湿从热化，湿热并重，出现舌苔黄腻、舌质偏红、口苦干等证，此时津伤征象初露端倪，当以辛凉宣化为主，酌佐清热生津之品，慎防伤津耗液。

因上方治邪在卫分，故上方应去苏梗、杏仁、半夏、厚朴，易入薄荷、花粉、鲜石斛、鲜芦根。

至邪入气分，舌苔转为黄燥或黄糙，口苦干喜饮明显，此为气分热盛、湿邪已化燥之热重于湿。然其虽属热郁化火、津液受损，但舌苔仍燥糙不净，故认为湿邪尚存，湿未尽化。治疗则在清热生津之中继佐化湿之品，使湿无逗留之弊。

对邪在气分，热重于湿的湿温病，杨氏常用处方：炒黄芩15克　大豆卷12克　银花30克　连翘15克　知母12克　天花粉15克　鲜石斛30克　鲜芦根30克　炒莱菔子15克　佩兰12克　郁金12克　淡竹叶15克　炒陈皮9克。

设或邪入营分，湿已尽从热化，见舌质红绛光剥而干，无苔，渴饮无度，甚而出现昏睡、四肢蠕动等热极肝风内动之证，此当予辛凉宣窍、养阴息风为主。方药为：连翘、银花、青蒿、郁金、羚羊角、竹叶、川贝、生石决明、制白僵蚕、玄参、麦冬、鲜生地、鲜石斛、鲜芦根、西洋参。另予安宫牛黄丸，早、晚各1粒化服；或紫雪丹3～4克，1日2次化服。

若邪入血分，出现皮肤紫斑、齿衄、鼻衄，甚至大便下血、舌质红绛等证，为血分热毒燔炽，治当以清热解毒、养阴凉血为主。方予犀角地黄汤加神犀丹。药用犀角、鲜生地、丹皮、赤芍、玄参、麦冬、鲜石斛、鲜芦根、鲜竹叶芯、鲜菖蒲、郁金、连翘、银花、西洋参、羚羊角、生石决明等。大便下血多选用紫珠草、地榆炭、侧柏炭、苏木、蒲公英、仙鹤草等助止血之功。出血量大时，因下血过多，气随血脱，见面色㿠白、出冷汗、脉微细而数疾，则在止血、输血、抗休克的同时急予独参汤益气固脱，或别直参与西洋参合用。若汗液大泄、四肢厥逆、血压体温均下降，脉沉微者，为阳亡虚脱，宜回阳救逆，予参附汤合麦冬、西洋参，在回阳之中顾其阴津。待虚脱解除后，再予调治。

湿温病因病程较长，后期由于湿邪留恋日久，可损伤阳气。叶天士曰："湿热一去，阳亦衰微也。"说明邪却体虚，故视阳损津伤之具体程度，分别以温脾阳、护阴液、润燥相济，促进康复。杨氏调治多用参苓白术散合生脉散加减缓图。

与湿温的辨治相比，湿热病的辨治较容易。杨氏治疗湿热病，主要以湿重型与湿热互重型分类。前者以苦辛燥湿为主，湿去则热无以蕴；后者以清热化湿，予湿热并治。其常用处方为：

1. 湿热病湿重型

制苍术 12 克　姜半夏 9 克　炒陈皮 9 克　川厚朴 12 克　白蔻仁 6 克（杵，冲）　煨草果 9 克　炒枳壳 12 克　藿佩兰各 9 克　炒莱菔子 12 克　带皮苓 15 克　炒米仁 30 克　生姜 3 片。

湿重型如伴有低热，多见于夏秋梅雨季节之痄夏者，体温常波动于 37～37.5℃，可于上方中加黄芩 12 克，青蒿 12 克，竹叶 12 克。

2. 湿热病湿热互重型

川连 3 克　吴茱萸 1 克　炒黄芩 12 克　淡竹叶 12 克　滑石 12 克　白蔻仁 4 克（研粉冲）　佩兰 12 克　大豆卷 12 克　鲜芦根 30 克　生米仁 30 克　炒莱菔子 12 克　川厚朴 12 克　炒枳壳 12 克　炒陈皮 9 克。

湿热病因湿邪侵犯的脏腑经络不同，表现各异。除脾胃为湿困、湿蕴化热致湿热中阻以外，湿热所累而发生的各种不同疾病，治疗上均有相应侧重（此处不作详细叙述）。但湿热中阻之兼夹者，可作适当加减。见风湿互蕴之一身尽痛，选加防风、羌活、白蒺藜、威灵仙等；累及肝胆，可加茵陈、柴胡、过路黄等；累及肠道，可去竹叶、滑石、芦根，加蒲公英、马齿苋、广木香等；累及膀胱，则可予上方加白花蛇舌草、凤尾草、土茯苓等（余不一一赘述）。

注意点

杨氏指出湿温与湿热病在治疗中应当注意，两者均要慎用附、桂、干姜等大温大热之剂。如苔有化燥之势，苍术、草果亦不宜用。有腻苔者，不论黄腻、白腻，均不应用黄芪、白术、甘草、熟地、首乌等壅中滋养补剂，以防留湿不化。在饮食方面，忌甜食与油腻厚味及其他冷饮等。对于湿温病应尽可能截断病邪于卫分或卫气阶段，勿使传变。同时权衡湿与热之间孰轻孰重，结合病人体质，灵活辨证。对于湿热病之饮湿停聚较甚者，可适当选用干姜、吴茱萸，但剂量宜轻微，因湿蕴久易化热，故多选用生姜，生姜有散发水气、止呕健胃之功效，且温而不燥，是治疗湿热病湿重型中的一味辅佐佳品。杨氏还指出，湿温病与湿热病虽皆属实证，但有相当一部分是虚中夹实，即有脾虚之内因。故在湿热清化之后宜予轻灵之味健脾培本，扶助正气，以防湿邪复侵。其中湿温有传变营血至液耗津损者，则宜予健脾气之中养胃津，气阴两顾而善其后。

咳嗽辨治中的"痰"、"热"动因说

咳嗽是肺系疾患中最常见的证候之一。中医学对咳嗽的认识，从其成因来说，认为不外乎"外感"与"内伤"。外感即为"风、寒、暑、湿、燥、火皆令人咳"。内伤则为"五脏六腑皆令人咳，非独肺也"；"咳证虽多，无非肺病"；"咳嗽不止于肺，而亦不离于肺也"。对于咳嗽的病理认识，至清代，沈金鳌在《杂病源流犀烛》中曰："盖肺不伤不咳，脾不伤不久咳，肾不伤火不炽、咳不甚。"除了指出咳嗽病机中肺脾肾三脏病变与咳嗽的关系以外，也阐明了咳嗽所累及脏腑在病变程序和程度上一般是随着病情的延续与加重而由肺及脾、由脾及肾的。

杨氏总结了前人对咳嗽动因的各种论点，联系临床实际情况，更多地接受和继承了"嗽分六气，无拘以寒说"、"痰因热成"的学术观点。他认为无论是外感新起之咳嗽，或是新感引动宿疾的急性发作之咳嗽，其诱发起病之因皆是由于感受外邪，然"风、寒、暑、湿、燥、火"中除"寒""湿"之外皆属阳邪或热邪，可见大多数是为热邪。而即使感受了"寒""湿"，之邪，若在卫表不解，邪则循经入里，或郁而化热，或蕴而热化。至此热邪或者热化之病邪侵袭于肺，肺气壅遏不宣，清肃失司，气道不利，肺气上逆而引起咳嗽。机体为了改变肺气闭塞的现象，则以咳嗽、咯痰之形式通畅肺气、排除病邪。临床上可见有咳嗽、痰多、痰质粘、痰色白或黄等症。至于痰之形成，杨氏解释说，痰字训为胸上液者，本为人身之津液，因"肺气热则煎熬津液，凝结为痰"（《本草经疏》）；《医统》亦谓之："痰则一因于热而已，加之寒字不得"；而《儒医精要》中更有"痰能生火"、"火能生痰"的论述。他把这些强调"痰因热成"重视痰与热之间因果关系的论点，与自己60多年的丰富临床实践经验结合起来，遂形成了一套以清热解毒法为主，治疗痰热咳嗽的基本方剂。方中用鱼腥草、黄芩、野荞麦根，剂量各为30克，杨氏称其为清肺热之主三斧；合以桔梗、前胡，一升一降、宣降肺气；浙贝母、杏仁，清肺化痰、降气止咳；姜半夏、枇杷叶，下气化痰，且均具有和胃降逆之功。

以上方为基本方，临证中如遇外感咽痛、发热者，加薄荷、苏叶、牛蒡子、板蓝根，以疏风解表、清热利咽；痰黄、舌红脉数、热象重者，加银花、连翘、七叶一枝花、桑白皮，加强清涤肺热之力；舌质红少津者，加鲜芦根、鲜石斛以清热生津；苔白腻、头身重、湿困者，加藿香、佩兰以芳香化湿；伴胸脘胀闷者，选加栝楼、郁金、枳壳、厚朴、莱菔子以宽中活血、祛痰下气；对于痰哮气喘者，则加麻黄、射干、地龙以平喘解痉；而对久嗽气逆、痰始终呈白色者，加苏子、紫菀、款冬，凉温并用以消痰下气、定喘止咳。

基本方以大剂清热解毒药为君药。其中"黄芩治肺热"是明代医药学家李时珍的亲身经历体会。《本草纲目》有记载："因感冒咳嗽既久，遍服……诸药，月余益剧。思李东垣治肺热，以一味黄芩汤泻肺经气分之火，遂用片芩一两水煎顿服，次日身热尽退，痰嗽皆愈。"杨氏则在此基本方基础上，增加鱼腥草、野荞麦根各1两，清泄肺热，治疗痰热咳嗽。此方，在临床上反复应用，对外感咳嗽，疗效显著。

对内伤咳嗽，气血阴阳体虚之人，感受外邪而日久不愈者，应予以局部、整体兼顾。杨氏认为，外感咳嗽是病起于肺，内伤咳嗽是他脏之病累及于肺，但都必须在肺脏受累之后才出现。有人将肺喻之为钟，说肺体属金，非叩不鸣。"六淫之邪，自外击之则鸣；劳欲情志、饮食炙煿之火，自内攻之则亦鸣。"将咳嗽之内外因与病机作了形象说明。故在治疗咳嗽时，应全面考虑内外两方面的因素，以及肺脏本身与他脏的标本关系。杨氏引用《景岳全书·咳嗽》之论曰："外感之咳，其来在肺，故必由肺以及脏，此肺为本而脏为标也；内伤之咳，先因伤脏，故必由脏以及肺，此脏为本而肺为标也。"指出所病脏腑之先后，而言标本之治。杨氏从治病求本的原则出发，以先病为本，后病为标。急则治标，缓则治本。对久嗽肺、脾、肾虚者，分别予标本兼顾。如气阴虚者伍太子参、沙参、麦冬，益气养阴；脾虚者伍茯苓、怀山药、米仁，健脾利湿；气血虚者伍黄芪、当归，益气养血；肾不纳气者伍补骨脂、紫石英，补肾纳气等。在前基本方中加味，寒温清补并施。对体虚久嗽者，在清肺化痰补虚基础上，再适当辅以丹参、莪术等活血行滞之品，用之亦多能增强疗效。

值得提出的是，咳嗽作为一个证候，治疗时必须鉴别各种原发病，针对原发病采取必要的综合措施。对于呼吸道有严重感染者，杨氏以清为主治疗肺热证的辨证思路与现代医学主张以抗炎为主的治疗原则相吻合，为了增强抗炎力度，结合运用对致病菌敏感的抗生素，有助于尽快控制肺热证，使热清则咳亦止。如肺痨应作正规的抗结核治疗；支气管哮喘兼见咳嗽、喉间痰鸣、气道壅塞、呼吸不利而呈现哮喘持续状态，需使用肾上腺皮质激素抗过敏并作缓解症状的处理；肺胀出现"虚满而喘咳"，以咳、喘、痰、肿四症并见时，则宜中西医并施，如强心利尿、纠正水电解质紊乱和酸碱失衡等，有利于促进病情的缓解。肺性脑病出现烦躁、谵语、神志恍惚、嗜睡昏蒙状态时，咳嗽反射已少，而见痰热壅闭于里，阻塞气道，故除药物治疗外，还应采取呼吸机辅助通气、人工吸痰，使呼吸道保持通畅，弥补因缺乏咳嗽反射致使痰涎壅盛，不能排出气道所造成的机体缺氧及二氧化碳潴留。另外，杨氏提出，对于慢性咽喉炎、咽后壁滤泡增生，或咽喉部的异物、赘生物等引起的刺激性咳嗽，以及胸膜炎引起的反射性干咳，均需积极处理原发病。如清除咽喉部位的异物；渗出性胸膜炎胸水量多时，应作胸腔穿刺抽出积液，以解除肺部、气道和心脏的受压症状，从而缓解咳喘之症。总之，咳嗽所涉病证广泛、轻重不一，而咳嗽的微、剧程度与病情的轻、重并不呈正相关。故临床医生在诊治咳嗽时必须重视原发病，及时发现如肿瘤之类的潜在病证，尤其肺部是肿瘤转移的多发部位，应多加注意。各种病证出现痰热咳嗽者，均可参照上方作主证治疗或辅助治疗，并适时作必要的加减。杨氏所强调的重在治则。

偏头痛寒热之辨与用药规律

杨氏辨治偏头痛，根据其发病特点，抓住病机中肝风扰动清空、气血瘀阻血络之共性，以及针对病人的不同体质和不同诱发因素之个性，分为偏热型与偏寒型，从而制订出以息风解痉、通络止痛为主的基本方，并在具体治疗中分别选择相应的滋阴潜降药和温阳活血药，介绍了两种不同配伍的用药规律。

偏头痛属于头痛之一种，又有头风之称，其实一为病证，一为病名，乃一病也，但有新久之分。《证治准绳》说："浅而近者名头痛，其痛卒然而至，易于解散速安也。深而远者为头风，其痛作止不常，愈后遇触复发也。"根据偏头痛之临证所见，多有反复发作、病程较长、暴作之时痛势甚剧，时左时右，时作时止，痛解之间歇期则如常人的特点，而这些表现似与头风之描述相符，故偏头痛亦即偏头风。

病因病机

杨氏认为，对于触发导致偏头痛发作之病因病机，主要应抓住肝风扰动清空、气血瘀阻血络之共性的一面，同时又不能忽视病人的不同体质和不同诱发因素之个性所表现出的偏热与偏寒不同类型的一面。

《景岳全书·头痛》云："久病者，则或发或愈，或以表虚者，微感则发；或以阳胜者，微热则发；或以水亏于下，而虚火乘之则发；或以阳虚于上，而阴寒胜之则发。"指出了不同体质的人易感受不同的病邪。阴虚火旺者，易感热邪，遇微热则诱发；阳气不足者，易感寒邪，遇阴寒则亦引发。阴不足、阳偏亢、感热化火，上扰清空发为偏头痛；阳气虚、阴寒胜、感寒凝涩，清阳失旷亦致偏头痛。因偏头痛属于慢性头痛，久病入络，络脉瘀阻，痛偏颞部，固定不移。由于瘀血不通，故痛作多剧，且经久难愈。

辨证分型

偏热型多于入夏或遇热发作，头痛加重。

阳偏亢者，疼痛甚剧，面红目赤，口渴喜饮，或口苦，溲黄，便秘，舌质红，苔黄，脉弦滑或弦数。阴不足者，常有头面部烘热感，心烦，舌红少津，脉象细数。

偏寒型多于入冬或遇寒而发，头痛加剧。

阴寒甚者，疼痛甚深，肢末不温，多畏寒恶风，舌质淡白或淡紫、舌下有瘀筋，脉沉细或细涩。阳气虚者，面色无华、少气乏力，舌质淡胖，边有齿印，脉沉细无力。

治疗

杨氏制订了紧扣病机、以息风解痉、通络止痛为主的基本方。

基本方药组成：制全蝎 6 克　蜈蚣 5 克　制白僵蚕 12 克　葛根 30 克　延胡索 30 克　蔓荆子 9 克。

基本方解：方中全蝎、蜈蚣搜风剔络，使肝风熄而痉挛解，经络通则痛自减；辅白僵蚕疏风热，化痰积；合葛根助解肌止痉挛；协延胡索活血利气，散瘀定痛；取蔓荆子体轻升浮，引药上行，增强祛风镇痛之功。

临床加减运用：

偏热型对阳偏亢者，选加清热泻火平肝类，如甘菊、夏枯草、龙胆草、黄芩、决明子、生石决明、黑山栀、川牛膝等。对阴不足者，选加养阴清热潜阳类，如生地、玄参、麦冬、首乌、丹皮、牡蛎、珍珠母等。

偏寒型对阴寒甚者，选加温经散寒活血类，如桂枝、川芎、细辛、吴茱萸、毛冬青、王不留行、红花、片姜黄等。对阳气虚者，选加益气温阳活血类，如黄芪、党参、鹿角片、杜仲、当归、鸡血藤、怀牛膝、仙灵脾、淡附片、巴戟天等。

偏寒型偏头痛，若寒象重者，可去基本方中制白僵蚕、蔓荆子，以川芎作引经药。

伴发症状及其用药选择：

偏热型患者偏头痛常伴有头胀，主要是血管扩张、血运加速所致。此类病人或肝阳偏亢、或阴虚火旺，皆属于偏热型。临床上以阴虚阳亢为多见，对其伴发症状的用药选择，应着眼于阴虚生热方面，以滋养凉润为先，壮水之主以制阳光，予滋阴潜降。如伴心悸寐少、梦纷易惊者，加龙齿、枣仁、枸杞子、辰麦冬、合欢皮、磁石；伴高血压或血压偏高者，加泽泻、车前子、茺蔚子、羚羊角；若见目赤明显或结膜出血者，则加旱莲草、制女贞、赤芍、槐米等。

偏寒型患者偏头痛多伴有明显瘀象，常见唇舌黯紫，舌下瘀筋显露，或血液流变学检测指标异常，主要是血运减慢、血液凝滞度增高所致。此类病人或寒凝血滞、或阳虚阴盛，皆属于偏寒型。临床以阳虚寒凝者亦不少见。对其伴发症状的用药选择，应考虑阳虚生寒的一面，适选温热补阳药，益火之源以消阴翳，予扶阳退阴。如伴心悸胸闷、旷阳不展者，选加栝楼、薤白、桂心、桂枝、干姜、吴茱萸、细辛、附片；此型伴高血压或血压偏高者，若同时见有四肢指趾端冰冷、麻木、畏寒，脉细而沉，舌质淡紫等症，则可认为是应用桂枝的适应证，而选用较大剂量的桂枝、川芎、杜仲、仙灵脾、巴戟天；对见瘀之征象明显者，加毛披树根、红花、王不留行等。鉴于此型有因寒而瘀之病理特点，故多以温通阳气药与活血化瘀药相伍，期能起协同作用，增强通阳散寒之功，缓解血管痉挛，而达到止痛的目的。

以上两型偏头痛都可以出现恶心、呕吐症状。杨氏对偏热型者，多加川连5克，吴茱萸1克，生白芍15克；偏寒型者，则加吴茱萸4克，姜半夏9克，生姜5片。可见，同为偏头痛。因素体不同，对伴发症状的施治亦迥然有异。

《景岳全书》曰："三阳之火炽于内，治宜清降，最忌升散。""风寒外袭于经，治宜疏散，最忌清降。"指出了里邪与表邪、热与寒致头痛的治疗原则。并强调"暂病者，当重邪气，久病者，当重元气。"故治疗头痛在临证加减时，宜考虑整体因素，从发病季节、地理区域、临床证候、舌质脉象、体质差异等方面细审慎辨。

注意点

杨氏认为，基本方中的蜈蚣、全蝎，善搜逐血络。久用可耗阴血，故宜遵循中病即止之原则，一般适于偏头痛急性发作期，待痛势大减之后，逐渐减量撤去，不宜久服。头痛缓解之间歇期，宜以辨证治本为要，缓缓图治，可减少发作次数，甚或能够痊愈。

临床举例

杨氏根据临床所见，认为偏头痛以偏热型为多。杨氏以基本方加味，制成"头痛灵合剂"，经20余年的长期临床运用和观察，治疗偏热型偏头痛，疗效明显。对于相对较少见的偏寒型偏头痛，他仍予汤剂治疗。

兹举例如下：患者，女性，40岁。反复右侧偏头痛5年，均发于冬、春季节。病起于东北高寒地区，痛甚时伴有呕吐，无泛酸，不欲饮。头痛发作时经服多种止痛药，略有缓解，未尽愈。来诊时适值隆冬，头戴棉帽，畏风怕冷，四肢冰凉，舌质淡，脉细而涩。杨氏综合患者的发病情况与临床病证，认为是寒邪侵袭，渐致血凝而痛。寒主痛，瘀亦可致痛，此乃寒瘀相结。其病因病机与反映于体表之舌、脉及诸症状均相符合。即予温运散寒、活血解痉之剂。并考虑患者病起已五载，体质偏虚，所幸脾胃无损、胃纳尚好，有条件予温通补虚并进。立方：制全蝎6克，蜈蚣5克，葛根30克，延胡索30克，川桂枝12克，川芎18克，吴茱萸4克，党参15克，生姜5片，细辛3克，王不留行12克，毛冬青15克，生黄芪15克，防风9克，羌活12克，白芷9克。以上药加减持续服药2个月而愈。后来杭探望杨氏致谢，病已十余年未复发。

杨氏认为，任何事物都有其起主导作用的方面，疾病的主证和伴发症则是疾病的主要矛盾与矛盾的主要方面。将主要矛盾及矛盾的主要方面一起抓，才能解决问题。杨氏在这种哲学思想的指导下，合理而正确地运用辨证施治。他治疗偏头痛，是在确立了总体病机后，以解决主要矛盾的基本方为中心，采取了基本方与机体内环境相结合的辨证方法，并以寒热为纲，分而辨之。既抓住了疾病的本质，又为疾病的病机转化创造了条件。使主药能在适宜的内环境中起作用。

杨氏治疗偏头痛的方法也反映了他的辨治风格、特色及用药规律。药恰病机，配伍严谨，条理井然；寓治标之中兼顾其本，使标本同治而相得益彰。

附　杨氏治疗头痛的常用方药

外感头痛

风热头痛基本方：薄荷 6 克　野菊花 9 克　黄芩 15 克　银花 30 克　大力子 12 克　蝉衣 9 克　苍耳子 9 克　鲜菖蒲 12 克　地栗苗 12 克。

此方以疏风清热为主，治风热表证之头痛。不易久煎，另予鲜芫荽代食品。

风寒头痛基本方：苏叶 9 克　荆芥 9 克　桂枝 6 克　羌活 9 克　白附子 3 克。

此方有祛风散寒胜湿的作用，治外感风寒及风寒夹湿之头痛。

临床加减运用：临证在分辨风热头痛或风寒头痛之基础上，可根据头痛牵涉部位作适当加减。如痛及巅顶，加藁本、细辛；痛连后颈项背，加葛根、片姜黄；疼痛牵至两颞侧，累及前额，加川芎、蔓荆子、白芷；见鼻流清涕，加辛夷；鼻流脓浊涕、眉棱骨痛，则黄芩剂量改为 30 克，易苍耳子和蝉衣剂量各为 12 克，另加制白僵蚕、香白芷。

临床上还常见因鼻炎经久不愈而为慢性鼻炎所致的头痛。其因往往是气虚、卫表不固，易遭外邪侵袭，屡屡发作，可用玉屏风散配伍。治这类头痛的常用药物为：黄芪、防风、白术、辛夷、蝉衣、鲜菖蒲、川芎、甘草、藿香等。

内伤头痛

临床上内伤头痛分型较多，有肝阳头痛、痰浊头痛、瘀血头痛及气虚、血虚、肾虚等虚证为主的头痛。杨氏认为，头为诸阳之会，唯风独到。各种类型的头痛，当发作剧烈时，一般以实证、标证为主。临床所见亦以肝阳头痛为多，或夹痰浊、或夹瘀血、或虚实相兼。在杨氏诊治的头痛病例中，肝阳头痛居于首位，故此以该型为例，归纳其常用方药。

杨氏认为，肝阳头痛与七情因素密切相关，时见血压偏高，是由于肝火内郁、肝阳升动，上扰清空所致。治疗宜清肝息风潜降为主。

肝阳头痛基本方：夏枯草9克　龙胆草9克　甘菊9克　青葙子9克　决明子30克　生石决明30克　钩藤12克　制白僵蚕12克　丹皮6克　川牛膝9克　黑山栀9克　黄芩12克。

以上方清热凉肝、息风潜阳，治肝火偏旺、肝阳上亢之头痛。

临床加减运用：头痛明显者，适加蜈蚣、全蝎；若无出血倾向可在清肝息风镇痛药中加川芎、葛根、延胡索、泽泻，剂量宜大；头痛暴烈、脑压偏高者，加用羚羊角、车前子、茺蔚子、泽泻；对阴虚火旺者，加玄参、生地、首乌、麦冬；伴心悸少寐者，加龙齿、枣仁、合欢皮、磁石；若有目赤或结膜出血者，加槐米、旱莲草、制女贞、赤芍、羚羊角等。

肝胆病的"湿""热""滞""瘀"偏异辨析及辨治方法

杨氏认为，中医学与现代医学在对肝胆脏腑的起始发生、组织解剖，以及代谢功能等方面的认识有许多相通之处。认识这一点，对从肝胆病复杂的病理机制中找出其共性，进行辨证施治是十分有利的。

中医学认为肝与胆相表里，经脉相互络属；胆附之于肝，内藏精汁，来源于肝。现代医学研究证明，肝胆都是从内胚层分化而来，先是肝的始基从内胚层形成的原始消化管上分化出来，继而胆管与胆囊又从肝的始基中分化出去。肝胆之间则由肝总管与胆囊管汇合而成的胆总管联系起来。人体内许多物质代谢，如蛋白质、糖类、脂肪、酶、激素、维生素、电解质、胆色素、药物和毒物等代谢，都与肝有着极其密切的关系。肝有肝动脉和门静脉的双重血液供应，且有丰富的血窦等特殊微细结构，使肝细胞与身体各部分之间的物质交换非常方便。肝一方面对从消化道吸收进体内的营养成分进行加工处理，消除或减轻有害物质对身体的影响；另一方面通过肝动脉的血液运输，将经肝细胞加工后的许多产物释放至血液，从而影响和调节机体的代谢与生理活动。但肝细胞也很容易受内外环境的影响而发生病变，并反映在机体的许多方面。如当肝细胞病变时，肝内酶的代谢也受到干扰，酶的活性就发生改变，并反映在血清检测中。

胆汁是由肝细胞分泌的，刚分泌出来的胆汁呈金黄色或橙色，称为肝胆汁，而储存在胆囊中的胆汁是已被浓缩了的，外观呈暗褐色，称为胆囊胆汁。两者有所不同，肝胆汁呈弱碱性（pH7.4），含固体成分 3%～4%；胆囊胆汁因碳酸氢盐被吸收呈弱酸性（pH6.8），含固体成分占 16%。胆汁的内涵区别，与泛溢于肌肤形成黄疸的色泽亦有一定关系。

　　杨氏认为，在现代临床诊治中，应知己知彼，中西医融会贯通。肝具有丰富的双重血供、旺盛而活跃的物质代谢，以及肝与胆在解剖、生理功能上的联系等，与中医学的肝藏血、主疏泄、喜条达之理论，及"肝之余气溢于胆、聚而成精汁"的说法相吻合。所以，当中西医面对同一对象时，在认识上应异途同归。肝藏血，即肝对血液具有调节的作用。"人动则血运于诸经，人静则血归于肝藏。"这就是说人体血流量的增减情况与肝主藏血功能有关。肝主疏泄条达，有舒展、通畅的意思。其与人体气机的升降、调畅相关，而气机是人体脏腑功能活动基本形式的概括。只有气机调畅，升降正常，人体的内脏生理活动才能保持正常，气血才能维持和平。由于肝胆相隶，肝气的疏畅与否，与胆汁的通利关系密切。大部分疏肝理气药也都有不同程度的利胆作用。故杨氏将肝胆病同辨共论，是有一定理论基础及实践经验体会根基的。

　　杨氏认为，肝胆病除与气血有关以外，其生理功能、病情演变与"脾"亦密切相关。《金匮要略》："见肝之病，知肝传脾。"指出肝病会影响于脾。事实上，肝与胆、肝与脾、脾与胃、胆与胃，同属消化系。其脏腑相连，又为表里，故脏病及腑、腑病及脏、脏脏同病、腑腑合病亦自然在情理之中。临床上也就有肝病及胆、胆病及肝、肝气犯胃、肝病传脾以及胆胃合病等各类病证的出现。然肝胆病虽证型不一，而病因病机和治疗大法，则仍有其中心病理与共同治则。杨氏为此根据自身经验体会，对肝胆病中临床最常见的几种病证在辨治方面作出了精要的概括，有利于在复杂纷繁的病证分辨中抓住简要的，这是行之有效的根本性纲领。

病因病机

杨氏认为，肝胆病共同所有的主要病理特点，可概括为"湿"、"热"、"滞"、"瘀"。其病因病机一般有三个因素，即情志、饮食和湿热。

情志因素：因情志抑郁或暴怒伤肝，使肝失条达、疏泄不利。肝气郁结日久，则气机失畅，以致气滞血瘀。由于气不行血、血不流畅，而影响肝藏血之功能；由于肝失疏泄、气机不调，而影响脾胃消化功能和胆汁的分泌与排泄。见胃气不降、脾气不升、胆汁壅滞，出现"肝气犯胃"、"肝脾不和"、"肝胆湿热"诸证。由于胆以通降下行为顺，情志郁结，可使胆汁排泄失常，湿热内生，又会影响到肝，故肝胆证候往往同时并见。因此，有人称肝为刚脏，易动难静，受内外之邪所伤，失条达之性，则肝气横溢波及他脏而不独本脏受病。肝的这种易犯他脏的横逆之性，与现代医学提示肝具有庞大而极为旺盛的代谢能力有一定关系；与肝中的酶类，对各种干扰代谢功能的刺激极其敏感，并立即表现出酶活性发生改变，以致直接影响各脏器代谢功能的现象亦相一致。这一些反映于机体阴阳变化失衡的现象，则是肝功能活动的太过，消耗了一定的营养物质；而营养物质的新陈代谢过于活跃，又势必会消耗一定的能量。肝脏的阴阳消长平衡失调，可表现为肝阳的偏亢和肝阴的不足，继之还可累及肾、肺等，如肝肾阴虚、肝火犯肺等。

364

饮食因素：因嗜饮暴食，过食油腻，饮食不节，损伤脾胃。王孟英说："脾伤湿聚曷云有余？盖太饱则脾困，过逸则脾滞，脾气困滞而少健运，则饮停湿聚矣。"过食伤脾，脾失健运，脾虚湿困，则痰湿内生，阻于肝胆，使肝失疏泄，胆汁排泄不畅而发病。这种过分的饱食膏粱厚味还可加重肝对脂类代谢、糖代谢的负荷，造成肝细胞内脂肪堆积而引起脂肪肝。由于酒湿与食积之浊气蕴滞不行，壅塞中焦，脾土壅滞使肝失疏泄，气血郁滞而瘀阻成积。

湿热因素：因湿与热合而为病。此有两个方面。一是先有内伤，再感客邪。如薛生白曰："太阴之伤，湿饮停聚，客邪再致，内外相引故病湿热。"湿热侵犯肝胆，肝失疏泄，胆汁外溢，浸渍于肌肤。二是先因于湿，再因饥劳而病。脾胃运化功能受损，湿浊内生，郁而化热，湿热熏蒸肝胆，胆汁不循常道发为黄疸。故湿热可为外感，也可为内生；可侵犯肝胆，亦可蕴结于脾胃；可以暴发，也可徐缓；可出现黄疸，也可无黄疸。《内经》曰："太过者暴，不及者徐，暴者病甚，徐者为病持。"对肝胆病湿热证中之黄疸型和无黄疸型病毒性肝炎而言，前者发病暴而甚重，后者则多发病徐缓。湿热郁滞肝胆，有黄疸不一定就是病毒性肝炎，需要辨病。湿与热，孰轻孰重，亦应分明。及湿热久蕴气滞，必多内瘀，均宜慎辨。

此外，虫积也可助肝胆湿热，影响肝气疏泄，胆汁郁滞而发病。胆囊或胆道术后粘连，影响气机调畅，同样可阻碍胆汁的排泄。注意热象、气滞与瘀象之偏颇。

综合肝胆病的病因病机，一般初病在气，多为气滞，久病在血，而为血瘀。刚发病时，以"肝胆气滞"、"湿热蕴结"为主，久病不愈时，则更多见于"气滞血瘀"、"虚实夹杂"。

一、几种胆病的辨证施治

（一）急性胆囊炎

杨氏将该病的病因病机归纳为"肝胆气滞"、"湿热蕴结"。临床治疗应按不同体质、受邪轻重及发展趋势，区别"热重"或"湿重"。

辨证施治

1. 热重于湿

证候：发热恶寒，胁痛口苦，恶心纳呆，便秘、溲黄短赤或目黄，舌苔黄腻，脉弦数。

治法：清热除湿，疏肝利胆，兼通腑气。

基本方：柴胡 10 克　黄芩 30 克　姜半夏 10 克　川厚朴 12 克　茵陈 30 克　黑山栀 9 克　生白芍 15 克　枳壳 12 克　生军（后下）9 克　玄明粉 9 克　生姜 4 片。

上方系《伤寒论》之大柴胡汤、茵陈蒿汤、大承气汤三方的综合。因热重湿滞，暂去甘味之红枣。

加减：苔厚腻胀甚，加炒莱菔子 15 克；恶心呕吐，加川连 5 克，吴茱萸 1 克；口苦干，加鲜芦根 40 克；痛甚，加延胡索 30 克；无黄疸可去茵陈。服药后，如腑气得通、痛胀缓解，去玄明粉，生大黄改同煎。因此证型常较重，不及时控制易于变化，甚或可出现感染性休克，如化脓坏疽型重症。对见有血压下降，体温低，全身情况差，脉细弱者，慎用峻泻剂，而予安宫牛黄丸、至宝丹等。而清热利胆解毒之剂仍宜重用。

2. 湿重于热

证候：发热恶寒轻，胁痛隐隐，以胀为主，口淡、晨起口苦，纳呆滞、恶心，小便黄、大便不燥结，苔白厚腻或微黄，脉弦细或濡数。

治法：温运化湿，疏利肝胆，佐以清热。

常用方：制苍术12克　厚朴12克　姜半夏12克　陈皮9克　柴胡9克　郁金12克　过路黄30克　炒黄芩15克　白蔻仁粉（冲）6克　川连4克　吴茱萸2克　炒枳壳12克　广木香6克　生姜4片。

对于湿重于热型，杨氏认为，《内经》"诸湿肿满皆属于脾"，总结概括了湿重于脾的联系。湿重必碍及于脾，而致脾失健运。该病部分病人往往原有胃肠道方面的病史，脾胃之间互为表里，互为因果。治疗方面，选平胃散、左金丸、四逆散三方合用加减，以温运利胆兼清热之法与之。药中病机，肝胆脾胃同治，一般皆能取效。

附　胆道蛔虫症

该病属中医"蛔厥"范畴。古人对驱蛔治疗有"得酸则静"、"得辛则伏"、"得苦则下"之说。治胆道蛔虫症，杨氏常用方药为：乌梅15克，山楂15克，川楝子12克，花槟榔15克，雷丸9克。煎汤空腹服，有一定疗效。

胆道蛔虫症是常见的急腹症。一般单纯胆道蛔虫症可用保守疗法治愈。但若合并胆道结石、炎症、出血或胰腺炎，或胆囊穿孔等，需根据病情和手术适应症，及时进行手术治疗，以免延误治疗，导致严重后果。

（二）胆道术后粘连

术后粘连是外科手术后的一种常见并发症，因粘连再度手术而形成手术次数越多、粘连越重的病例并非少见。杨氏将常见的胆道术后粘连分为早期、中期、后期。分期时间无严格的界限，一般以术后 1 个月左右发病为早期；术后 1 个月至 3 个月左右发病为中期；术后 3 个月以后及反复发作的皆为后期。因各期病机、证候有所侧重，临证应以辨证为主，分期仅作参考。

由于胆道术后粘连，影响了气机的调畅，致气滞不通而发生胁腹痛。又因气机不利，使肝胆在分泌和排泄胆汁的功能上，不同程度地受到障碍，故还常遗有胆汁郁滞。概括其病机，主要特点为"气滞血瘀"。但早期多偏热象，夹有湿热；后期多偏虚象，虚瘀并见。

辨证施治

主证：阵发性胁腹痛，发作时腹内时有气块攻窜，矢气或排便后症状多有缓解。

治则：以祛邪为主，予理气疏肝、祛瘀通络。

分期辨治

1. 早期　湿热偏重，气滞夹瘀

伴见证候：可有低热，口苦干、恶心，大便燥结，苔腻而黄、或白腻微黄，脉细弦带数。

治法：清热利胆，行气活血，缓和拘急。

常用方：过路黄 30 克　败酱草 30 克　蒲公英 30 克　柴胡 9 克　炒黄芩 12 克　郁金 12 克　姜半夏 9 克　川厚朴 12 克　炒枳壳 12 克　炒莱菔子 9 克　王不留行 9 克　制延胡索 30 克　赤白芍各 12 克　制军 9 克。

2. 中期　气滞血瘀，兼夹湿热。

伴见证候：脘腹胁肋处胀滞不舒，时口苦，大便欠畅，苔腻微黄、舌下可有瘀筋显露，脉象弦细。

治法：疏理肝胆，活血行瘀，佐以清化。

常用方：柴胡 9 克　枳壳 12 克　郁金 15 克　炒三棱

12克　炒蓬术12克　丹参30克　赤芍12克　制延胡索
30克　桃仁9克　川厚朴12克　蒲公英30克　广木香9
克　失笑散12克（包）　参三七粉3克（吞）

3. 后期　气血瘀滞，虚实夹杂。

伴见证候：痛势隐隐、反复发作，面色少华，时有头
晕，舌边或夹瘀点、舌下瘀筋多明显，脉象细弦或细涩。

治法：活血行气，补益气血，并理肝胆。

常用方：丹参30克　郁金12克　川芎12克　枳壳
12克　广木香9克　蓬术12克　炒三棱12克　白檀香6
克　黄芪30克　党参15克　炒当归12克　制延胡索30
克　柴胡9克　失笑散12克（包）　参三七粉3克（吞）

杨氏指出，胆道术后粘连的分期治疗，是按临床证候的
一般发展规律，结合病理变化的发展特点，从局部病变对整
体影响的不同侧面来区分所作出的简易分型。此分期旨在
强调气滞血瘀的本质，以及注意湿热夹杂和发作日久气血俱
虚的侧重点。掌握病变由湿热偏重到气滞为主，由气滞偏重
到血瘀为主，直至虚瘀并存，这样一个从实向虚实夹杂转化
的演变过程，有利于对标本虚实复杂病情的提纲挈领，进行
更准确的合理治疗。但应当说明，此分期与在发作时病情的
轻重程度无一定的关系。术后早期和后期均可出现严重的粘
连，这是许多因素所决定的。如出现索带粘连、肠道有绞窄
情况，须予手术松解。但在术后早期进行疏理调治，可减少
并发症的出现或缓解症状，尽可能免去再次手术之苦。

二、脂肪肝的辨证施治

近年来，临床上脂肪肝有增多趋势。主要表现为肝细胞
内的脂肪堆积。脂肪肝的形成，可以有多种原因，但绝大多

数是因甘油三酯（TG）堆积所致。杨氏认为，由于脂肪肝在临床上是以肝肿大为最常见的症状，故可归于中医学的积证范畴。脂肪肝的诊断，其确切的依据是肝活体组织检查，而目前临床上多以 B 超和 CT 结合临床资料作出诊断。对于一些复杂病例，有时还需借助同位素扫描。脂肪肝的临床表现，因其与肝脂肪浸润的程度成正比，当肝内过多脂肪被分解后症状可减轻或缓解甚至消除，所以绝大多数病人预后良好，但极个别可因肝细胞内堆积的脂肪过多，融合成脂肪囊肿，囊肿破裂导致肺栓塞而猝死。因此，去除致病因素，积极调治，仍属很有必要。

脂肪肝的病因除去遗传性、家族性的因素外，肥胖、糖尿病、皮质激素及药物、毒物损伤也是较多见的原因。然而最常见的病因是饮食与营养。中医学认为，由于饮酒过度，或嗜食肥甘厚味，酒食内伤，滋生痰浊。因湿浊内停、痰浊阻滞，形成气机郁滞、血脉瘀阻，以致气、血、痰浊互相搏结，聚滞为积。另外，蛋白质缺乏也被认为是引起脂肪肝的重要原因。中医学在这方面则早有关于营养缺乏、以虚为表象的论述。如《景岳全书·积聚》谓："凡脾肾不足及虚弱失调之人，多有积聚之病。"《活法机要》说："壮人无积，虚人则有之。"这种论述说明正虚之人，功能减弱，易于留滞。肝代谢功能失调的人，脂蛋白分泌相对下降，或某些蛋白质合成受阻，不能形成载脂蛋白，可导致甘油三酯积存而成为脂肪肝。

杨氏认为，脂肪肝的病理特点与其他肝胆病一样，也以"湿"、"热"、"滞"、"瘀"为主纲。由于"滞"、"瘀"为积，形成脂肪肝，其病理变化在于痰结、气滞、血瘀。从临床征象归类，应属"痰浊壅阻"、"瘀血阻滞"，而以"痰瘀交阻"

为最常见，或有湿蕴化热，或有久病脾虚，或以滞瘀并见，或以阴虚夹瘀。因脂肪肝与肝脾两脏的关系最为密切，其虚证表现多为脾气虚弱或肝阴不足。然杨氏指出，脂肪肝毕竟是以实为主，故其积滞之实亦相随而贯穿病机始终。

辨证施治

杨氏认为，脂肪肝轻者可无明显症状，重者尚可因并发症而危及生命，虽临床表现不一，然病本则同，皆以滞瘀为主，且所幸后者仅属少见，但应以防为治。杨氏根据脂肪肝在临床上是以"痰瘀交阻"为多见的状况，拟定了治积滞基本方，以其为核心，随证加减。旨在抑制体内甘油三酯的合成，清泄已瘀滞之积，促进血流畅通。

主证：肝肿大，右胁腹胀或疼痛。偶有压痛，或伴反跳痛、发热。少数有轻度黄疸。重症可有腹水和下肢水肿。

治则：以泻实为主，予祛痰浊、消积滞。

分型辨治

1. 痰瘀交阻

伴见证候：右胁腹胀而满，右胁腹肝肿尚软，面色偏黯，舌质淡、苔白腻浊、舌下可见瘀筋，脉弦而滑。

治法：化浊行瘀，消积疏理。

基本方：炒莱菔子12克　姜半夏9克　王不留行12克　莪术15克　虎杖根30克　决明子30克　生山楂15克　川厚朴12克　炒枳壳12克　泽泻30克　丹参30克　生麦芽15克

2. 痰浊偏重

（1）脾胃积热，夹有瘀滞

伴见证候：右胁腹胀满，肝触之质软，可伴胸闷、脘胀、身热不扬、口内出气臭秽，舌质红、苔黄厚腻，脉弦而滑数。

治法：清化湿热，行瘀消积。

方药，基本方去虎杖根、决明子、丹参。选加黄连、黄芩、蒲公英、连翘、藿香、佩兰、苍术、白蔻仁、葛花、全栝楼之类。

（2）脾虚湿胜，虚瘀兼夹

伴见证候：右胁腹痞满，肝扪之柔软，身重体倦，舌质淡红、苔白腻、舌下有瘀筋，脉弦细。

治法：健脾燥湿，行气活血。

方药：基本方去虎杖根、决明子、丹参。选加炒米仁、茯苓、炒扁豆衣、怀山药、砂仁、苍术、佩兰之属。

3. 瘀滞偏重

（1）肝郁气滞，血脉瘀阻

伴见证候：右胁腹胀滞而痛，肝触之可有压痛，面色黯褐，舌质或黯、或边有瘀点、舌下瘀筋显露，脉象弦劲或弦而坚涩。

治法：理气行滞，消瘀散结。

方药：基本方去姜半夏、莱菔子、泽泻。选加川芎、木香、青皮、大腹皮、三棱、桃仁、制延胡索、失笑散之类。

（2）肝阴不足，虚瘀并现

伴见证候：右胁腹隐约作痛，肝扪之疼痛，面色黯滞，或见心烦、低热，舌质红、苔少津、舌下瘀筋明显，脉象细弦略数。

治法：养肝清热，活血消滞。

方药：基本方去莱菔子、半夏、川厚朴、泽泻。选加赤芍、郁金、牡蛎、当归、丹皮、制首乌、延胡索、白芍之味。

重症脂肪肝的药物加减运用：脂肪肝偶有出现急腹症样表现，因肝包膜受伸胀，肝韧带被牵拉，脂肪囊肿的破裂和发炎等，出现肝区疼痛严重，反跳痛，发热，白细胞计数增高，胆汁流出受阻，直接胆红素增高，血磷增高和高胆固醇血症；少数因红细胞存活期缩短，出现大细胞性溶血性贫血，间接胆红素增高；个别因腹水和水肿致血清电解质改变，见低钠和低钾血症。对重症脂肪肝，除抗炎、纠正电解质紊乱等对症处理外，中药治疗仍可在辨证基本方的基础上，根据所伴证候作必要增减。如出现黄疸者加茵陈、焦山栀、岩柏、马蹄金等；热势高加败酱草、连翘、半枝莲、石见穿等；腹水出现可加马鞭草、平地木、水红花子、益欢散；下肢水肿加车前子、益母草、过路黄、坎镇散等。出现腹水和水肿时，药物的运用基本上与肝硬化腹水处理相似。运用得法，利于病情转化。

杨氏认为，脂肪肝系肝代谢性疾病，需与其他的肝病变相鉴别，如脂肪肝与肝炎后肝硬化、肝肿瘤等区别。就其病因，前者多为饮食因素发病（除遗传、药物、妊娠等特殊因素外），后者可因感受外邪、情志因素、饮食劳累等多种因素起病；在病理特点上，虽皆与"湿""热""滞""瘀"有关，但前者实多虚少，后者始则以实为主，继则虚实相兼，甚则可虚极兼实；在临床证候上，前者面色初起红润，渐而黯滞，但以黯褐色为多，形体偏于肥胖，脉象以弦滑带涩为主，后者面色初起即姜黄，渐而黯滞，却以灰黯带青色为多，形体偏于消瘦，脉象以弦细紧涩为主；在预后方面，前者只要去除致病因素，适当调治，可较快好转痊愈，当然，其恢复正常所需时间的长短，视肝脂肪浸润的程度而异，但后者的预后一般较差。

杨氏以为治疗脂肪肝还应全面了解患者的饮食状况。如在亚非拉美热带地区的儿童，由于缺乏蛋白质和维生素所引起的儿童重症营养缺乏病，就是以体重减低和脂肪肝为突出表现，并有皮肤色素减退及蛋白质缺乏性水肿。此类病人，只要给予足量的蛋白质饮食就能有效地去除肝内积存的脂肪。而目前我国多见的成人脂肪肝病因完全不同，杨氏前述的辨治用药也仅对后者而言。对于因脂肪堆积合并维生素缺乏而导致的舌炎、口角炎、皮肤瘀斑、角化过度和周围神经炎等症状，可在去除肝内脂肪的同时，补充维生素。

对当前我国的成人脂肪肝，仍应以去实为先，即使对虚瘀夹杂的病人，亦不能轻易应用壅补、骤补，意为实多虚少，虑其瘀滞甚于虚损，而勿犯实实之戒矣。

以上杨氏对于几种常见肝胆病的辨治方法中，有以热重、湿重偏异进行辨治；有以早、中、后分期，抓住气滞血瘀为本，由湿热偏重，渐向气滞为主、血瘀为重、虚瘀并现方向转化的辨治；亦有以痰瘀交阻为基本型，对偏于痰浊和偏于瘀滞进一步以湿热、脾虚、气滞、肝阴不足各有侧重的更细分型辨治。由此而体现了杨氏在对各种不同病证辨证施治时，所采取不同形式与方法的辨治特色。从中也不难看出其辨证思维的逻辑性与用药层次的严谨性、合理性。

老年病证以"虚""瘀"
为纲的辨治特点

随着我国人群平均寿命日趋延长、老年人日益增多，以及对生命质量所提出的更高要求，促进了对现代老年病的防治和抗衰老的研究。杨氏认为，中医在老年病的防治、抗衰方面已积累了丰富的临床实践经验，具有一定的优势，但在微观动态观察和认识方面，还需与现代医学共同研究探讨，不断充实融合，以利发展。

近年来，国际上对衰老不断的提出一些新的学说与假设，如遗传学说、自由基学说、免疫学说、程序衰老学说、差误学说、有害物质蓄积学说、消耗学说、唾液腺激素缺乏学说及体细胞突变学说、染色体异常学说等。然至今，各学说尚难单一解释整个衰变过程，故还有人提出多元学说。

杨氏认为，这些学说所阐发的论点，许多方面是与中医学对衰老的认识有相吻之处。他主张以中医理论为基础，立足本说，参阅旁系，多元吸纳，完善自我。他说，当前共同致力于老龄问题的有老年生物学、老年医学、老年社会学。其中老年医学，包括了基础、临床、预防、康复、流行病学等，均从减少疾病发生、阻止疾病发展这一环节来控制组织功能的衰退，力图将生命过程中的疾病，减少到最低限度。因为只有无病才能健康，应当综合各种影响健康长寿的因素，增加有利因素，去除不利因素。力争拉大生物学年龄与时序年龄的差距，从而延长中年期与初老期，缩短急速突变的衰老期，使人类在老年期依然拥有旺盛的精力和浓厚的情趣。在长寿期，能够保持高年不衰，以健康、稳定、平静的形式生活，颐享天年，无疾而终。这是老年医学所期望达到的，将来亦必然能实现的最终目的。

随着时代变迁，医疗水平的提高，疾病谱也有了很大变化。杨氏诊治的对象，已从20世纪50年代以传染病较多，而逐渐变为以治疗老年病为主。至70年代末，他对诸如心脑血管病及呼吸、消化等系统常见的老年病的治疗，已积累了丰富的经验。在许多方面有其自身独到的见解，兹就杨氏对老年病证病理病机的认识，及辨治过程中以"虚"、"瘀"为纲的临床诊治特点，作择要归纳与简介。

一、体虚多瘀、虚实夹杂与多病性

当前，因纯粹衰老而寿终的人只是极少数。因为能决定和影响人的健康与寿命的原因很多。所以对衰老机制的研究，也应当是多方面的。杨氏说，中医学认为人体少、长、壮、老、死的生命发展，有其基本演变的规律。《素问·上古天真论》曰："丈夫八岁，肾气实，发长齿更。二八，肾气盛，天癸至……。四八，筋骨隆盛，肌肉满壮。五八，肾气衰，发堕齿槁。……八八，则齿发去。"这段描述与遗传论者认为人的生长发育，成熟衰老，乃至死亡的过程是按照遗传程序，遵循一定规律的论点是基本相一致的。

一般人体在45～50岁开始逐渐进入一个由量变到质变的衰老过程。其气血、阴阳从中年起就逐日衰损不足，影响各脏功能。待步入老年期后，人体则不同程度地表现出体内水分和细胞数目的减少、脂肪增多、细胞退化，见精气虚衰、容颜形体改变、内脏机能衰减、日显衰老。老年人由于气血不能内及脏腑，外至皮毛，以"温分肉、充皮肤"，而出现毛发稀淡、皮下脂肪减少、皮肤弹性减退；"液"不能注入骨节髓海以濡润空窍，填精补髓则出现耳鸣、牙齿松落、骨质疏松、骨关节退行性变及记忆力减退、感觉迟钝等现象。又因老年人气血阴阳与脏腑功能之间，皆有虚损可形成不良循环。如血液的循行与"心主血"、"肺朝百脉"、"肝藏血"、"脾统血"等脏器的相互作用有关，故任何一脏的衰损均会引起血行失常。脾虚不能统摄血液；肝失疏泄可致气血不和，特别是心肺气虚，无力推动，运送不力，更常直接导致血行的淤滞，故老年人是为多虚多瘀之体。近年来的现代科学实验的研究及论点亦支持这一观点。然而，人们同时发现，老年人脏器功能衰减与反应下降的进程，在不同个体可快慢不一。即使是在同一时代、同一社会中，每个个体衰老过程都可能有很大差别。因此，先天的体质因素，引起人们的关注。体质决定了人体对致病因素的易感性和病机、证候的倾向性。人之素体，形有坚缓，气有盛衰，脏腑有强弱，复杂而多样。形成这些素体特性的决定作用则是先天禀赋。禀赋素弱，易于早衰，即在40岁之前出现衰老过程，或40岁以后衰老程度较甚，出现过衰。杨氏认为，无论是早衰、过衰或无疾病等客观因素影响所出现自然衰老的自衰，皆提示人到中年以后必然会有虚损、衰退，这是生命过程不可抗拒的自然现象。因而，老年体虚是众说一致的基本观点。具体表现如：老年人心脏起搏传导系统的退行性变引起的心率逐渐减慢，肺功能测定显示老年人残气量增多并导致胸廓逐渐增大，头颅多普勒和CT显示老年人多有脑动脉硬化、供血不足和脑萎缩，内窥镜常提示老年人胃黏膜苍白萎缩，以及胰腺细胞所呈现的退行性变等衰变虚象。

然而老年人出现虚损程度有轻重，时间也有早迟，这在不同个体中差异很大；不同社会、不同时代差别也很大，如《内经》中"五八……"和"八八……"对衰退现象的描述，与现今四十多岁、六十来岁中老年人相比，有很大差别，现代人多显得更有活力、充满生机，衰老已在明显推迟。这种因时代、社会、环境等不同所出现的衰老进程变异，使人们不得不重视后天环境因素对衰老的作用。因此，环境论者除了承认遗传作用之外，更强调了环境因素对生理老化的影响，认为由于环境不利因素造成了细胞的损伤，而损伤的积累，最终导致衰老死亡。

杨氏说，后天因素包括范围很广，有地理环境、风俗习惯、社会的、心理方面的因素，以及因物理、化学、机械、感染、营养、代谢等引起的损伤与变异。若机体不能修复与清除，微小的病变持续存在，长期积累，也可由局部而影响到整体，促使机体加速衰竭老化。如老年人因体虚衰弱，正气不足以达邪，一些病理产物，中医一般所指的痰浊、痰饮、湿热、瘀血等容易蓄积于体内，呈现正虚邪实、虚实夹杂的局面。这在老年人体检中则时有发现。老年人其单一脏器病变的人数并不多，几乎都有两种以上疾病同时并存，或前后相继出现。故老年人还有多病性的特点。老年人多虚、多瘀、多病性病理现象出现的时间和虚损程度与衰老基本呈正相关。

衰老提前或加重的原因目前已成为现代医学研究的主要目标。目前主要有下述一些观点：

1. 自由基的产生与清除之间失去正常平衡，自由基积累的毒性作用促使衰老过程加快。

2. 免疫功能低下，机体识别和排除抗原性物质能力降低，然对自身抗原产生自身抗体能力亢进，从而促进衰变；相反对如微生物等外来特异性抗原的刺激应答反应较差，容易出现继发性免疫缺陷。

3.含有遗传信息的 DNA 受损、结构变化，引起蛋白质生物合成过程中转录和翻译发生误差，导致产生错误蛋白质，加速衰老。

4.蛋白质合成率随年龄增长而减低，细胞内堆积错误蛋白质随年龄增长积累增多，达到一定水平时，影响细胞正常代谢，亦招致衰老与病变。

5.衰老色素，即脂褐质，在心肌、脑细胞中的堆积，妨碍了细胞的正常功能，致衰变提前。

杨氏综合这些衰老机制、生物学变化所涉方面，从中医角度分析，认为主要属于功能低下之"虚"和堆积滞留之"瘀"。亦有显示功能亢进的，如类似中医所谓"阳亢"证。但一般多表现在虚的基础上，如阴虚阳亢证中肝肾阴亏、肝阳偏亢之类。老年人的体质，从其共性特点上归纳，多为虚中夹实、虚中有瘀。机体对代谢产物的清除能力减弱而形成瘀积。这可从血液流变学测定提示血液凝滞度偏高的结果上得到证实。当然这仅是一个病理现象，引起老年人多病的原因是多方面的。除了自身脏器整体功能的衰退外，还在于老年人对发热、疼痛的敏感性降低，反应性差。因自觉症状轻微，不能及时发现疾病，病情拖延日重，逐渐影响他脏。即使在就诊时，因老年人健忘、主诉不清，某些症状也容易遗漏，以至不能作出早期诊断。故杨氏反复强调，对老年人的证治，应详查细审，作一些必要的客观检查，以尽早发现和治疗疾病，在辨证施治中，应熟悉老年人的特点，时常注意虚与瘀的病理特征，抓住其本质，以提高诊断的正确率和治疗效果。

例如，杨氏曾治一白细胞减少症。患者屡用升白细胞药物未效。他详细审问病史后，认为该例白细胞减少与慢性泄泻有关，乃为化源不足。但患者已进温补脾肾正治之法却未取效。杨氏说，用温补脾肾之法能培本去弱，取意较远，未能及时固脱是疗效不显之由。老年人虚泄致脱，补而易涩。应当抓住其因于虚致正气不能固、邪实不能除之病机。予远近相兼、虚瘀并顾、整体与局部结合，既求火土合德，又辅固涩去脱，兼以行滞消积。他在原培补脾肾基础上增加固涩之法，佐以消积助运之品，仅加煨肉果、煨益智仁、炒山楂、鸡内金、莪术数味，连服20余剂，其久泻止，血检白细胞亦随之上升。他说，对白细胞减少者，除作必要的血液检查外，脾胃功能的正常与否也不容忽视。经治不愈者应早作胃肠内窥镜检查，以免遗漏其他病灶。此外，还应注意，老年人由于各脏腑功能减退，肝肾代谢能力下降，病邪与药物均易于潴留的特点。用药应尽量考虑周全，剂量相对宜轻，不要因为使用药物不当，而使临床表现更为复杂，招致治疗更困难。

二、调达理瘀、疏补并施与协调性

老年病的形成多数呈相对缓进型。如原发性高血压、冠状动脉硬化性心脏病、慢性支气管炎等多数从中年起病，延续到老年期；糖尿病、中风、慢性萎缩性胃炎、颈椎病等疾病的形成，亦都有一个较长的潜在变化过程。杨氏针对老年人有数脏多虚、多瘀、多病性的特点，治疗上考虑各脏腑间相互影响、干扰的因素。认为不能只顾一脏不及其他，强调整体综合从本治疗。主张以补虚理瘀法结合病证而缓调取胜。他治疗老年病，以虚瘀为纲，主次分明，配合协调的辨证思路，具体体现于他对各类老年人常发病的证治中。

（一）原发性高血压

随着高血压治疗概念的更新，与之相应的治疗研究也就有了新的内容和新的要求。当前，人们已日益注重从症状与降压的同步效应着手，重审降压的意义，因为血压升高不纯粹是消极的病因病理破坏，血压升高是体内为了克服心、脑、肾等重要脏器血流供求不平衡所作出的代偿反应。所以治疗上不应当只是压制血压升高，而应从全面改善血流供求关系、积极扶持机体的自稳调节能力上，帮助血压升高所要实现的调节反应达到和谐状态，以平息持续的高血压反应。

中医学对该病的治疗正是从"疏其血气，令其条达，而致和平"的法则中，体现中医治病求本的思想。通过整体辨证论治以调节机体系统的平衡，使血压和临床症状均得以改善。这无疑比单纯谋求降压而忽视高血压的并发症，以及由药物治疗所引起的副作用，更具积极的实际意义。故降压最终实现的是自稳调节正常化，减少并发症，提高生活质量，以达健康长寿之目的。

由于原发性高血压系一种慢性疾病，以中老年人居多，故常因久病或老年血液多呈高凝状态而显示出不同程度的"虚"、"瘀"征象。

中医学对原发性高血压常见之眩晕、头胀、头痛、耳鸣等症状有诸多记载，如《素问·至真要大论》："诸风掉眩，皆属于肝。"《灵枢·海论》："髓海不足则脑转耳鸣。"《丹溪心法》提出"无痰不眩"、"无火不晕"之说。《景岳全书》又阐发了"无虚不能作眩。"明·虞抟则论述为"血瘀致眩"。这些理论从不同角度将该病的病因病机归纳为"风"、"火"、"痰"、"虚"、"瘀"。表现有肝阳上亢、肝火亢盛、痰浊壅阻、肾精不足、气血亏虚、瘀血内阻等。杨氏认为，由于以上诸因素作用于机体，导致了气血阴阳的平衡失调，老年人高血压，则反映有虚瘀相兼之共性，即使对肝火偏亢者，亦应虑其有无肾阴亏于下。因"乙癸同源"，肝阴虚甚必然累及肾阴，致肝肾两阴皆虚。临床上见有阳亢风动与阴液亏耗、上盛下虚证候同现且互为因果的。如肝郁化火耗损肝阴，阴不敛阳，致肝阳偏亢，而阳胜则化风化火，风火相煽，灼津耗液。若肝风入络，伤及经络可致血脉瘀阻；另则肝肾阴亏，阴损及阳，阴亏于前而阳损于后，导致阴阳两衰，见多脏器功能的减退。其主要表现为靶脏器心、脑、肾的严重损害。故杨氏特别指出，脉络失和之"瘀"与脏腑亏损之"虚"两因素皆为该病发展趋势之共性。这与当前认为引起血压升高的原始动因是重要脏器血流供求失衡之论点亦相吻合。目前，已有人提出中医所指的内风、瘀血、痰阻等证实际上反映了心、脑、肾的病理改变。认为中医的"肝肾"功能包括现代医学所说的部分神经系统和内分泌方面的功能。中医对高血压产生的内在基础用"肝肾阴阳失调"解释的理论，与西医学认为精神神经、内分泌功能紊乱，肾缺血，血管舒缩功能失调，以及先天遗传因素等阐述的观点有一定相通之处。而对全身小动脉痉挛的病理现象，分析为与肝肾不足、筋脉失养、肝风内动引起的血脉失却柔韧弹性及血液"粘"、"凝"运行失畅有关。故而杨氏主张予重用活血化瘀疗法，改善老年人血液高凝趋势，使血行流畅，从而在根本上改善血供平衡和自稳调节能力。如若直接单纯降压，未改善血供状况，有时反而会激起体内升压机制的反跳，起加剧血压升高的作用。

根据中医理论，涉及高血压病变的脏腑为肝、脾、肾。三脏皆与"血"相关联。"肝藏血""人动则血运于诸经，人静则血归于肝脏"；"脾为气血生化之源""脾主统血"；"肾藏精、生髓、通于脑""精血互生""肝肾同源"等。既然高血压与"血"密切相关，又有"虚""瘀"并存之特点，杨氏在选择抗高血压药物时，尤其注重对血液具有调节作用的中药。如大剂量运用葛根、川芎、赤芍、桂枝、益母草、丹参、毛披树根，以行瘀活血、畅通血流，并以养肝补肾之首乌、枸杞子、生地、杜仲、桑寄生之类顾本补虚。杨氏认为，在突出"虚""瘀"特点的同时，还应注意临床证候的分型，旨在抓主要矛盾的主要方面。以利主药在适合病人证情的不同药剂配伍环境中发挥更有效的作用，这种作用是针对高血压共性与体质因素特异性相结合后所作出的反应。杨氏对肝火亢盛者，予泻肝清火，选用龙胆草、黑栀子、黄芩、夏枯草、石决明、丹皮、玄参、白菊花、决明子、茺蔚子、泽泻、牛膝、赤芍、连翘等；属阴虚阳越者，予滋阴潜降为主，选用生地、首乌、桑寄生、龙牡、鳖甲、萸肉、枣仁、玄参、槐米、牛膝、白菊花、赤芍、丹皮等；对痰湿壅阻者，予息风化浊，选用天麻、钩藤、胆星、姜半夏、石菖蒲、莱菔子、橘红、竹茹、枳壳、泽泻、神曲等。杨氏说，临床证型多各型相兼、虚实夹杂，应酌情选用。对防止脑血管硬化，亦即对血管起到柔韧廓清作用的药有槐米、首乌、杜仲、连翘、地龙、白菊花之类；对血压降低有协同作用的药，如车前子、泽泻、益母草等利水剂，具有增加疗效的功用。杨氏还指出，高血压病人中桂枝的应用要掌握适应证，对血压虽高，四肢指、趾端冰冷麻木、或有怕冷、脉细、舌质偏淡者用之，有利于血管扩张使血压下降。但对有脉细数、烦热、口干、舌红绛之征象者应慎之。另外，杨氏常提及，老年高血压病人多属，"低肾素型"，不宜服用强烈的降压药，降压幅度不宜过大，以引起血液不能上荣脑窍、不能荣养脏腑而出现其他症状。他对老年人的降压治疗主张微调缓降，让患者有一个逐渐适应的过程。通过补虚行瘀、治本理血途径来改善血流供求平衡，达到抗高血压的目的，从根本上稳定血压。

（二）冠心病与心律失常

冠心病是老年人的常见病。由于发病率高，中医和西医在这方面都有较多的研究。杨氏认为，许多研究在认识上异途而同归。西医研究认为，动脉硬化的发生和发展是多种因素先后相互作用的结果。开始时先有动脉内膜损害或功能紊乱，而后发生脂质沉着、血小板粘附聚集，内膜平滑肌细胞增生，最终形成动脉硬化。中医学有类冠心病样症状发作的记载，如《内经》："心痛者，胸中痛、胁支满、胁下痛、膺背肩胛间痛、两臂内痛"，描写了心绞痛的部位；"真心痛、手足青至节，心痛甚，旦发夕死，夕发旦死，"叙述了心肌梗死时循环衰竭和预后的严重性。目前把冠心病多归属于"心痛""胸痹""心痹""心动悸"范畴。

杨氏分析说，冠心病多呈以偏虚为主的虚中夹实之证，在老年人常为不典型表现。当老年人有极度乏力、气短，甚至昏厥时，应予高度重视，考虑有冠心病的可能。冠心病早期可因"寒""痰""饮""瘀""情志"等致病因素导致产生"气滞血瘀"。其病因虽不同，但病理演变趋势则是共同的。因有气滞血瘀和老年人多原有气虚、阴阳虚损之基础，形成气虚无力推动、正虚不能达邪，所致虚中夹痰、夹饮、夹瘀等证。此中"虚"、"瘀"为突出的病理特点，这与现代医学的一些研究尚有相通之处。如高密度脂蛋白（HDL）是冠心病的保护因子，Apo A 为 HDL 的载脂蛋白，ApoA 缺乏时冠心病的发病率就高。据观察，血清中 HDL 降低者多见于中医所指的虚证，而虚证和冠心病的关系可反映在 HDL 的水平上。另外低密度脂蛋白（LDL,含胆固醇及其酯较高）和脂蛋白（a）与动脉硬化的关系尤为密切，如 ApoC 为极低密度脂蛋白（VLDL）的载脂蛋白，VLDL 含甘油三酯较高，当 Apo C 缺乏时可致甘油三酯廓清率下降，引起高甘油三酯血症。Apo B 与 Apo E 也均与 LDL 及其受体有关，故临床上目前以测定血清 Apo 作为预测冠心病危险因素之一。血清 HDL 水平的降低或脂蛋白（a）的增高已被公认为是独立的危险因素，在这里，脂蛋白（a）、甘油三酯的增高是血浆中脂蛋白运输能力减弱，廓清、降解率下降所致。这些代谢产物的堆积，形成了中医所指的痰浊、瘀滞之病理现象。这些病理因素，由于不同的诱发原因和体质差异产生了寒热、阴阳、虚实各有偏颇的证候。

杨氏根据冠心病病因病机中以气虚为基础，气滞血瘀为病理发展趋势，以及表现为虚瘀相兼的病理特点，运用益气活血之常法。结合阴阳虚实相兼程度，分别予理气、宽胸、通阳、化浊，并按属气阴两虚或阴阳两虚等证型标本同顾。杨氏指出，冠心病的治疗原则是益心气，祛瘀浊，畅通血脉，增强血运，改善冠脉循环，使心肌氧的供求达到平衡。在治疗法则上，他以气行血行，通阳而化寒滞的理论，擅用栝楼薤白汤加减。对桂枝的运用，尤有其独到心得，认为理气与通阳药是治疗冠心病之要药，活血药与通阳药合用有相得益彰的作用。他经常选用的药物有全瓜蒌、薤白、苏梗、枳壳、郁金、降香、桂枝、附片及丹参、川芎、桃仁、毛冬青、延胡索、莪术、赤芍、红花等。扶正顾本类，如黄芪、党参、黄精、生地、首乌、当归、麦冬、仙灵脾之属。

对于老年人的心律失常，杨氏认为应重视临床上常见的一种缓慢型心律失常，这是由于增龄所致的心脏组织结构和功能变化引发的房性早搏、阵发性房颤、传导阻滞和病态窦房结综合征。其心率过慢，有生理与病理的综合因素。随着年龄增长，心脏传导系统老化、变性，心室因不同程度的肥厚致心室容积减少，心房扩大，冠状动脉扭曲，心肌细胞萎缩，纤维组织增加，大量的脂褐素沉着，甚则瓣膜或瓣环硬化与钙化，以及代谢速度减低、离子平衡变化等改变，形成了老年退行性心脏病。又因老年人常有迷走神经张力与颈动脉窦反射增高、窦房结功能低下和老年人常患有高血压、冠心病之基础病等，这些因素均是导致老年人心律失常的原因。杨氏说，心脏结构和功能的衰变在中医学的认识中，以心、肾之阴阳衰损为主。治疗上，着重于心肾阴阳的并调。偏阳虚者，重用参、附、桂；偏阴虚者重用生地、麦冬、黄精、首乌。由于老年人脉结代皆是在心气虚之基础上发展而成，故益心气之参、芪为常用之君药。至于夹有"饮"、"痰"、"瘀"之病理产物多为虚损无力代谢留滞所致，列为兼证。他以重补气、育阴阳、适理瘀之大法，兼顾祛痰浊、化内饮的方法重本顾标，治疗老年心律失常。并根据阴阳衰损程度的不同，适时调整，对衰损较重者，先予重剂温补或滋补，继以轻灵温润与滋养。因为老年退行性变起病渐缓，其扶元调治亦以微复渐至图功。然对急重症者，则按病情虚损程度，或投以重剂，对症救治，获效快捷之例亦不胜枚举。如以大剂参附抢救老年病态窦房结综合征心律失常引起的心源性休克，就有旋即收功之例。且在治疗病脏的同时，使整个人体功能均有所增强，故对老年人尤其适用。

（三）慢性支气管炎、肺气肿

呼吸系统自身具有完整的综合性防御功能，以保护肺组织免遭损伤。老年人，虽然肺泡的总数没有变化，但围绕肺泡周围的弹性纤维束变薄，弹性组织呈退行性变，其胸廓和肺组织的弹性失去平衡。由于老年人呼吸频率减慢，支气管管壁结构完整性减退，胸内压较高，肺弹性回缩力减低等，致使老年人呼吸功能日趋衰退。肺功能检查可见肺活量和第一秒钟用力呼气量下降；最大自主通气量亦随年老而减少；肺残气量随年龄增长而增加，肺泡的氧浓度降低，通气／血流比例减少，肺泡－动脉氧梯度相应增大，同时受老年肺气肿、肺泡膜退行性变的影响，氧的弥散量减少，动脉血氧下降。故而老年人在肺功能减退、防御功能减弱，以及增龄所致免疫机制紊乱的状态下，多种因素综合导致了老年人更易患呼吸道感染。杨氏认为，老年人慢性支气管炎、肺气肿，是在虚的基础上存在"痰""热""瘀"，主要表现为咳嗽、咯痰和气急。机体因卫外功能减弱易受外邪侵袭，外邪入侵，肺失宣降，致肺气不利、痰蕴于肺、积留为瘀。这与现代医学认为细菌入侵呼吸道，而老年人呼吸道防御功能减弱，痰液易潴留；通气／血流比例失调引起低氧血症；肺组织弹性减退、残气量增加导致缺氧，引起代偿性血红蛋白量的增加，以及随之而至的血液凝滞度增高等病理现象，在病理机制的总体认识上是一致的。

所以，杨氏在辨治中，着重于"痰""热""虚""瘀"，发作期以清热祛痰行瘀法为主，缓解期则予补虚理瘀兼以清肺化痰法调治。对于老年慢性支气管炎、肺气肿的治疗，他根据自己长年临床经验提出了一些中肯的见解。他说，在发作期，不能过于拘泥于老年人之虚而妄用滋补。主张以治实为主，迅速大剂多次进药以控制病情发展。因老年人应激能力低、耐受性差，如病重药轻易致病情恶化，缠绵难愈，尤其对紫肿型慢性阻塞性肺病（COPD，BB 型）。由于整个病程的基础是黏液分泌亢进，易患肺部感染和气道阻塞，出现通气障碍、紫绀或红细胞增多症。治疗应加强祛痰和活血化瘀之力。杨氏认为只有排除痰液才能改善通气功能，只有改善血液粘滞度才能有利药物的吸收与分布。所以他用祛痰药，对痰涎壅盛、肺气实者，桔梗用量有大至 30 克的，一般剂量用 12 ~ 15 克。并指出方中清热解毒药的运用至关重要，因热清才不至于使痰液煎熬而稠浊难化，故多以大剂量多味齐投，伍以丹参、郁金、桃仁、赤芍、虎杖之类活血行瘀，改善肺部血液循环，使药物能发挥更大的作用。他说，急发期的治疗原则，重点在清热涤痰、活血行滞，用之一般多有效验。对缓解期，杨氏则权衡其虚实程度，重视气血阴阳、脏腑功能的微调作用。他根据病人不同的体质特点，分别予"春夏养阳"，以防秋冬风寒之邪引动宿疾；"秋冬养阴"，以防春夏温热之邪蕴结痰火，并认为对老年慢性支气管炎宜以柔润为主，浊药轻投，柔刚相济，常年调理。如王旭高所曰："必须频年累月不断，倘一曝十寒，终无济于事也。"临床上确也证实了这一点。凡经连续数载"冬病夏治"与"冬令调治"且平时注意调摄者，其病情多较稳定，大大延缓了病情发展。对有肺气肿的老年人，无论是无气道阻塞的非病理性老年性肺气肿，或是有气道阻塞的慢性阻塞性肺气肿，在经畅通呼吸道、改善肺通气和心肺循环处理，进入缓解期状态时，均适用冬虫夏草这一平补阴阳、滋肺补肾、兼有化痰之功的调补之品，单味长服，亦能收到意外之功。

（四）萎缩性胃炎与胃源性泄泻

老年人的脏器随着年龄增长都呈逐渐萎缩状态。其胃黏膜变薄，肌层萎缩，壁细胞数量减少，以致运动及分泌功能日趋降低。出现胃排空时间延长，基础胃酸缺乏。老年人的小肠重量减轻、黏膜细胞减少、纤维增加、腺体萎缩，动脉硬化使肠管血流量减少等诸因素均可致小肠功能减退、吸收不良。老年人胃黏膜退行性变被认为是全身退行性变的一种表现，故又认为老年人的萎缩性胃炎是属于一种半生理现象。杨氏说，根据萎缩性胃炎在老年人胃病中所占比率较高，主要症状是食欲减退、饭后饱胀、上腹部时有钝痛及全身虚弱，少数胃体胃炎患者可发生恶性贫血，见舌质多偏淡或胖，脉象多细或弱小，常有喜酸喜甜食等临床症状，应属于胃炎中偏虚的类型。他对该病的诊治，基本分为"阳虚型"与"阴阳两虚"型。

他指出萎缩性胃炎是以气虚为主，或气虚、阳虚，或气虚、阴虚。气虚运送无力，阳虚无以温煦，使脾胃受纳、腐熟、消化、吸收、运输功能下降，出现腹胀、腹泻、倦怠、消瘦、营养不良等症；或脾气虚不能为胃行其津液，胃阴虚胃津分泌不足，则出现口干、喜酸甘饮食等症状。他说，中气虚弱是病之本、病之因，因虚致瘀是病之标、病之果。中气虚弱与夹瘀乃是两型所具之共同点。因此，他对两型的治疗皆以黄芪、党参、甘草、乌梅、无花果、丹参等益气扶中、酸甘化阴、活血养胃为基础。对中虚脾弱并有胃阴不足者，症见虽有舌淡、脉细，但舌多少津、口干喜饮，时或胃中热灼、大便偏干，则兼以养阴和中，如加麦冬、玉竹、川石斛、蒲公英、赤白芍、川连等；对中气虚馁并有脾阳不振者，症见舌质淡胖、口淡，大便偏烂，甚或日行数次，显示出胃源性泄泻之证候，则兼以温中健脾，如加炮姜、川椒、白术等；若遇久泄者则予脾肾共治，适佐收涩之品，如加煨肉果、补骨脂、五味子、芡实等。

杨氏强调萎缩性胃炎引起的胃源性泄泻，纯属虚证。在上见胃液亏少，在下见肠液丢失。故宜选用温益脾肾，柔而不燥之品，如益智仁、怀山药、炒米仁、茯苓、扁豆、菟丝子等。胃酸缺乏者，可适佐川椒、石菖蒲，有刺激胃壁细胞分泌胃酸的功能，但这应在润养脾胃之基础上适量少佐，防过反致耗津。对年高真火已衰，或伴贫血之萎缩性胃炎患者，借以血肉有情之品，用鹿角胶、黄明胶、紫河车，充精血、健脾胃，补其脾肾阳气，填其精髓虚损。

（五）糖尿病

糖尿病，中医学又称为消渴证。随着增龄，老年人胰岛细胞减少，部分胰小岛呈透明变性，以致 B 细胞被刺激后分泌及释放胰岛素的反应延迟。患有糖尿病的老年人，则常见胰岛纤维化，使 B 细胞破坏而减少。故从病理形态学和病理生理学上均提示老年人易患糖尿病。

由于糖尿病可引起各种并发症，故应当引起足够的重视。杨氏认为，老年糖尿病，多是建立在这种胰组织的退行性病变、胰岛细胞对血糖反应减低的基础上，又有特征性的广泛毛细血管基膜增厚的微血管病变而伴有微循环异常。从中医学观念上分析，前者为退行性病变，功能低下属于虚证，后者为血管病变，微循环障碍属瘀证。所以糖尿病的基本病理特点，归属于"虚"与"瘀"之范畴。现代医学在对糖尿病的治疗中，除降低血糖之外，较注重于治瘀的方面，如格列齐特（达美康）除能改善糖类的新陈代谢外，尚有降低血小板粘性及聚集性、加速纤维蛋白溶解、防止毛细血管内纤维素异常积聚的作用。而对虚的一面，中医学有更中肯的认识。杨氏说，糖尿病起因可有素体禀赋、饮食不节、情志失调等多种因素，但疾病的发生与发展，始虽异，终则同。

老年人患消渴证，属肾虚者居多，其上、中、下"三消"症状常不典型，而肾亏、气阴不足、阴阳两虚之证候则多有所见。这些观点，中医各家学说亦早有论述。如《外台秘要》谓："消渴者……肾虚所致，每发即小便至甜。"《石室秘录》说："消渴之证，虽分上中下，而以肾虚致渴，则无不同也。"指出消渴证病位虽以肺、脾、肾为主，但尤以肾为重。杨氏则根据糖尿病以肾为本，起始为阴亏阳亢、津涸热淫，久则阴阳俱虚的病机，合三消为一，以阴阳别之，简分为"阴虚型"和"阴阳两虚型。"阴虚型指的是肾阴亏损、虚火内生。《丹台玉案·三消》说："惟肾水一虚，则无以制余火，火旺不能扑灭，煎熬脏腑，火因水竭而益烈，水因火烈而益干，阳盛阴衰构成此证，而三消之患始剧矣。"阴阳两虚型指的是阴损及阳、肾阳虚衰。《景岳全书·三消干渴》说："有阳不化气，则水精不布，水不得火，则有降无升，所以直入膀胱，而饮一溲二，以致泉源不滋，天壤枯涸者，是皆真阳不足，火亏于下之消证也。"无论是阴不足，还是阳亏损，两者皆提示肾与消渴发病有密切关系。故在治疗上，张景岳、喻嘉言等均推崇以治肾为本。赵献可尤力主三消肾虚学说，强调："治消之法，无分上中下，先治肾为急，唯六味、八味及加减八味丸随证而服，降其心火，滋其肾水，则渴自止矣。"杨氏则指出，前人治消渴证，一般都在出现症状之后方言治，现今医疗检测手段先进，能早期发现糖尿病，即使无症状也能确诊，故在治疗方面可先入为治。从疾病将发展演变之果，以微观向宏观趋进之先见，着意润养肺肾，健脾益胃，佐清火、行津血之品调治。其行津血是行畅气血、敷布水精之意。杨氏提出，老年糖尿病患者的特点中既有虚的因素，又有瘀的征象，他治消渴，一方面取张景岳："善补阴者，必于阳中求阴，则阴得阳升而泉源不竭"的方法，在补肾之中阴阳并顾，以六味地黄为基本方。通常选用药物，如生地、萸肉、怀山药、茯苓、桑椹子、葛根、地骨皮、天花粉、黄连、郁金、黄芪、当归、麦冬、五味子等，另一方面按久病入络之病机，酌加丹参、川芎、赤芍、红花、益母草等活血行瘀药，改善微循环。对口干明显、夜尿多、乏力、舌红、脉细弦之气阴两虚，肺胃燥热者，选太子参、党参、西洋参等，在益气养阴基础上重用黄连、石膏，以泻肺胃之火。对口干不多饮、夜尿多、乏力、腰酸、怕冷、舌淡、脉细之阴阳两虚者，选加巴戟天、菟丝子、淡苁蓉、仙灵脾、补骨脂等，滋阴补阳并施。对肢冷不暖者，酌用桂枝、淡附片。对高年便秘者，选决明子、全栝楼或苁蓉、锁阳等。由于糖尿病常与高脂血症、高血压伴随，可酌选泽泻、山楂、虎杖、牛膝、桑寄生、玉米须、茺蔚子、龙牡等。杨氏认为糖尿病与饮食关系甚为密切，有湿热中阻者，则宜暂去生地、萸肉、麦冬类，加苍术、米仁、佩兰、川朴、陈皮、黄连、黄芩，待湿去热化，再予参苓白术散调理。期间适伍活血消积行瘀滞之莪术、山楂类。对并发疮疖者,适加川连、野菊花、银花、七叶一枝花、紫花地丁清热解毒之味。总之,老年糖尿病是以"虚"、"瘀"为主,其阴阳偏颇,当以明辨,唯辨治准确方为有效。若误辨,亦能引起不良后果,如《杂病源流犀烛·三消源流》曰:"确然审是命门火衰,然后可用桂附,若由热结所致,下咽立毙矣。"故应慎辨。

对于瘀血与消渴的关系,除现代医学提示的微循环障碍、血管病变之外,中医学《血证论·瘀血》有因瘀致渴的记载。杨氏认为,两者是互为因果的,不唯因瘀致渴。津少血液粘滞可致瘀,瘀血流行不畅,津液不能疏布,也可致渴。所以杨氏把行瘀和补虚并列于治消渴法则之中,意取虚瘀并顾,能起到事半功倍之效。

(六)医源性病证

老年人脏腑功能日趋衰退,代谢缓慢,耐受力低,尤易产生各种医源性病证。一些药物的副作用,常常在老年人身上容易引起反应。因为老年人用药在药动学、药效学与药物不良反应方面均有一定的特殊性。老年人的血浆药浓度往往高于年轻人,药物的半衰期延长,容易出现毒性。为了避免药物的蓄积和毒副作用出现,应当减少给药剂量和增加给药间隔时间,同时尽量减少给药的品种。有人对老年人多药合用的情况作了其与药物不良反应发生率关系的观察研究,提示每个老年病人每日同时应用 3~14 种药物,合并用药数目与不良反应发生率呈正相关。有报道,同时接受 5 种以下药物的不良反应率仅为 4.2%;合用 6~10 种药物的不良反应率为 10%;合用 11~15 种药物时,不良反应率提高到 28%;

而合用 16～20 种药物时不良反应率高达 54%。故从事药理研究方面的人士指出，老年人的任何症状都可能是药物的副作用，不要轻易误断为是衰老的表现。用药后症状比不用药时更严重的，则不要用药。

老年人的药物治疗原则是应用最少药物的最低有效量来治疗，警惕在老年人身上发生严重或罕见的副作用。杨氏对前来诊治的病人，因人而异地作必要的指导。其中最为常见的副反应是运用广谱抗生素引起的胃肠道不适，表现为纳食减退、肢体困倦、恶心、苔厚腻等，这种征象的出现类似中医所指的"湿阻"。其实是消化道的运送能力被抑制所致。杨氏一方面对需用抗生素治疗的"热证"继续予以清理，另一方面伍以化湿健脾、助运消积，同时兼以行滞活血。因人体水液输布与血液运行均参与体内的循环，津液不断补充血液中的水分，使血液能在周身环流不息。若水液代谢障碍，即出现水饮停聚，如痰饮、留饮、湿阻、水肿等证候；由于津血相联，可因水湿滞留而影响血液循环，以致出现类瘀血征象，其瘀滞因饮停部位不同而表现各异。杨氏说，事实上，人体所有病证都与水液、血液的运输、代谢有关，区别主要在部位和程度上的差别。杨氏在整体上协调辅治，对病人"热证"的控制与脾胃功能的恢复，均起到了推波助澜的作用，从而促进了病情向好的方面转化。对于因药物所致肝、肾功能异常或损害的患者，他则在辨证基础上予疏理肝胆、清泄祛浊、活血渗利，兼以挟正，顺应病因病机作适当调治，缓和药物的毒性反应，加速排泄，并重视扶正达邪，增强机体的代谢和解毒应激能力，往往能取得较好效果。对于一些抑制骨髓造血系统的药物，在使用中同时予健脾补肾疗法，常能减轻其毒副反应的程度。如化疗期间用中药扶正调治，已成为一种既稳妥且行之有效的方法。

的确，中医对老年人因多病而需要中西医结合治疗，或因虚实夹杂需要整体调整，作为互相配合，相协使用，发挥更大效益的一种治疗手段，有其一定优越性。特别在治湿、疗虚、祛瘀方面，如湿蕴化热，病势缠绵难愈，单用抗生素，对老年人有很多不利，此时，运用体现中医之长的治湿疗法，则能起到关键性治疗作用。若湿不去则热不清，湿去而热孤，体温亦可顺势而下。另外，临床上常见老年人在抗严重感染时，或化疗期间，或做胃肠道手术后，出现既有虚损夹瘀，又有湿阻的现象。这时体虚瘀积与药物反应共同作用于机体，治疗就当全面考虑，分步进行，先予治湿疏理，为补虚理瘀奠定基础，再予疗补虚损，综合整体治疗。

（七）老年人溲便变化

老年人常常因大便秘结、小便滴沥不尽、甚或失禁而苦恼异常。杨氏认为，这是由于老年人脏腑功能减弱，肾气虚衰所致。"肾司二便"，肾之阴、阳的虚损皆可影响二便开合功能，但主要表现为肾气和肾阳的不足。肾气不足可失去固摄与司膀胱开合作用，出现小便失禁、遗尿、多尿等；肾阳不足，无以温煦，可因阳虚火衰而大便秘结，也可因脾肾阳虚致大便清泄。这些理论与现代医学对老年人二便变化的认识，在功能减弱、脏器萎缩退化的观点上是一致的。老年人的便秘是由于结肠肌层变薄、黏液腺萎缩、黏液分泌减少、肠壁神经丛的兴奋性低下，腹肌和肠壁肌力减弱致肠蠕动缓慢、排空时间延长所引起；老年人的尿频、夜尿、残余尿增多则由于膀胱肌层变薄，肌纤维萎缩，膀胱的扩张、缩小功能减弱，容量减少等因素所致。其排尿异常，在男性多为前列腺增生，在女性多为膀胱颈梗阻，且易出现尿失禁。尤其是压力性尿失禁，在咳嗽、打喷嚏时发生不自主遗尿。这些现象，中医学都认为是肾虚不能固摄的表现。

杨氏根据《内经》"中气不足，溲便为之变"和"肾司二便"的理论。对老年人的溲便变化，在治疗上侧重于补气益肾。常重投黄芪，或予益气滋肾，或予益气温肾。使老年病人因肾虚所致大便坚涩难下者得以润通；因肾虚所致小便失禁者得以固涩。对老年前列腺肥大引起小溲滴沥不尽者，佐以活血行瘀，使其排尿能力得以改善。杨氏治疗肾阴虚者，时予滋肾养阴之中少佐肉桂温通，而以助膀胱气化利小便之功。治疗肾阳虚极者，时入鹿角片等血肉有情之品，而补其督脉之空虚。因督脉为"阳脉之海"，督脉充填、肾阳得助，则利于肾司二便之开合功能矣。

（八）其他

杨氏以疗虚损、理血瘀之法为主诊治老年人的各种疾患。对其他未作分述的病证，他亦以"虚""瘀"为纲，分而辨治。

如中风的病因病机可概括为气血逆乱、风火相煽、痰瘀交阻、阴阳失衡。既有肝肾亏损、气虚不运之本不足，又有阳亢风动、痰瘀郁滞之标积留。中风之后，可出现以智能衰退为主要临床表现的病证——血管性痴呆。其与老年痴呆虽从起病诱因，起病形式等方面有所不同，但其病理基础中"虚"、"瘀"特点是相一致的，皆与瘀血阻滞脉络，不能濡养脑窍，而致脑髓失荣、神明失用密切相关。只是前者以瘀为主因，后者以虚为主因，然两病发展趋势则是共同的、循环的。瘀滞清窍能引起脑髓渐空；脑髓空虚能使清窍失灵，脑络瘀阻。杨氏对这一类病证，着重从虚、瘀论治，多以益气活血通络法为主，结合临床阴阳虚损、寒热偏颇辨证用药，使主药能在适宜个性之内环境中达到最大程度的效益。

又如，老年人缺钙可引发动脉硬化、高血压、糖尿病、老年痴呆、肾结石、心律紊乱、骨质疏松等。由于缺钙导致脂类物质在血管的堆积，使血管壁沉积大量的钙，产生动脉硬化，这在中医学认为是瘀滞的表现，因瘀阻脉络，全身心、脑、肾重要器官均可受到直接影响。最常见的因缺钙引起的骨病，骨质疏松症与骨质增生往往同时存在。其因老年人甲状旁腺素分泌过盛、降钙素明显增加，使促破骨与促成骨的激素并存所致。中医学认为肾主骨、骨生髓，肾虚可致骨病、老年痴呆。杨氏对此类因缺钙诱发的一系列病证，多从补肾活血、行瘀通络着手，或以滋肝肾，或以温脾肾，助以通血脉。

对颈椎病引起椎基底动脉供血不足者，常以益气血、升清阳、解拘痉予之，可以说，无不是在"虚""瘀"论治基础上变通而成。

杨氏在重视老年人有起病相对缓慢、适宜缓调图功之特点的同时，强调对老年人所患温病、伤寒，宜采取综合有效措施，尽一切努力迅速控制病情。因老年人反应性差，耐受力低，五液已涸，热邪极易内陷心营，化燥动风，原本各脏已虚之候，可因此急转直下，使勉强维持的平衡状态与已衰退的脏器功能遭到破坏而出现恶性循环，导致亡阴或亡阳，治疗极度困难棘手。故杨氏说，治疗老年病证，贵在熟谙老年人的生理病理特点，灵活辨治，及时有效地从根本上治疗疾病，达到防治、康复、延年之目的。

年谱

1916 年 2 月 10 日　出生在杭州一个中医世家。

1932 年　高中毕业后随祖父学医，3 年后又从名医徐康寿学习。

1945 年　考取行医执照。

1950 年　参加杭州市中医师学习班，组织了联合诊所——联合中医院，任杭州市广兴联合中医院院长。

1953 年　进入国家医疗机构。

1956～1958 年　担任浙江中医研究所临床组组长，发挥中医优势，开展中西医结合治疗"流行性乙型脑炎"及"晚期血吸虫病"的临床研究，指出了乙脑辨治中除"卫气营血"纲领之外，"湿邪蕴滞"和"湿从热化"偏湿、偏热之不同。对晚期血吸虫病的治疗主张采用中西医结合的方法辨证施治，审本求因，改善体质以配合血吸虫病锑剂 13 日疗法，标本并顾。

1959 年　加入中国共产党。

　　1965年　担任浙江省卫生厅名中医验案整理小组组长，主编了《叶熙春医案》（人民出版社出版）。

　　1973年　撰写《中医对肺心病的认识与证治问题》。

　　1975年　撰写《肺心病防治手册》。

　　1978年　评为浙江省首批主任中医师。

　　1983年　评为浙江省首批省级名中医。

　　他建议剂型改革的"杞菊地黄口服液"、考证的"庆余救心丸"及用他的经验方研制的"复方鲜竹沥""养阴降糖片"分别于1983年、1984年、1985年通过省级鉴定，并由杭州天目山药厂等投入生产，远销东南亚等地。

　　1990年　评为首批全国五百名国家级名中医药专家之一。

　　他指导肺心病"冬病夏治"治疗慢性肺源性心脏病缓解期的临床研究，1990年通过省级鉴定，1992年获浙江省中医药科技进步二等奖。

　　他的部分医案被编入北京中医学院董建华教授主编的《中国现代名中医医案精华》（北京出版社出版）。

　　1991年　获国务院颁发的有特殊贡献科技人员津贴奖。

　　1994年　"重求本、善理瘀的杨继荪"被编入《全国名老中医药专家学术经验集》（贵州科技出版社）。

　　1999年　《杨继荪临证精华》获浙江省科技进步叁等奖、浙江省中医药科技进步奖二等奖。

　　1978年以来　任浙江省中医院院长；浙江中医学院副院长、顾问；浙江省人民代表大会第五、六、七届常务委员会委员；浙江省科协副主席；浙江省保健委员会委员、专家组成员；浙江省中医药高级技术职称评审委员会主任、顾问；中华全国中医学会浙江分会副会长；中国中西医结合呼吸病学组顾问等职。

  1999 年 9 月 6 日　因病逝世。